消化系统疑难肿瘤诊断解析

主编 侯 刚 王强修 温 黎

科学出版社
北 京

内 容 简 介

本书作者参考国内外最新文献,结合自己的临床实践经验,较详细地阐述了消化系统疑难肿瘤的诊断。全书共6章,包括消化系统肿瘤WHO最新分类和研究进展,食管、胃、肠道、肝胆、胰腺等40余种疑难肿瘤的临床特征、病理特征、鉴别诊断、诊断思路等,并配有300余幅精美插图。本书内容新颖,图文并茂,科学实用,适合广大初、中级医务人员,尤其是消化科、肿瘤科和病理科医师阅读参考。

图书在版编目(CIP)数据

消化系统疑难肿瘤诊断解析/侯刚,王强修,温黎主编.—北京:科学出版社,2016

ISBN 978-7-03-049401-6

Ⅰ.消… Ⅱ.①侯…②王…③温… Ⅲ.消化系肿瘤—诊疗 Ⅳ.R735

中国版本图书馆CIP数据核字(2016)第164328号

责任编辑:杨磊石 杨小玲 / 责任校对:李 影
责任印制:肖 兴 / 封面设计:龙 岩

版权所有,违者必究。未经本社许可,数字图书馆不得使用

科 学 出 版 社 出版
北京东黄城根北街16号
邮政编码:100717
http://www.sciencep.com

中国科学院印刷厂 印刷
科学出版社发行 各地新华书店经销

*

2016年9月第 一 版 开本:787×1092 1/16
2016年9月第一次印刷 印张:14
字数:322 000
定价:108.00元
(如有印装质量问题,我社负责调换)

编者名单

主 编 侯 刚　王强修　温 黎
副主编 杨 竞　战 汤　李 明　王东关　李新功
编 者（以姓氏笔画为序）
　　　　　王东关　山东省立医院（集团）东营医院
　　　　　王宏量　山东省职业卫生与职业病防治研究院
　　　　　王强修　山东大学附属省立医院
　　　　　刘晓红　中国人民解放军济南军区总医院
　　　　　孙亚昕　山东省职业卫生与职业病防治研究院
　　　　　杨 竞　中国人民解放军总医院
　　　　　李 明　山东省德州市人民医院
　　　　　李新功　山东省立医院（集团）东营医院
　　　　　余小蒙　首都医科大学附属北京友谊医院
　　　　　张廷国　山东大学医学院
　　　　　林晓燕　山东大学附属省立医院
　　　　　欧海玲　广西中医药大学第一附属医院
　　　　　孟 斌　天津医科大学肿瘤医院
　　　　　战 扬　山东省德州市人民医院
　　　　　侯 刚　山东省泰安市中心医院
　　　　　徐嘉雯　山东大学附属省立医院
　　　　　温 黎　山东省德州市人民医院
　　　　　董格红　首都医科大学附属北京同仁医院
　　　　　路光中　上海交通大学附属第一人民医院

序

患者就诊,最希望的就是能够被告知及时准确的诊断和合理有效的治疗,肿瘤患者尤其如此。目前,在所有的临床检查、诊断方法中,首推病理诊断最为准确、可靠,被称为医学诊断的"金标准"。正确的病理诊断对临床治疗、预后评估,特别是对恶性肿瘤的治疗至关重要。然而,诊断病理学也有其局限性。由于疾病本身复杂多变,如胃癌、肝癌等就有多种病理类型,每一类型又有多种亚型,各类型组织学形态可千变万化,有些又互相交叉重叠,误诊、漏诊现象时有发生。对肿瘤患者而言,病理误诊、漏诊一旦发生,将可能严重危及其生命;对医师而言,无异于犯罪。因此,病理医师必须通过大量的阅片、分析和解读等历练,熟练掌握各种肿瘤的临床病理特点,正确应用免疫组化等辅助检测手段,及时、准确地做出诊断结论。

消化系统肿瘤是临床常见的肿瘤,种类繁多。随着研究的不断深入,对该系统肿瘤的认识也在不断地深入或更新,且不时有新的肿瘤出现,这些都对临床病理诊断思路提出了更高的要求。由山东泰安市中心医院侯刚教授等组织编写的《消化系统疑难肿瘤诊断解析》一书,结合自己的经验和国内外最新研究进展,从临床病理特点、鉴别诊断等方面精选了 40 余例实际工作中遇到的疑难肿瘤病例进行了病理诊断解析。特别值得一提的是,每例均根据临床病理及诊断思路进行编写、编排,并有 300 余幅精美插图,充分展现了本书的特色,希望对年轻医师能够起到举一反三、触类旁通的作用。

本书内容翔实、条理清晰、层次分明、简明扼要、图文并茂,学术价值较高,实用性、指导性较强,适合各级医院具有一定临床病理诊断基础的医师阅读参考。

山东泰山医学院　院长
山东省医学教育学会副主任委员

2016 年 2 月

前　言

消化系统肿瘤种类繁多、分类复杂。因同一种肿瘤可具有不同的组织学形态，而不同的肿瘤有时组织学形态又十分相似，使病理医师诊断时备感棘手。近年来，医学新理论、新技术和新方法不断涌现，推动了临床病理及其相关技术的发展，如免疫组化技术和分子病理检测技术的应用等，使人们对一些肿瘤有了新的了解和认识，为仅靠组织形态结构难以明确诊断的病例，提供了强有力的解决手段，使一些疑难病例得以确诊。如何把临床工作中积累的实践经验与国内外最新知识和技术方法相结合，帮助年轻医师提高综合分析和解决问题的能力，进而提升对疑难肿瘤的病理诊断水平，避免漏诊和误诊则显得十分必要。为此，我们从消化系统肿瘤中精选出部分疑难病例，结合国内外最新文献资料和自己多年来的工作经验，编写了这本《消化系统疑难肿瘤诊断解析》，希望能对广大年轻医师有所帮助。

本书系统阐述了常见消化系统疑难肿瘤的临床病理诊断思路，契合当前许多疾病临床与病理相结合的诊断模式，包括对第4版《消化系统肿瘤WHO分类》进行解读，详细介绍了精选疑难肿瘤病例的临床特征、病理特征、免疫表型和分子遗传学、鉴别诊断，以及临床和病理诊断解析等，并有300余幅精美插图。

本书在编写过程中，得到山东泰山医学院王学春院长的大力支持和悉心指导，并赐序，参与编写的各位作者在繁忙的工作之余查找病例、复习文献，付出了辛勤的劳动。在此一并表示衷心感谢！

由于编写经验和学术水平有限，加之医学知识更新迅速，书中难免存在缺点和疏漏之处，敬请读者给予批评指正和提出宝贵意见。

2016年2月

目 录

第 1 章 消化系统肿瘤 WHO 分类 ………… （1）
  第一节 消化道肿瘤 ………… （1）
    一、食管肿瘤 ………… （1）
    二、胃肿瘤 ………… （3）
    三、小肠肿瘤 ………… （5）
    四、阑尾肿瘤 ………… （7）
    五、结肠和直肠肿瘤 ………… （8）
    六、肛管及肛周肿瘤 ………… （10）
  第二节 肝胆胰肿瘤 ………… （11）
    一、肝和肝内胆管肿瘤 ………… （11）
    二、胆囊和肝外胆管肿瘤 ………… （14）
    三、胰腺肿瘤 ………… （16）
  参考文献 ………… （23）

第 2 章 食管肿瘤 ………… （26）
  第一节 食管基底细胞样鳞状细胞癌 ………… （26）
  第二节 食管梭形细胞癌 ………… （29）
  第三节 食管腺样囊性癌 ………… （34）
  第四节 食管小细胞神经内分泌癌 ………… （38）
  第五节 原发性食管恶性黑色素瘤 ………… （42）
  第六节 食管髓系肉瘤 ………… （47）
  参考文献 ………… （51）

第 3 章 胃肿瘤 ………… （53）
  第一节 胃肝样腺癌 ………… （53）
  第二节 胃淋巴上皮瘤样癌 ………… （56）
  第三节 胃原发性绒毛膜癌 ………… （60）
  第四节 遗传性弥漫性胃癌 ………… （64）
  第五节 胃血管球瘤 ………… （68）
  第六节 胃肠道神经鞘瘤 ………… （72）
  第七节 胃炎性肌纤维母细胞肿瘤 ………… （76）
  第八节 胃肠道间质肿瘤 ………… （80）
  第九节 胃黏膜相关结外边缘区淋巴瘤 ………… （85）
  第十节 胃滤泡性淋巴瘤 ………… （89）
  参考文献 ………… （94）

第 4 章 肠道肿瘤 ………… （98）
  第一节 大肠广基（无蒂）锯齿状腺瘤/息肉 ………… （98）
  第二节 遗传性非息肉病性结直肠癌 ………… （101）
  第三节 肠道平滑肌肿瘤 ………… （106）
  第四节 小肠上皮样血管内皮瘤 ………… （110）
  第五节 十二指肠节细胞性副神经节瘤 ………… （114）
  第六节 阑尾低级别黏液性肿瘤 ………… （118）
  第七节 肛管直肠恶性黑色素瘤 ………… （122）
  第八节 肠多发性淋巴瘤性息肉病/套细胞淋巴瘤 ………… （126）
  第九节 肠病相关性 T 细胞淋巴瘤 ………… （130）
  第十节 肠道转移性肿瘤 ………… （134）
  参考文献 ………… （140）

第 5 章 肝胆肿瘤 ………… （144）
  第一节 假腺体型肝细胞癌 ………… （144）

第二节	混合型肝细胞癌-胆管细胞癌 ……………………（149）		第6章 胰腺肿瘤 ………………（189）	
第三节	肝母细胞瘤 …………………（153）		第一节	胰腺浆液性微囊性腺瘤 …（189）
第四节	肝内胆管细胞癌 ……………（159）		第二节	胰腺导管内乳头状黏液性肿瘤 ……………………（193）
第五节	肝血管平滑肌脂肪瘤 ………（164）		第三节	胰腺伴有破骨样巨细胞的未分化癌 …………………（199）
第六节	肝内胆管肉瘤样癌 …………（169）			
第七节	肝未分化肉瘤 ………………（172）		第四节	胰腺实性-假乳头瘤 ……（204）
第八节	肝脏转移性肿瘤 ……………（176）		第五节	胰腺神经内分泌肿瘤 ……（209）
第九节	胆囊鳞状细胞癌 ……………（182）		参考文献 …………………………（214）	
参考文献 …………………………（186）				

第1章

消化系统肿瘤WHO分类

第一节 消化道肿瘤

一、食管肿瘤

由22个国家100多位学者编写的《消化系统肿瘤WHO分类》(第4版)于2010年出版,内容较2000年版分类有很大调整,并新增了部分疾病的命名和分类,其中食管肿瘤的分类见表1-1。

1. 食管癌前驱病变 消化系统癌的前驱病变对正确的早期诊断和治疗具有重要意义,一直备受关注。2000年版WHO分类推荐使用"上皮内瘤变"替代"异型增生",但实践证明,这并不能有效消除诊断中主观因素造成的差异。新版分类中,对消化道浸润癌的前驱病变根据部位不同采用不同名称,食管癌的前驱病变将异型增生与上皮内瘤变作为同等概念使用。

2. Barrett食管 北美和部分欧洲国家一直认为诊断Barrett食管除食管内出现柱状细胞化生外,还必须见到杯状细胞化生。但有些国家或机构认为,远端食管黏膜出现柱状细胞化生,即使没有杯状细胞化生也是Barrett食管的一种形式。有研究观察了肠上皮分子标志物在不含杯状细胞的化生性柱状上皮中的表达,发现DAS1、Villin、CDX2均有不同程度的表达,认为虽然未见杯状细胞,但在基因水平,化生的柱状细胞已经向肠上皮细胞分化。最近研究认为,远端食管即使没有杯状细胞化生,但只要出现柱状细胞化生,即有进展为腺癌的风险。2010年WHO新分类首次采用了杯状细胞可为组织学诊断Barrett食管非必需标准的意见。

3. 腺上皮异型增生 新分类中,食管腺上皮的异型增生新增了具有立方形细胞特征的异型增生类型,形态特征为核质比增高,核呈网形或卵圆形,没有复层排列,又称之为非腺瘤性异型增生,其临床意义还有待于进一步研究。

4. 食管癌(大体标本) 2000年版的WHO分类中,早期食管鳞状细胞癌分为息肉样、斑块样、隐伏型及扁平型,进展期食管鳞状细胞癌大体分型采用Ming分类,即蕈伞型、溃疡型和浸润型。2010年新版WHO分类对于食管癌大体类型采用了2009年日本食管癌分类,依据原来胃癌的分类方法进行分类,分为息肉型(Ⅰ型)、蕈伞型(Ⅱ型)、溃疡型(Ⅲ型)、浸润型(Ⅳ型),特别是表浅型食管癌,完全参照原来表浅型胃癌的分类方法。组织学分类变化不大。

5. 食管-胃交界腺癌 新版分类仍然将其归为食管远端肿瘤,并细化了有关内容,定义为肿瘤骑跨食管-胃交界即为食管-胃交界腺癌,不再考虑肿瘤的主体位于何处。肿瘤全部位于食管-胃交界以上,属于食管腺癌范畴;肿瘤完全位于食管-胃交界以下,则为胃黏膜起源的腺癌,建议不再使用贲门癌名称。对于肿瘤中心位于食管-胃交界上下 5cm 以内,同时肿瘤扩展至食管者,采用食管 TNM 分期;肿瘤中心超过食管-胃交界远端 5cm,或未超过 5cm,但也未扩展至食管者,按胃癌进行 TNM 分期。

6. 神经内分泌肿瘤　2010 年版 WHO 消化系统肿瘤分类中,将神经内分泌肿瘤分为低级别的神经内分泌瘤(neuroendocrine tumor)和高级别的神经内分泌癌(neuroendocrine carcinoma),其中神经内分泌瘤分为Ⅰ、Ⅱ两级,Ⅰ级仍标注了类癌的名称,神经内分泌癌包括小细胞神经内分泌癌和大细胞神经内分泌癌。另外,还增加了混合性腺-神经内分泌癌(mixed adenoendocrine carcinoma)这一类型。新分类分别给予各类神经内分泌肿瘤定义,神经内分泌瘤是高分化神经内分泌肿瘤,由与相应正常神经内分泌细胞特征相似的肿瘤细胞组成,表达神经内分泌分化的一般标志物和部位相关性激素,具有轻到中度核异型性,核分裂指数低(≤20/10HPF)。按增殖活性和组织学可分为Ⅰ和Ⅱ级。神经内分泌癌是低分化高度恶性肿瘤,由小细胞或大至中等大小细胞组成,可具有类似神经内分泌瘤的器官样结构,弥漫表达神经内分泌分化的一般性标志物,核异型性显著,可见多灶坏死,具有较高核分裂指数(>20/10HPF),按增殖活性和组织学分为 3 级。混合性腺-神经内分泌癌是一种形态上具有可以识别的腺上皮和神经内分泌细胞两种成分的恶性肿瘤。腺体成分和神经内分细胞成分至少分别占 30%。免疫组化显示腺癌中存在散在神经内分泌细胞的情况不归为混合性腺-神经内分泌癌。对于胃、肠、胰腺、肝胆的神经内分泌肿瘤也采用同样的分类。

7. 间叶性肿瘤　在新的 WHO 消化道肿瘤分类中,将非上皮性肿瘤变更为间叶性肿瘤,食管肿瘤章节亦是如此。

表 1-1　WHO(2010)食管肿瘤组织学分类[a]

1. 上皮性肿瘤	
1.1 癌前病变	
1.1.1 鳞状上皮	
1.1.1.1 上皮内瘤变(异型增生),低级别	8077/0*
1.1.1.2 上皮内瘤变(异型增生),高级别	8077/2
1.1.2 腺上皮	
1.1.2.1 异型增生(上皮内瘤变),低级别	8148/0*
1.1.2.2 异型增生(上皮内瘤变),高级别	8148/2
1.2 癌	
1.2.1 鳞状细胞癌	8070/3
1.2.2 腺癌	8140/3
1.2.3 腺样囊性癌	8200/3
1.2.4 腺鳞癌	8560/3
1.2.5 基底细胞样鳞状细胞癌	8083/3
1.2.6 黏液表皮样癌	8430/3
1.2.7 梭形细胞(鳞)癌	8074/3
1.2.8 疣状(鳞)癌	8051/3
1.2.9 未分化癌	8020/3

（续　表）

1.3 神经内分泌肿瘤（NET）[b]	
1.3.1 NET G$_1$（类癌）	8240/3
1.3.2 NET G$_2$	8249/3
1.3.3 神经内分泌癌（NEC）	8246/3
1.3.3.1 大细胞 NEC	8013/3
1.3.3.2 小细胞 NEC	8041/3
1.4 混合性腺神经内分泌癌	8244/3
2．间叶性肿瘤	
2.1 颗粒细胞瘤	9580/0
2.2 血管瘤	9120/0
2.3 平滑肌瘤	8890/0
2.4 脂肪瘤	8850/0
2.5 胃肠间质肿瘤	8936/3
2.6 Kaposi 肉瘤	9140/3
2.7 平滑肌肉瘤	8890/3
2.8 恶性黑色素瘤	8720/3
2.9 横纹肌肉瘤	8900/3
2.10 滑膜肉瘤	9040/3
3．淋巴瘤	
4．继发性肿瘤	

a 形态学编码来自国际疾病肿瘤分类（ICD-O）。编码 /0 为良性肿瘤，/1 为生物学行为不清、未定或交界性肿瘤，/2 为原位癌和 3 级的上皮内瘤变，/3 为恶性肿瘤；

b 在以往 WHO 组织学分类（第 3 版）基础上加以对病变的认识变化进行了修订。对于神经内分泌肿瘤，简化了形态学分类使之更实用；

* 新的编码已在 2010 年 3 月的 IARC/WHO 委员会 ICD-O 审定会议上确认。

二、胃肿瘤

2010 年新版《消化系统肿瘤 WHO 分类》中的胃肿瘤部分，对癌的分类和间叶肿瘤分类都有相应的调整，增加或更新了许多内容，具体分类见表 1-2。

1．胃癌前驱病变　新分类中，将上皮内瘤变与异型增生视为同义语，仍分为无上皮内瘤变/异型增生、不确定上皮内瘤变/异型增生、上皮内瘤变/异型增生（低级别、高级别）、黏膜内浸润性肿瘤/黏膜内癌及浸润性肿瘤。胃的上皮内瘤变/异型增生多数为肠型（腺瘤样，Ⅰ型），少数为胃型（小凹型或幽门腺型，Ⅱ型）。新分类建议不使用非典型性上皮（epithelial atypia）这一诊断名词，而使用"不确定的异型增生或上皮内瘤变"，这不是一个诊断用语，只是为引起临床对病变的足够注意。

2．胃息肉　新版分类中保留了增生性息肉、胃底腺息肉、息肉病综合征，并增加了腺瘤性息肉、胃型腺瘤。腺瘤性息肉出现肠化生，出现吸收细胞、杯状细胞、内分泌细胞、潘氏细胞，表达 MUC2、CD10、CDX2，不表达 NUC5AC 和 MUC6。胃型腺瘤包括幽门腺腺瘤、小凹性腺瘤。此外，新分类提出了肿瘤性息肉和非肿瘤性息肉的概念，肿瘤性息肉包括息肉样的癌、神经内分泌肿瘤、腺瘤性息肉、胃型腺瘤、胃底腺息肉等；非肿瘤性息肉指增生性息肉、错构瘤性息肉和其他息肉样的病变。

3. 胃癌　新版分类不再只强调分为肠型和弥漫型的 Lauren 分型,还介绍了诸如 Ming 分类、Nakamura 分类、Mulligan 分类、Goseki 分类、Caeneiro 分类。组织学分型分为乳头状、管状、黏液、黏附性差的癌和混合性腺癌。其中黏附性差的癌包括印戒细胞癌、类似于组织细胞或淋巴细胞的癌、具有嗜酸性胞质的癌、具有奇异性核的癌等独立分布或小簇分布的低分化癌。新增加了富于淋巴样间质的癌(淋巴上皮样癌)和肝样腺癌,列出了少见的绒癌、壁细胞癌、黏液表皮样癌、潘氏细胞癌、嗜酸细胞腺癌等类型。

4. 遗传性弥漫性胃癌　新分类将遗传性弥漫性胃癌作为单独一节叙述,指出遗传性弥漫性胃癌是一个常染色体显性遗传性恶性肿瘤易感综合征,可导致 E-cadherin 表达下调或缺失,表现为胃印戒细胞癌(并非全部)和小叶性乳腺癌。采用了国际胃癌联合会的诊断标准和筛查标准。在这一节,提出了腺体原位印戒细胞癌。

5. 胃肠间质瘤　新版分类根据核分裂和肿瘤直径对胃肠道间质瘤进行预后判断分组,分为 6 组,其中 3、6 组又分别进一步分出 a、b 两组,并明确提出肿瘤可根据预后分组分为良性(1、2、3a 组)、恶性潜能未定(4 组)、恶性(3b、5、6a、6b 组)。新版分类中强调了 DOG-1 免疫组化检测的价值。

6. 间叶性肿瘤　新增了丛状纤维黏液瘤、炎性肌纤维母细胞肿瘤、滑膜肉瘤等主要肿瘤。其中丛状纤维黏液瘤是近年被报道的仅见于胃的主要肿瘤。

表 1-2　WHO(2010)胃肿瘤组织学分类[a]

1. 上皮性肿瘤	
1.1 癌前病变	
1.1.1 腺瘤	8140/0
1.1.1.1 上皮内瘤变(异型增生),低级别	8148/0*
1.1.1.2 上皮内瘤变(异型增生),高级别	8148/2
1.2 癌	
1.2.1 腺癌	8140/3
1.2.1.1 乳头状腺癌	8260/3
1.2.1.2 管状腺癌	8211/3
1.2.1.3 黏液腺癌	8480/3
1.2.1.4 低黏附性癌(包括印戒细胞癌和其他亚型)	8490/3*
1.2.1.5 混合性腺癌	8255/3
1.2.2 腺鳞癌	8560/3
1.2.3 伴有淋巴间质的癌(髓样癌)	8512/3
1.2.4 肝样腺癌	8560/3
1.2.5 鳞状细胞癌	8070/3
1.2.6 未分化癌	8020/3
1.3 神经内分泌肿瘤[b]	
1.3.1 神经内分泌瘤(NET)	
1.3.1.1 NET G_1(类癌)	8240/3
1.3.1.2 NET G_2	8249/3
1.3.2 神经内分泌癌(NEC)	8246/3
1.3.2.1 大细胞 NEC	8013/3

(续 表)

1.3.2.2 小细胞 NEC	8041/3
1.3.3 混合性神经内分泌癌	8244/3
1.3.4 EC 细胞,5-羟色胺生成性神经内分泌瘤	8241/3
1.3.5 胃泌素生成性神经内分泌瘤(胃泌素瘤)	8153/3
2. **间叶性肿瘤**	
2.1 血管球瘤	8711/0
2.2 颗粒细胞瘤	9580/0
2.3 平滑肌瘤	8890/0
2.4 丛状纤维黏液瘤	8811/0
2.5 神经鞘瘤	9560/0
2.6 炎性肌纤维母细胞瘤	8825/1
2.7 胃肠道间质瘤	8936/3
2.8 卡波西肉瘤	9140/3
2.9 平滑肌肉瘤	8890/3
2.10 滑膜肉瘤	9040/3
3. **淋巴瘤**	
4. **继发性肿瘤**	

a 形态学编码来自国际疾病肿瘤分类(ICD-O)。编码 /0 为良性肿瘤,/1 为生物学行为不清、未定或交界性肿瘤,/2 为原位癌和 3 级的上皮内瘤变,/3 为恶性肿瘤;

b 在以往 WHO 组织学分类(第 3 版)基础上加以对病变的认识变化进行了修订。对于神经内分泌肿瘤,简化了形态学分类使之更实用;

* 新的编码已在 2010 年 3 月的 IARC/WHO 委员会 ICD-O 审定会议上确认。

三、小肠肿瘤

小肠约占胃肠道长度的 75%,但是,原发性恶性小肠肿瘤却很少见。小肠肿瘤约占消化道肿瘤的 10%,各种类型的肿瘤均少见,而其中 60% 为良性。有研究表明,小肠肿瘤术前诊断率仅为 17%~52%,约 90% 的小肠肿瘤手术时已属于晚期。常见的小肠良性肿瘤为腺瘤、平滑肌瘤、脂肪瘤,而常见小肠恶性肿瘤主要为腺癌、平滑肌肉瘤、恶性淋巴瘤和类癌等。2010 年版消化系统肿瘤 WHO 分类中,小肠肿瘤分类变化不大,除了相关的癌前病变的术语,删去了原来的息肉及其项下内容,增加了错构瘤亚类,内容包括幼年性息肉和 P-J 息肉。神经内分泌肿瘤按新分类分为 5 个亚型(表 1-3)。

1. 原发性小肠癌与结直肠癌累及小肠　2010 年新分类特别叙述了原发性小肠癌与结直肠癌累及小肠的鉴别,指出小肠癌 50% 表达 CK7 阳性,仅 40% 表达 CK20,结直肠癌 CK7 阴性,CK20 常阳性,少量 CK20 阴性病例则 MSI-H 阳性。另外,结直肠癌 p504s 常阳性,可作为与小肠癌鉴别的参考。

2. 壶腹部癌　因为壶腹部癌的特殊临床表现和临床处理特点,新分类还将壶腹部癌从小肠肿瘤中分出,单独作为一章进行了叙述,包括十二指肠黏膜上皮起源和胰胆管上皮起源的腺瘤、癌前驱病变、浸润性癌、神经内分泌肿瘤等,有些内容与胆道、胰腺章节相同。

表1-3　WHO(2010)小肠肿瘤 WHO 分类[a]

1. 上皮性肿瘤	
1.1 癌前病变	
1.1.1 腺瘤	8140/0
1.1.1.1 管状	8211/0
1.1.1.2 绒毛状	8261/0
1.1.1.3 管状绒毛状	8263/0
1.1.2 异型增生(上皮内瘤变),低级别	8148/0*
1.1.3 异型增生(上皮内瘤变),高级别	8148/2
1.2 错构瘤	
1.2.1 幼年性息肉	
1.2.2 Peutz-Jeghers 息肉	
1.3 癌	
1.3.1 腺癌	8140/3
1.3.1.1 黏液腺癌	8480/3
1.3.1.2 印戒细胞癌	8490/3
1.3.2 腺鳞癌	8560/3
1.3.3 髓样癌	8510/3
1.3.4 鳞状细胞癌	8070/3
1.3.5 未分化癌	8020/3
1.4 神经内分泌肿瘤[b]	
1.4.1 神经内分泌瘤(NET)	
1.4.1.1 NET G_1(类癌)	8240/3
1.4.1.2 NET G_2	8249/3
1.4.2 神经内分泌癌(NEC)	8246/3
1.4.2.1 大细胞 NEC	8013/3
1.4.2.2 小细胞 NEC	8041/3
1.4.3 混合性腺神经内分泌癌	8244/3
1.4.4 EC 细胞,5-羟色胺生成性神经内分泌瘤	8241/3
1.4.5 神经节细胞性副神经节瘤	8683/0
1.4.6 胃泌素瘤	8153/3
1.4.7 L 细胞,胰高血糖素样肽和 PP/PYY 生成性肿瘤	8152/1*
1.4.8 生长抑素生成性神经内分泌瘤	8156/3
2. 间叶性肿瘤	
2.1 平滑肌瘤	8890/0
2.2 脂肪瘤	8850/0
2.3 血管肉瘤	9120/3
2.4 胃肠间质肿瘤	8936/3
2.5 Kaposi 肉瘤	9140/3
2.6 平滑肌肉瘤	8890/3
3. 淋巴瘤	
4. 继发性肿瘤	

　　a 形态学编码来自国际疾病肿瘤分类(ICD-O)。编码 /0 为良性肿瘤,/1 为生物学行为不清、未定或交界性肿瘤,/2 为原位癌和 3 级的上皮内瘤变,/3 为恶性肿瘤;

　　b 在以往 WHO 组织学分类(第 3 版)基础上加以对病变的认识变化进行了修订。对于神经内分泌肿瘤,简化了形态学分类使之更实用;

　　* 新的编码已在 2010 年 3 月的 IARC/WHO 委员会 ICD-O 审定会议上确认。

四、阑尾肿瘤

阑尾肿瘤占胃肠道肿瘤的 0.2%～0.5%,其组织学特点同其他消化道器官肿瘤一样,各种组织来源的良、恶性肿瘤均可发生。阑尾是 G_1 低级别神经内分泌瘤(类癌)最常发生的部位,腺癌也存在较大的形态学变化,可以与那些常见的结肠癌、直肠癌相似,也可以与神经内分泌瘤相似,还可以与高分化、与腺瘤不易区分,又在腹腔内广泛播散的黏液性肿瘤相似。

新分类增加了阑尾肿瘤的分子病理学内容,提出大部分阑尾腺瘤显示 KRAS 突变(多为外显子 12),也常出现某些基因位点的杂合性丢失;有些阑尾锯齿状病变显示 MLH1 和 MGMT 的降表达及 BRAF 基因突变;绝大多数阑尾腺癌显示微卫星稳定性(MSS),而阑尾神经内分泌瘤(类癌和杯状细胞类癌)多无 KRAS 突变。

2010 年消化系统肿瘤 WHO 分类中,最大的变化就是对阑尾黏液性肿瘤的分类和界定(表 1-4)。另外黏液性肿瘤包括腺瘤、低级别黏液性肿瘤、高级别黏液腺癌。腺瘤病变局限,无浸润现象,黏膜肌完整无破坏。低级别黏液性肿瘤是难以分类、交界性或难以明确生物学行为的肿瘤,任何可疑、不确定是否破坏或浸润黏膜肌的病变应诊断为低级别黏液性肿瘤。一旦阑尾外出现黏液,即使未见黏液性上皮成分,也不能诊断为腺瘤。阑尾的低级别黏液性肿瘤和高级别黏液腺癌都可导致腹膜假黏液瘤。低级别黏液性肿瘤所致的腹膜假黏液瘤常局限于腹膜表面,高级别黏液腺癌导致的腹膜假黏液瘤常侵犯周围器官、出现脉管转移。

表 1-4 WHO(2010)阑尾肿瘤组织学分类[a]

1. 上皮性肿瘤	
1.1 癌前病变	
1.1.1 腺瘤	8140/0*
1.1.1.1 管状	8211/0
1.1.1.2 绒毛状	8261/0
1.1.1.3 管状绒毛状	8263/0
1.1.2 上皮内肿瘤(异型增生)	
1.1.2.1 异型增生(上皮内瘤变),低级别	8148/0*
1.1.2.2 异型增生(上皮内瘤变),高级别	8148/2
1.2 锯齿状病变	
1.2.1 增生性息肉	
1.2.2 广基锯齿状腺瘤/息肉	8213/0*
1.2.3 传统锯齿状腺瘤	8213/0
1.3 癌	
1.3.1 腺癌	8140/3
1.3.1.1 黏液腺癌	8480/3
1.3.1.2 低级别阑尾黏液性肿瘤	8480/1*
1.3.1.3 印戒细胞癌	8490/3
1.3.2 腺鳞癌	8560/3
1.3.3 未分化癌	8020/3
1.4 神经内分泌肿瘤[b]	
1.4.1 神经内分泌瘤(NET)	

(续　表)

1.4.1.1 NET G_1（类癌）	8240/3
1.4.1.2 NET G_2	8249/3
1.4.2 神经内分泌癌（NEC）	8246/3
1.4.2.1 大细胞 NEC	8013/3
1.4.2.2 小细胞 NEC	8041/3
1.4.3 混合性腺神经内分泌癌	8244/3
1.4.4 EC 细胞,5-羟色胺生成性神经内分泌瘤	8241/3
1.4.5 杯状细胞类癌	8243/3
1.4.6 L 细胞,胰高血糖素样肽和 PP/PYY 生成性 NET	8152/1*
1.4.7 管状类癌	8245/1
2. 间叶性肿瘤	
2.1 平滑肌瘤	8890/0
2.2 脂肪瘤	8850/0
2.3 神经瘤	9570/0
2.4 Kaposi 肉瘤	9140/3
2.5 平滑肌肉瘤	8890/3
3. 淋巴瘤	
4. 继发性肿瘤	

EC 细胞：肠嗜铬细胞；

a 形态学编码来自国际疾病肿瘤分类（ICD-O）。编码 /0 为良性肿瘤,/1 为生物学行为不清、未定或交界性肿瘤,/2 为原位癌和 3 级的上皮内瘤变,/3 为恶性肿瘤；

b 在以往 WHO 组织学分类（第 3 版）基础上加以对病变的认识变化进行了修订。对于神经内分泌肿瘤,简化了形态学分类使之更实用；

* 新的编码已在 2010 年 3 月的 IARC/WHO 委员会 ICD-O 审定会议上确认。

五、结肠和直肠肿瘤

1. **结直肠腺瘤和息肉**　结肠和直肠的肿瘤包括上皮性肿瘤、间叶性肿瘤及淋巴瘤三大类,其中上皮性肿瘤为最常见的一大类。在 2010 年版消化系统肿瘤 WHO 分类中,此类变动最大。删去了 2000 年版腺瘤下的锯齿状腺瘤而增加了锯齿状病变大类。锯齿状病变包括增生性息肉、广基（无蒂）锯齿状腺瘤/息肉、传统型锯齿状腺瘤和锯齿状腺癌（表 1-5）；删去了原来的息肉及其项下内容,增加了错构瘤亚类包括 Cowden 相关息肉、幼年性息肉和 P-J 息肉。增生性息肉是最常见的锯齿状病变,表现为隐窝拉长并有隐窝表面不同程度的锯齿状结构。广基（无蒂）锯齿状腺瘤/息肉隐窝扭曲变形,增殖区在隐窝侧壁不对称分布,隐窝基底部出现杯状细胞和胃小凹上皮分化,隐窝扩张,形态异常,锯齿状结构明显,泡状细胞核异型轻微,核仁明显,分裂象可见于隐窝任何部位。传统型锯齿状腺瘤结构复杂,常绒毛状,被覆高柱状上皮,有杆状细胞核和嗜酸性胞质,隐窝基底部远离黏膜肌呈"异位"隐窝。

2. **MUTYH 相关息肉病**　这是新版分类新增的疾病类型,为常染色体隐性遗传性疾病,在 2002 年才首次被报道,表现为大肠数目不一的息肉,息肉的组织学类型多表现为多发性增生性息肉和无蒂锯齿状息肉等,具有进展成为癌的趋势。

3. **结直肠腺癌**　结直肠癌原来包括腺癌、黏液腺癌、印戒细胞癌、小细胞癌、鳞状细胞癌、腺鳞癌、髓样癌和未分化癌。在新分类中结直肠癌分以下 5 个亚型,即腺癌、腺鳞癌、梭形细胞癌、鳞状细胞癌及未分化癌。其中腺癌又包括筛状粉刺型腺癌、髓样癌、微乳头癌、黏液腺癌、锯齿状腺癌、印戒细胞癌 6 个变型。即增加了梭形细胞癌亚型和筛状粉刺型腺癌、微乳头癌、锯齿状腺癌 3 个变型。

4. 神经内分泌肿瘤(NET) 除与食管神经内分泌肿瘤同样分类的神经内分泌瘤 1 级(即类癌)和 2 级,大细胞神经内分泌癌和小细胞神经内分泌癌,混合性腺癌-神经内分泌癌外,还包括了产生特异激素的神经内分泌肿瘤(EC 细胞-生成 5-羟色胺的神经内分泌肿瘤,L 细胞-生成胰岛素样肽和生成 PP/PYY 的神经内分泌肿瘤)。

5. 淋巴瘤 新分类中作为第 2 类的间叶性肿瘤分类变化不大,淋巴瘤作为第 3 大类单独列出。新版分类中删除了 Burkitt 样淋巴瘤,增加了滤泡性淋巴瘤(follicular lymphoma,FL)及伴有介于 DLBCL 和 Burkitt 淋巴瘤中间特征的未分类 B 细胞淋巴瘤。另外,新分类中已明确将大部分肠道源自上皮内 T 淋巴细胞的 T 细胞淋巴瘤分为肠病相关性 T 细胞淋巴瘤(enter opathy associated T-cell lymphoma,EATL)和单形性 CD56(NCAM1)阳性的肠道 T 细胞淋巴瘤。

表 1-5　WHO(2010)结肠和直肠肿瘤组织学分类[a]

1. 上皮性肿瘤	
1.1 癌前病变	
1.1.1 腺瘤	8140/0*
1.1.1.1 管状	8211/0
1.1.1.2 绒毛状	8261/0
1.1.1.3 管状绒毛状	8263/0
1.1.2 异型增生(上皮内瘤变),低级别	8148/0*
1.1.3 异型增生(上皮内瘤变),高级别	8148/2
1.2 锯齿状病变	
1.2.1 增生性息肉	
1.2.2 广基锯齿状腺瘤/息肉	8213/0*
1.2.3 传统锯齿状腺瘤/息肉	8213/0*
1.3 错构瘤	
1.3.1 Cowden 相关性息肉	
1.3.2 幼年性息肉	
1.3.3 Peutz-Jeghers 息肉	
1.4 癌	
1.4.1 腺癌	8140/3
1.4.1.1 筛状粉刺型腺癌	8201/3*
1.4.1.2 管状癌	8510/3
1.4.1.3 微乳头癌	8265/3*
1.4.1.4 黏液腺癌	8480/3
1.4.1.5 锯齿状腺癌	8213/3*
1.4.1.6 印戒细胞癌	8490/3
1.4.2 腺鳞癌	8560/3
1.4.3 梭形细胞癌	8032/3

（续　表）

1.4.4 鳞状细胞癌	8070/3
1.4.5 未分化癌	8020/3
1.5 神经内分泌肿瘤	
1.5.1 神经内分泌瘤[b]	8241/3
1.5.1.1 NET G_1（类癌）	8240/3
1.5.1.2 NET G_2	8249/3
1.5.2 神经内分泌癌	8246/3
1.5.2.1 大细胞 NEC	8013/3
1.5.2.2 小细胞 NEC	8041/3
1.5.3 混合性腺神经内分泌癌	8244/3
1.5.4 EC 细胞，5-羟色胺生成性神经内分泌瘤	8241/3
1.5.5 L 细胞，胰高血糖素样肽和 PP/PYY 生成性肿瘤	8152/1
2. 间叶性肿瘤	
2.1 平滑肌瘤	8890/0
2.2 脂肪瘤	8850/0
2.3 血管肉瘤	9120/3
2.4 胃肠间质瘤	8936/1
2.5 Kaposi 肉瘤	9140/3
2.6 平滑肌肉瘤	8890/3
3. 淋巴瘤	
4. 继发性肿瘤	

EC 细胞：肠嗜铬细胞；

a 形态学编码来自国际疾病肿瘤分类（ICD-O）。编码 /0 为良性肿瘤，/1 为生物学行为不清、未定或交界性肿瘤，/2 为原位癌和 3 级的上皮内瘤变，/3 为恶性肿瘤；

b 在以往 WHO 组织学分类（第 3 版）基础上加以对病变的认识变化进行了修订。对于神经内分泌肿瘤，简化了形态学分类使之更实用；

* 新的编码已在 2010 年 3 月的 IARC/WHO 委员会 ICD-O 审定会议上确认。

六、肛管及肛周肿瘤

肛管是指大肠末端，其上界为连接直肠的肛管直肠环最近端，通常在齿状线上 1～2cm。解剖学肛管指齿状线至肛缘的部分，成人平均长 2.5cm。肛管远端从齿状线延伸至肛门周围皮肤的黏膜-表皮。肛管被覆高度特化的非角化鳞状上皮黏膜，但缺乏毛囊、大汗腺和小汗腺。肛门周围皮肤的标志就是这些皮肤附属器的出现。这些标志、齿状线与肛门边缘可以用来在组织学上区分肛管及肛门癌。最近提出的简化分类法可能更为实用：肛管肿瘤定义为在臀部略微牵拉不能看到全部或完全无法见到的肿瘤。肛周肿瘤定义为肛门 5cm 之内的肿瘤或在肛门轻微牵拉可完整看到的肿物。

肛管及肛周肿瘤包括上皮性肿瘤、间叶性肿瘤和继发性肿瘤三大类，其中以上皮性肿瘤最为多见。与 2000 年版的肛管及肛周肿瘤分类比较，2010 年版关于此部分的分类变动不大（表 1-6），除了前述上皮内瘤变的内容外，将 Bowen 病、疣状癌、神经内分泌肿瘤单独列出。

表1-6　WHO(2010)肛管及肛周肿瘤组织学分类[a]

1. 上皮性肿瘤	
1.1 癌前病变	
1.1.1 肛管上皮内瘤变(异型增生),低级别	8077/0*
1.1.2 肛管上皮内瘤变(异型增生),高级别	8077/2
1.2 Bowen病	
1.3 肛周鳞状上皮内瘤变	
1.4 Paget病	8542/3
1.5 癌	
1.5.1 鳞状细胞癌	8070/3
1.5.2 疣状癌	8051/3
1.5.3 未分化癌	8020/3
1.5.4 腺癌	8140/3
1.5.5 黏液腺癌	8480/3
1.6 神经内分泌肿瘤[b]	
1.6.1 神经内分泌瘤	8241/3
1.6.1.1 NET G_1(类癌)	8240/3
1.6.1.2 NET G_2	8249/3
1.6.2 神经内分泌癌	8246/3
1.6.2.1 大细胞 NEC	8013/3
1.6.2.2 小细胞 NEC	8041/3
1.6.3 混合性腺神经内分泌癌	8244/3
1.6.4 EC细胞,5-羟色胺生成性神经内分泌瘤	8241/3
1.6.5 L细胞,胰高血糖素样肽和PP/PYY生成性肿瘤	8152/1
2. 间叶性肿瘤	
3. 继发性肿瘤	

EC细胞:肠嗜铬细胞;

a 形态学编码来自国际疾病肿瘤分类(ICD-O)。编码/0为良性肿瘤,/1为生物学行为不清、未定或交界性肿瘤,/2为原位癌和3级的上皮内瘤变,/3为恶性肿瘤;

b 在以往WHO组织学分类(第3版)基础上加以对病变的认识变化进行了修订。对于神经内分泌肿瘤,简化了形态学分类使之更实用;

* 新的编码已在2010年3月的IARC/WHO委员会ICD-O审定会议上确认。

(侯　刚　战　扬　李　明　林晓燕　温　黎)

第二节　肝胆胰肿瘤

一、肝和肝内胆管肿瘤

2010年版WHO消化系统肿瘤分类中关于肝和肝内胆管肿瘤的最新分类与2000年版比较变化不大(表1-7),但分类更加突出临床与病理联系,附有TNM分期,更趋实用。

1. 局灶性结节性增生和肝细胞腺瘤

在2000年版WHO分类中,局灶性结节性增生和肝细胞腺瘤包含在肝细胞癌一节中,与腺瘤样增生、局灶性肝细胞不典型增生、结节性再生性增生一起归于癌前病变和良性病变项下。2010年版将局灶性结节性增生和肝细胞腺瘤作为单独一节,强调局灶性结节性增生不是一个真正的肿瘤,而是肝细胞的再生性反应,继发于局部血管异常。其本质上是肝细胞再生的结节被视为局灶性结节性增生的变异型。肝细胞腺瘤是肝脏最常见的肝细胞性良性肿瘤,其病因尚不明确,国外的统计资料显示,肝细胞腺瘤主要发生于有口服避孕药物史的生育期女性,在国外报道的肝细胞腺瘤病例中,有85%~93%的患者口服避孕药物的时间超过2年,值得一提的是,当停止服用避孕药物后,肿瘤可部分或完全停止生长。肝细胞腺瘤内仅见孤立性动脉,没有汇管区(CK7阴性)。

2. 恶性相关和前驱病变　2010年分类在肝细胞癌一节中不再使用癌前病变和良性病变作为类目,而增加了恶性相关和前驱病变类目,包括异型增生灶和异型增生结节。2000年版分类局灶性肝细胞异型增生中的大细胞异型增生和小细胞异型增生,改称大细胞变和小细胞变。将2000年版中的腺瘤样增生直接称为异型增生结节,见于肝硬化患者,直径<1.5cm,大小、颜色、质地、膨胀程度与周围肝组织有明显差别。新版分类提出了肝细胞异型增生灶这一概念,定义为直径<1cm的异型肝细胞结节,具有程度不同的异型性,包括大细胞变、小细胞变和铁缺乏沉积灶,但缺乏明确恶性特征。

3. 肝细胞癌和肝内胆管癌　原发性肝细胞肝癌是最常见的肝肿瘤。在肝癌高发区,乙肝病毒慢性感染是首要的基础病因。在肝脏的恶性肿瘤中,肝细胞肝癌位居全球恶性肿瘤发病率的第5位,死亡原因的第3位。肝胆管癌分为肝内胆管癌(ICC)和肝外胆管癌(ECC),肝内胆管癌占肝胆管癌的10%左右,是肝脏的第二位原发恶性肿瘤,约15%的肝癌是肝内胆管癌。研究结果显示,肝内胆管癌无论在发病原因、发病机制、临床病理特点等方面均不同于肝细胞肝癌,因此有人认为将肝内胆管癌归到原发性肝癌是不合适的,目前多数学者主张将肝内胆管癌归属到胆管癌的范畴。2010年版WHO分类沿用2000年分类,继续明确将肝内胆管癌与肝细胞癌并列为一个独立的肿瘤单元。

4. 肝母细胞瘤　2010年分类中增加了肝母细胞瘤治疗前疾病程度分级系统,以帮助临床确定治疗方案。新分类将肝母细胞瘤胎儿型、胎儿和胚胎混合型、粗梁型、小细胞未分化型、无畸胎样特征、伴畸胎样特征的分型分别归为上皮型、上皮和间叶混合型,并增加了非其他特定类型。另外,分类中还新增加了伴有胆管细胞成分的肝母细胞瘤和相关肿瘤、过渡性肝细胞肿瘤和肝脏钙化性巢状间质上皮肿瘤等三种肝母细胞瘤相关病变。

分类中,进一步强调了临床与病理结合的必要,增加了关于肝脏肿瘤诊断方法的内容。较全面地归纳了诊断和鉴别诊断要考虑的地域特点、临床背景、疾病背景、影像学特点、病变肉眼检查特点、组织学特点、细胞学特点、免疫组化特点等,列表介绍了肝癌与其他原发或转移性肿瘤的组织学、免疫组化鉴别要点,非肝硬化背景上发生的高分化肝癌和其他肿瘤的鉴别要点,肝硬化背景上的各种结节性病变的鉴别要点,胆管上皮肿瘤与其他具有腺样结构病变的鉴别要点,实用性更强。

表 1-7　WHO(2010)肝和肝内胆管肿瘤组织学分类[a]

1. 上皮性肿瘤：肝细胞性
1.1 良性
1.1.1 肝细胞腺瘤　　　　　　　　　　　　　　　　　　　　　　　　8170/0
1.1.2 局灶性结节状增生
1.2 恶性相关和恶性前病变
1.2.1 大细胞改变
1.2.2 小细胞改变
1.2.3 异型增生结节
1.2.3.1 低级别
1.2.3.2 高级别
1.3 恶性
1.3.1 肝细胞肝癌　　　　　　　　　　　　　　　　　　　　　　　　8170/3
1.3.2 肝细胞肝癌，纤维板层亚型　　　　　　　　　　　　　　　　　8171/3
1.3.3 肝母细胞瘤，上皮亚型　　　　　　　　　　　　　　　　　　　8970/3
1.3.4 未分化癌　　　　　　　　　　　　　　　　　　　　　　　　　8020/3
2. 上皮性肿瘤：胆管性
2.1 良性
2.1.1 胆管腺瘤　　　　　　　　　　　　　　　　　　　　　　　　　8160/0
2.1.2 胆管微囊性腺瘤　　　　　　　　　　　　　　　　　　　　　　8202/0
2.1.3 胆管腺纤维瘤　　　　　　　　　　　　　　　　　　　　　　　9013/0
2.2 恶性前病变
2.2.1 胆管上皮内肿瘤，3级(BilIN-3)　　　　　　　　　　　　　　　8148/2[*]
2.2.2 胆管内乳头状肿瘤伴低或中级别上皮内肿瘤　　　　　　　　　　8503/0
2.2.3 胆管内乳头状肿瘤伴高级别上皮内肿瘤　　　　　　　　　　　　8503/2[*]
2.2.4 黏液性囊性肿瘤伴低或中级别上皮内肿瘤　　　　　　　　　　　8470/0
2.2.5 黏液性囊性肿瘤伴高级别上皮内肿瘤　　　　　　　　　　　　　8470/2
2.3 恶性
2.3.1 肝内胆管细胞癌　　　　　　　　　　　　　　　　　　　　　　8160/3
2.3.2 胆管内乳头状肿瘤伴相关的浸润性癌　　　　　　　　　　　　　8503/3[*]
2.3.3 黏液性囊性肿瘤伴相关的浸润性癌　　　　　　　　　　　　　　8470/3
3. 混合性或来源不明的恶性肿瘤
3.1 钙化性巢状上皮间质肿瘤　　　　　　　　　　　　　　　　　　　8975/1[*]
3.2 癌肉瘤　　　　　　　　　　　　　　　　　　　　　　　　　　　8980/3
3.3 混合型肝细胞和胆管癌　　　　　　　　　　　　　　　　　　　　8180/3
3.4 肝母细胞瘤，上皮-间质混合型　　　　　　　　　　　　　　　　　8970/3
3.5 恶性横纹肌样瘤　　　　　　　　　　　　　　　　　　　　　　　8963/3
4. 间质肿瘤
4.1 良性
4.1.1 血管平滑肌脂肪瘤　　　　　　　　　　　　　　　　　　　　　8860/0
4.1.2 海绵状血管瘤　　　　　　　　　　　　　　　　　　　　　　　9121/0
4.1.3 婴儿型血管瘤　　　　　　　　　　　　　　　　　　　　　　　9131/0
4.1.4 炎性假瘤
4.1.5 淋巴管瘤　　　　　　　　　　　　　　　　　　　　　　　　　9170/0

(续　表)

4.1.6 淋巴管血管瘤	
4.1.7 间质错构瘤	
4.1.8 孤立性纤维性肿瘤	8815/0
4.2 恶性	
4.2.1 上皮样血管内皮瘤	9133/3
4.2.2 血管肉瘤	9120/3
4.2.3 胚胎性肉瘤（未分化肉瘤）	8991/3
4.2.4 横纹肌肉瘤	8900/3
4.2.5 Kaposi 肉瘤	9140/3
4.2.6 平滑肌肉瘤	8890/3
4.2.7 滑膜肉瘤	9040/3
5. 生殖细胞肿瘤	
5.1 畸胎瘤	9080/1
5.2 卵黄囊瘤（内胚窦瘤）	9071/3
6. 淋巴瘤	
7. 继发性肿瘤	

a 国际肿瘤分类形态学编码（ICD-O）和医学系统命名法。生物学行为编码:/0 指良性肿瘤,/1 指非特异性、交界性或生物学行为不确定的,/2 指原位癌和 3 级的上皮内瘤变,/3 指恶性肿瘤；

* 新编码由 IARC/WHO 的 ICD-O 委员会在 2010 年 3 月会议上批准应用。

二、胆囊和肝外胆管肿瘤

胆囊与肝外胆管肿瘤大多数是癌，只有小部分是腺瘤、神经内分泌肿瘤（如类癌）和间质肿瘤。两者在发生部位上紧密联系，但其流行病学、病因学和临床表现却有明显的区别。胆囊癌占消化道肿瘤的第 5 位，发病率有明显的地理分布、性别和人种差异，病因包括胆囊结石、硬化性胆囊炎、溃疡性结肠炎、异常胆总管胰管吻合、胆总管囊肿等。肝外胆管癌（ECC）约占肝胆管癌的 90%，目前，有关肝胆管癌的分类尚未统一，例如发生在肝门部、肝门周围的肝胆管癌归到肝内胆管癌还是肝外胆管癌，并无统一的意见，不同于肝内胆管癌的是，在肝外胆管癌发病率中未发现性别差异，而肝内胆管癌多见于男性患者。2010 年新版 WHO 肿瘤组织学分类见表 1-8。

1. 癌前驱病变　新版分类列出的包括胆囊上皮内瘤变（1~3 级）、胆管内或胆囊内乳头状肿瘤伴上皮内瘤变、黏液性囊性肿瘤伴上皮内瘤变。上皮内瘤变指可以通过形态学识别的具有恶性潜能的非浸润性病变，具有潜在的分子学异常，可导致浸润性癌。上皮内瘤变常出现细胞学或组织结构的异常改变，但可没有形态学上的异型性，与异型增生有明显区别。异型增生同时具有分子学异常和形态学的肿瘤性改变，没有间质浸润。分类建议在胆道病理中不再使用不典型增生，而使用"不确定性"异型增生或上皮内瘤变这一术语对需要引起临床重视而又不足诊断为癌的病变做描述性诊断。

2. 胆囊和肝外胆管癌　新版中分类更加细致，对腺癌组织学和细胞学亚型进一步分类，增加了胆囊（胆管）乳头状肿瘤伴相关性浸润和黏液性囊性肿瘤伴相关性浸润性癌。在将腺癌按细胞学分为胆管型、胃小凹型、肠型的基础上，增加了筛状癌和肝样腺癌。

新版分类中对于胆囊和肝外胆管癌采用了 AJCC/UICC 第 7 版分级系统。对于胆囊和肝外胆管癌淋巴结转移评估只分为 N_0 和

N_1 两级,不再分为 N_0、N_1、N_2。Ⅲ期胆囊癌和Ⅰ期、Ⅱ期肝外胆管癌均进一步细分 A、B期,Ⅳ期肝外胆管癌则不再分为 A、B期。新分类根据解剖部位不同,将胆囊、远端肝外胆管、肝门部肝外胆管的 TNM 分期分别列出,其中肝门部肝外胆管的 TNM 分期是新增加的。

表 1-8 WHO(2010)胆囊和肝外胆管肿瘤组织学分类[a]

1. 上皮性肿瘤	
1.1 癌前病变	
1.1.2 腺瘤	8140/0
1.1.2.1 管状腺瘤	8211/0
1.1.2.2 乳头状腺瘤	8260/0
1.1.2.3 管状乳头状腺瘤	8263/0
1.1.2.4 胆管上皮内瘤变,3级	8148/2
1.1.3 囊内(胆囊)或导管内(胆管)乳头状肿瘤伴上皮内瘤变*	8503/2
1.1.4 黏液性囊性肿瘤伴低级别或中级别上皮内瘤变	8470/0
1.1.5 黏液性囊性肿瘤伴高级别上皮内瘤变	8470/2
1.2 癌	
1.2.1 腺癌	8140/3
1.2.1.1 腺癌,胆管型	8140/3
1.2.1.2 腺癌,胃小凹型	8140/3
1.2.1.3 腺癌,肠型	8144/3
1.2.1.4 透明细胞腺癌	8310/3
1.2.1.5 黏液腺癌	8480/3
1.2.1.6 印戒细胞癌	8490/3
1.2.2 腺鳞癌	8560/3
1.2.3 囊内(胆囊)或导管内(胆管)乳头状癌伴有浸润性癌	8503/3
1.2.4 浸润性黏液性囊腺癌	8470/3
1.2.5 鳞状细胞癌	8070/3
1.2.6 未分化癌	8020/3
1.2.7 神经内分泌肿瘤[b]	
1.2.8 神经内分泌肿瘤(MET)	
1.2.8.1 NET G_1(类癌)	8240/3
1.2.8.2 NET G_2	8249/3
1.2.9 神经内分泌癌(NEC)	8246/3
1.2.9.1 大细胞 NEC	8013/3
1.2.9.2 小细胞 NEC	8041/3
1.2.10 混合性腺神经内分泌癌	8244/3
1.2.11 杯状细胞类癌	8243/3
1.2.12 管状类癌	8245/1
2. 间叶肿瘤	
2.1 颗粒细胞瘤	9580/0
2.2 平滑肌瘤	8890/0
2.3 Kaposi 肉瘤	9140/3
2.4 平滑肌肉瘤	8890/3
2.5 横纹肌肉瘤	8900/3
3. 淋巴瘤	
4. 继发性肿瘤	

a 国际肿瘤分类形态学编码(ICD-O)和医学系统命名法。生物学行为编码:/0 指良性肿瘤,/1 指非特异性的、交界性或生物学行为不确定的,/2 指原位癌和3级的上皮内瘤变,/3 指恶性肿瘤;

b 新分类结合疾病认识的进展对前版 WHO 肿瘤组织学分类进行修正。神经内分泌肿瘤的形态学分类更为精简、实用;

* 2010 年 3 月,新编码经 IARC/WHO 的 ICD-O 委员会认可。

三、胰腺肿瘤

2010年版消化系统肿瘤分类中关于胰腺肿瘤的部分变化较大，本节重点予以介绍。首先，新版分类将包含的肿瘤范围扩大了，在此之前的WHO胰腺肿瘤分类中只介绍胰腺外分泌肿瘤，包括上皮性肿瘤、非上皮性肿瘤及继发性肿瘤，而将胰腺的内分泌肿瘤放在内分泌肿瘤分册中介绍。2010年WHO分类将胰腺的内分泌肿瘤与胰腺外分泌肿瘤合并在消化系统肿瘤分类中，作为一个统一的部分，将标题称为胰腺肿瘤（tumors of the pancreas），有助于对胰腺肿瘤的全面认识，便于对比研究分析（表1-9）。

表1-9 WHO(2010)胰腺肿瘤组织学分类*

1. 上皮性肿瘤
1.1 良性
1.1.1 腺泡细胞囊腺瘤　　　　　　　　　　　　8551/0
1.1.2 浆液性囊腺瘤　　　　　　　　　　　　　8441/0
1.2 癌前病变
1.2.1 胰腺上皮内瘤变3级　　　　　　　　　　8148/2
1.2.2 IPMN伴轻度或中度异性增生　　　　　　8453/0
1.2.3 IPMN伴高度异性增生　　　　　　　　　8453/2
1.2.4 导管内管状乳头状肿瘤　　　　　　　　　8503/2
1.2.5 黏液性囊性肿瘤伴低-中度异性增生　　　8470/0
1.2.6 黏液性囊性肿瘤伴高度异性增生　　　　　8470/2
1.3 恶性
1.3.1 导管腺癌　　　　　　　　　　　　　　　8500/3
1.3.2 腺鳞癌　　　　　　　　　　　　　　　　8560/3
1.3.3 胶样癌　　　　　　　　　　　　　　　　8480/3
1.3.4 肝样癌　　　　　　　　　　　　　　　　8576/3
1.3.5 髓样癌　　　　　　　　　　　　　　　　8510/3
1.3.6 印戒细胞癌　　　　　　　　　　　　　　8490/3
1.3.7 未分化癌　　　　　　　　　　　　　　　8020/3
1.3.8 伴破骨细胞样巨细胞的未分化癌　　　　　8035/3
1.4 腺泡细胞癌　　　　　　　　　　　　　　　8550/3
1.5 腺泡细胞囊腺癌　　　　　　　　　　　　　8551/3
1.6 IPMN相关浸润性癌　　　　　　　　　　　 8453/3
1.7 混合性腺泡-导管癌　　　　　　　　　　　 8552/3
1.8 混合性腺泡-神经内分泌癌　　　　　　　　 8154/3
1.9 混合性腺泡-神经内分泌-导管癌　　　　　　8154/3
1.10 黏液性囊性肿瘤相关浸润性癌　　　　　　 8470/3
1.11 胰母细胞瘤　　　　　　　　　　　　　　 8971/3
1.12 浆液性囊腺癌　　　　　　　　　　　　　 8441/3

（续　表）

1.13 实性-假乳头肿瘤	8452/3
1.4 神经内分泌肿瘤	
1.4.1 胰腺神经内分泌微腺瘤	8150/0
1.4.2 神经内分泌肿瘤（NET）	
1.4.2.1 无功能性 NET，G_1，G_2	8150/3
1.4.2.2 NET，G_1	8240/3
1.4.2.3 NET，G_2	8249/3
1.4.3 神经内分泌癌（NEC）	8246/3
1.4.3.1 大细胞 NEC	8013/3
1.4.3.2 小细胞 NEC	8041/3
1.4.4 EC 细胞，产 5-羟色胺的 NET（类癌）	8241/3
1.4.5 胃泌素瘤	8153/3
1.4.6 胰高血糖素瘤	8152/3
1.4.7 胰岛素瘤	8151/3
1.4.8 生长抑素瘤	8156/3
1.4.9 血管活性肠肽瘤	8155/3
2. 成熟性畸胎瘤	9080/3
3. 间叶肿瘤	
4. 淋巴瘤	
5. 继发性肿瘤	

* 国际肿瘤分类形态学编码（ICD-O）和医学系统命名法。生物学行为编码：/0 指良性肿瘤，/1 指非特异性的、交界性或生物学行为不确定的，/2 指原位癌和 3 级的上皮内瘤变，/3 指恶性肿瘤。

（一）胰腺外分泌上皮性肿瘤

1. 分类变化

（1）过去将胰腺外分泌上皮性肿瘤简单地分为三类。①良性：包括浆液性囊腺瘤、黏液性囊腺瘤、导管内乳头状黏液腺瘤及成熟性畸胎瘤；②交界性：包括黏液性囊腺瘤伴中度不典型性增生、导管内乳头状黏液腺瘤伴中度不典型性增生和实性假乳头状肿瘤；③恶性：黏液性腺癌（包括浸润性和非浸润性）和导管内乳头状黏液腺瘤。

（2）2010 年版的 WHO 分类变化较大：①在良性上皮性肿瘤中增加了腺泡细胞囊腺瘤，而将黏液性囊腺瘤、导管内乳头状黏液腺瘤归到癌前病变范畴，成熟性畸胎瘤也单独分类，不放在上皮性肿瘤中。②弃用交界性肿瘤术语，使用癌前驱病变的概念。其中以往的黏液性腺癌（包括浸润性和非浸润性）已从恶性肿瘤中分离出来，归到癌前病变范畴，这一变化很大，患者术后一般不需进一步放化疗，只做定期随访即可。③新增了一些导管腺癌的变异型。④将以往归到交界性病变的实性假乳头状肿瘤归到恶性肿瘤的范畴，是新分类的另一个显著变化。

2. 胰腺导管腺癌　胰腺导管癌具有腺管分化和细胞内黏液，表达 MUC1、3、4 和 5AC，不表达 MUC2，常表达肿瘤相关糖蛋白，如 CEA、CA125、CA19-9 等，而不表达胰腺外分泌酶，如胰蛋白酶、糜蛋白酶和脂肪酶。新分类中导管腺癌增加了肝样腺癌、髓样癌和几种混合性癌等变异型。

3. 胰腺浆液性肿瘤　包括浆液性腺瘤和浆液性囊腺癌。浆液性囊腺瘤有一些组织学变异型，如巨囊性浆液性囊腺瘤、实性浆液性腺瘤、VHL 相关性浆液性囊性肿瘤、混合性浆液性神经内分泌肿瘤等,如果无特殊说明,则专指微囊性浆液性囊腺瘤。

4. 胰腺黏液性囊性肿瘤　衬附黏液性上皮,具有特殊的卵巢型间质。被认为在胰腺胚胎发育过程中,异位的卵巢组织混入胰腺组织内,在激素失衡的情况下增生,形成囊性肿瘤。

5. 胰腺腺泡细胞肿瘤　新分类提出了腺泡细胞肿瘤的概念,除原有的腺泡细胞癌、腺泡细胞囊腺癌、混合性腺泡-神经内分泌癌之外,新增加了混合性腺泡-神经内分泌-导管癌、腺泡-导管癌等少见的恶性混合性肿瘤,并提出了腺泡细胞囊腺瘤这一新的良性肿瘤。

(二)胰腺导管腺癌的癌前病变

新版分类中使用恶性前驱病变的术语代替了 2000 年版交界性(恶性潜能未定)的用语,对癌前驱病变做了新的界定。

1. 上皮内瘤变和导管内肿瘤　胰腺导管腺癌的癌前驱病变包括胰腺上皮内瘤变(Pan IN)、胰腺导管内乳头状黏液性肿瘤(IPMN)、导管内乳头状肿瘤(ITPN)等。Pan IN 的概念把各种胰管上皮增生性变化均收入其内。Pan IN 分成 1A、1B、2、3 四级。Pan IN 与 IPMN 和 ITPN 的重要区别在于病变是否肉眼可辨,IPMN 和 ITPN 都是肉眼可辨的肿块,而 Pan IN 是显微镜下发现的病变。低级别 Pan IN 不表达肿瘤相关糖蛋白、p53、mesothelin、cludin4、S100A4 蛋白等。

2. 小叶中心性萎缩　2010 年版分类提出小叶中心性萎缩也属胰腺导管腺癌的癌前病变之一,与 Pan IN 关系密切,尽管其发生机制目前尚不清楚,但随着越来越多的穿刺活检标本的增多,加上直径<0.5cm 的 Pan IN 术前难以靠影像学检查发现,当病变中发现小叶中心性萎缩时,往往可以提示进行细致地进一步检查,以便早期发现癌前病变。

(三)胰腺导管内肿瘤

2010 年版分类新增了胰腺导管内肿瘤,包括导管内乳头状黏液性肿瘤(intraductal papillary mucinous neoplams,IPMN)和导管内管状乳头状肿瘤(intraductal tubular papillary neoplams,ITPN),是胰腺导管系统内原发、伴有导管上皮分化并大体可见(囊性或实性)的上皮性肿瘤。仅镜下可辨的胰腺导管内上皮瘤变(Pan IN)和虽然生长在导管内,但并不伴有导管上皮分化的肿瘤(如具有腺泡细胞分化的导管内肿瘤等)不属于胰腺导管内肿瘤概念范畴。

导管内乳头状黏液性肿瘤是大体可见的导管内黏液上皮性肿瘤,≥1cm,主要发生在胰腺的主胰管及分支导管内。根据细胞及结构异型性最高程度,非浸润性导管内乳头状黏液性肿瘤可分为轻度、中度及重度,如果出现浸润癌的成分,则称为导管内乳头状黏液性肿瘤相关浸润性癌。根据主要结构和细胞分化方向,导管内乳头状黏液性肿瘤分为胃型、肠型、胰胆管型和嗜酸细胞型。导管内乳头状黏液性肿瘤相关浸润性癌主要类型是浸润性胶样癌和管状腺癌,胶样癌来自肠型导管内乳头状黏液性肿瘤,管状腺癌来自胰胆管型或肠型导管内乳头状黏液性肿瘤。导管内管状乳头状肿瘤也是导管内生长并大体可见的上皮性肿瘤,具有导管上皮分化。肿瘤具有小管状结构伴上皮重度异型增生,无黏液过度分泌。导管内管状乳头状肿瘤少见,仅占导管内肿瘤的 3%。目前病例数有限,有待进一步研究观察,但 40% 的病例伴有浸润性癌。

(四)胰腺神经内分泌肿瘤

神经内分泌肿瘤(neuroendocrine neoplasms)是一组起源于肽能神经元和神经内分泌细胞的异质性肿瘤,可发生于全身许多器官和组织,其中胃肠胰神经内分泌肿瘤最常见。占所有神经内分泌肿瘤的 55%~70%。流行病学研究显示,肺和胃肠胰神经内分泌肿瘤的发病率为 5.25/10 万,比 30 年前增高约 5 倍。胰腺神经内分泌肿瘤(pancreatic neuronedocrine neoplasm)的发病率为 1/10 万人,约占所有胰腺肿瘤的 1%~2%。

1. 分类　胰腺的神经内分泌肿瘤过去曾参考肺神经内分泌肿瘤分类,分为类癌、不典型类癌及小细胞癌,后来又分为高分化神经内分泌癌、低分化神经内分泌癌和小细胞癌。2010 年 WHO 新分类结合了胰腺内分泌肿瘤的临床表现及其内分泌功能,分为功能性和无功能性两大类。根据分泌激素的主要细胞类型,功能性胰腺内分泌肿瘤进一步分为胰岛细胞瘤、胃泌素瘤及胰高血糖瘤等。无功能性胰腺内分泌肿瘤是指患者的激素水平高于正常水平,但未达到引起临床症状的水平,因而未表现出相应临床综合征,这一部分患者在临床上极易漏诊。

2000 年第 3 版 WHO 消化系统肿瘤分类虽然统一了消化系统神经内分泌肿瘤的命名和分类,许多医疗机构也将其作为内分泌肿瘤患者临床诊治参考标准,但是由于该分级系统存在诸如没有体现分级信息、使临床病理分类更加复杂、采用"不确定生物学行为"的肿瘤类别等种种缺点,使其并未得以广泛应用。以往的命名中,"神经内分泌肿瘤"这一术语的英文名称为"neuroendocrine tumor"(NET),2010 年消化系统肿瘤 WHO 分类则采用"neuroendoerine neoplasm"(NEN)泛指所有源自神经内分泌细胞的肿瘤,而将高分化神经内分泌肿瘤命名为 neuroendocrine tumor,直译为神经内分泌瘤,与低分化神经内分泌肿瘤命名为 neuroendoerine carcinoma,即神经内分泌癌相对应。进一步完善了以往的分类系统(表 1-10)。同时强调了以下概念:①肿瘤异质性,如肿瘤因其发生部位不同其性质也不尽相同;②肿瘤分化,如肿瘤因其细胞分化程度不同而性质也不尽相同;③恶性特征,如长期随访发现内分泌肿瘤是一类恶性肿瘤。新分类系统认为,神经内分泌(neuroendocine)是指肿瘤细胞表达神经内分泌通用标记物,并明显具有其他内分泌特征和表型;同时认为 neuroendocrine neoplasm 和 2000 年版的 neuroendocrine tumour 是同义词。此外,特别要强调的是新分类认为除了体积较小(<5mm)的微腺瘤以外,消化系统神经内分泌肿瘤均应视为恶性肿瘤(ICDO 编码生物学行为均为 3)。

表 1-10　消化系统神经内分泌肿瘤 WHO 新分类与 1980、2000 年分类比较

年份	分类
2010	(1)NET G_1(类癌); (2)NET G_2; (3)NEC(大细胞癌或小细胞癌); (4)混合性腺神经内分泌癌(MANEC); (5)增生性和瘤前病变
2000	(1)高分化内分泌肿瘤(WDET); (2)高分化内分泌癌(WDEC); (3)低分化内分泌癌/小细胞癌(PDEC); (4)混合性外分泌-内分泌癌(MEEC); (5)肿瘤样病变(TLL)

(续　表)

年份	分类
1980	Ⅰ类癌； Ⅱ黏液类癌； Ⅲ混合性类癌-腺癌； Ⅳ假瘤性病变

注：G为分级；NET为神经内分泌肿瘤；NEC为神经内分泌癌。

2. 分级　胰腺神经内分泌肿瘤的分级目前尚未统一，2000年的WHO分类将神经内分泌肿瘤分成三个基本类型：高分化神经内分泌肿瘤（WDET），高分化神经内分泌癌（WDEC）和低分化神经内分泌癌/小细胞癌（PDEC）。2010年消化系统肿瘤WHO分类提出了两个补充分类方法，即分级分类和特殊部位分期系统，目的是将分期相关的信息与分级分类分开，而特殊部位神经内分泌肿瘤有其不同的分期系统。按组织学和增殖活性分级，增殖活性分级推荐采用核分裂数和（或）Ki-67阳性指数两项指标。核分裂计数必须至少观测50个HPF（10个HPF=2 mm^2）；Ki-67指数计数需使用MIB抗体，在阳性最多的区域计数500～2000个细胞。核分裂数<2个/10HPF、Ki-67指数≤2%，为G_1（低级别）；核分裂数2～20个/10HPF、Ki-67指数3%～20%，为G_2（中级别）；核分裂数>20个/10HPF、Ki-67指数≥20%，为G_3（高级别）。如果核分裂数和Ki-67指数按上述分级系统不能分到同一级别时，则按照两者所属的最高级别为准（表1-11）。

表1-11　神经内分泌肿瘤的诊断标准

分级	核分裂数(/10HPF)[a]	Ki-67阳性指数(%)[b]
G_1（低级）	1	≤2
G_2（中级）	2～20	3～20
G_3（高级）	≥20	≥20

a　10 HPF=2 mm^2（视野直径0.50 mill。单个视野面积0.196 mm^2），于核分裂活跃区至少计数50个高倍视野；

b　用MIB1抗体，在核标记最强的区域计数500～2000个细胞的阳性百分比。

3. 免疫组织化学检测　免疫组织化学染色可以确定神经内分泌肿瘤的神经内分泌分化，还可以确定特殊类型多肽激素和生物活性胺的表达。分为"必需的"和"可选择的"两类检测项目。

(1) 必检项目：①神经内分泌标志物：突触素和嗜铬粒素A（chromogranin A，CgA）为必须进行的检测项目。突触素的特异性不如CgA高，因此，在用于神经内分泌肿瘤诊断时，需同时检测突触素和CgA。突触素是一种直径40～80nm透明小泡的整合膜蛋白，存在于所有正常和肿瘤性神经内分泌细胞中，广泛表达于神经内分泌肿瘤细胞的胞质中，呈弥漫性阳性。CgA是一种直径>80nm的大分泌颗粒基质中的蛋白，它在神经内分泌肿瘤细胞的胞质中表达不一致，甚至不表达。高分化神经内分泌肿瘤（NET）中的瘤细胞胞质通常弥漫性强表达突触素和

CgA；低分化神经内分泌肿瘤（NEC）中的瘤细胞胞质则常弱表达突触素和CgA。突触素和CgA在神经内分泌肿瘤诊断中是用来证实瘤细胞是否具有神经内分泌性质，所以只要有定位准确的阳性反应，不需要半定量评价阳性强度和阳性细胞数。不推荐使用其他神经内分泌一般标志物，如CD56、PGP9.5和神经元特异性烯醇化酶（NSE），因为这些标志物本身不特异（如CD56）或所用抗体缺乏特异性（如NSE）。②增殖活性标志物：一旦确定肿瘤的神经内分泌性质后，需要按肿瘤增殖活性进一步分类和分级，可通过计数每个高倍视野的核分裂数和（或）Ki-67阳性指数来确定，免疫组织化学染色所用的Ki-67抗体为MIB1，阳性反应定位在细胞核上，Ki-67阳性指数应在核标记最强的区域计数500～2000个细胞，再计算出阳性百分比。不推荐使用增殖细胞核抗原（PCNA）作为增殖活性的标志物。

（2）可选择检测项目：①多肽激素和生物活性胺：某些神经内分泌肿瘤所分泌的多肽激素和生物活性胺（如胃泌素、生长抑素、高血糖素、血管活性肠肽、5-羟色胺和组胺等）对诊断有一定帮助，这些激素和胺的产物能在细胞水平或血清中检测出来，但至少半数病例并不出现临床症状，这些无功能性神经内分泌肿瘤与有临床综合征表现的功能性神经内分泌肿瘤在生物学行为方面没有明显区别，因此从治疗角度考虑，这种区分并无实际意义。但以下情况可选择这些标志物进行免疫组织化学染色：在肿瘤细胞水平上证实引起综合征的激素产物，如类癌综合征中的5-羟色胺；证实某些特殊类型细胞产生特有激素的肿瘤，如节细胞性副神经节瘤；肝和淋巴结等部位转移性神经内分泌肿瘤需通过激素检测来提供原发性肿瘤部位的线索，如5-羟色胺阳性首先考虑原发部位来自回肠，胃泌素阳性提示原发于十二指肠或胰腺，高血糖素或胰多肽阳性提示原发于胰腺。②其他神经内分泌标志物：大多数胃肠胰神经内分泌肿瘤细胞存在生长抑素受体，尤其生长抑素受体2（SSTR2），免疫组织化学染色能显示SSTR2阳性表达。SSTR2检测不但有助于神经内分泌肿瘤的诊断，而且还有助于确定患者是否可以用生长抑素类似物（如奥曲肽）治疗，但目前这类抗体尚未商品化。③上皮性标志物：低分化神经内分泌肿瘤有时不易与一些非上皮性恶性肿瘤鉴别，广谱角蛋白（AE1/AE3）、CK7和CK20有助于证实神经内分泌肿瘤的上皮性质。原发部位不明的转移性神经内分泌肿瘤还可用CK7和CK20区分肿瘤可能起自前肠（$CK7^+$、$CK20^-$）或起自中肠和后肠（$CK7^-$、$CK20^+$）。此外，转移性结直肠神经内分泌肿瘤常表达CDX2。对于怀疑有脉管侵犯的神经内分泌肿瘤，可以用CD34和D2-40等内皮标志物予以证实。

4. 病理报告　NETs病理报告中要提供肿瘤的准确部位、大小及其距切缘的距离等信息。显微镜下10个HPF中核分裂数目、所观测的HPF数目及Ki-67增殖指数等这些信息都非常关键。根据临床需求，也应该提供有关肿瘤细胞的内分泌功能的诊断。完整的病理诊断报告中应包括以下内容。

（1）标本类型：包括活检、局部切除和根治标本等。根治标本应具体注明，如右半结肠切除标本、胰腺Whipple切除标本等。

（2）肿瘤大小：需测量长（cm）×高（cm）×宽（cm），如有多个肿瘤，需分别测量每个肿瘤的大小，并评价相关的组织学指标，包括分类（NET或NEC）和分级（1、2、3级）。

（3）切缘情况：分为阳性和阴性，当肿瘤接近切缘<0.5 cm时，应具体测量距切缘的距离。

（4）淋巴结情况：应有各组检出的数目和有转移的阳性数。

（5）原发肿瘤：不明的转移性病变或临床疑有特殊综合征的标本，根据需要检测相关的激素和其他标志物。

（6）诊断用语：依据2010年WHO分类使用的命名和分级。病理诊断中不需要包括肿瘤的功能状态，只有出现相应激素过度升高导致的临床症状时，才可用激素后加"瘤"的诊断名称，如胃泌素瘤、生长抑素瘤等具体诊断。如果只有免疫组织化学证实瘤细胞存在某种激素而无临床症状时，最好诊断为"NET，免疫组织化学证实有胃泌素（生长抑素）产物"。对于多个肿瘤有不同的组织形态和分级，应分别予以诊断。

（五）胰腺实性假乳头状肿瘤

新分类中关于胰腺实性假乳头状肿瘤（solid pseudopapillary tumors，SPT）的主要变化是肿瘤性质问题。胰腺实性假乳头状肿瘤占所有胰腺外分泌肿瘤的1%～2%，以往将胰腺实性假乳头状肿瘤归为交界性或低度恶性潜能的肿瘤，因为其预后良好，超过95%的患者可完整切除，术后5年生存率可达96.6%，术后局部复发或发生远处转移者再次手术治疗也可获得良好的疗效和预后，即使肿瘤有局部扩散，复发或转移，在初次诊断并手术切除后，仍可以较长时间无瘤生存。仅有少数患者死于肿瘤转移，而此类患者大多数可以见到未分化的肿瘤成分。然而2010年的分类中将其划入恶性肿瘤范畴，认为所有胰腺实性假乳头状肿瘤均为低级别恶性肿瘤，即使未见神经、脉管侵犯及浸润周围胰腺组织，肿瘤也可出现转移。这一显著变化值得重视。

1. 免疫组化　有关胰腺实性假乳头状肿瘤的免疫组化研究很多，近年来发现了较多敏感性和特异性均较高的抗体（表1-12），可用于胰腺实性假乳头状肿瘤的诊断和鉴别诊断。

表1-12　胰腺SPT诊断与鉴别诊断常用分子标记物

分子标记物	SPT	NET	ACC
CD99	核旁点状＋	－	－
E-cad	－/核＋	膜＋	膜＋
β-catenin	核＋	－	－
CD10	＋	－	－
CD56	＋	＋	－
NSE	－/＋	＋	＋
Syn	灶性＋	＋	＋
CgA	－	＋	－
α₁-AT	＋	－/弱＋	－/弱＋
α₁-ACT	＋	－/弱＋	－/弱＋
Vim	＋	－	－
PR	＋	－/＋	－/＋
Claudin-5	膜＋	－	－

2. 分子病理　胰腺实性假乳头状肿瘤的分子病理学研究是本次分类关注的热点，因为已经发现几乎所有的胰腺实性假乳头状肿瘤都具有编码β-catenin蛋白CTNNB1基因3号外显子的体细胞突变。这种突变导致β-catenin蛋白逃脱胞质内磷酸化使其不被降解，进而与T细胞绑定因子（Tcf）/淋巴增强绑定因子（Lef）相结合。β-catenin-Tcf/Lef复合体进一步异常转运至细胞核，在免疫组化上β-catenin表现为细胞核的阳性。在细胞核中，β-catenin-Tcf/Lef复合体进一步激活多个癌基因如MYC及cyclinD1的转录。这使得Wnt/β-catenin信号传导通路被激活。

3. 遗传和内分泌影响　胰腺实性假乳头状肿瘤患者 90% 为女性，平均发病年龄为 28 岁，另外的 10% 为男性，平均发病年龄为 35 岁。显著的性别及年龄分布特征提示肿瘤与遗传及激素相关，但尚无肿瘤与内分泌异常（如雌孕激素增高等）相关的报道。此外，仅有极少部分长期口服避孕药的女性发生了胰腺实性假乳头状肿瘤。一项有关全基因组表达的研究表明，胰腺实性假乳头状肿瘤具有与胰腺导管腺癌与胰腺神经内分泌肿瘤不同的表达谱，其中主要涉及的分子改变集中在 Wnt/β-catenin 及 Notch 信号通路。

（王强修　温　黎　侯　刚　杨　竞　李　明　孟　斌　李新功）

参 考 文 献

[1] 李增山,李青.2010 年版消化系统肿瘤 WHO 分类解读.中华病理学杂志,2011,4(5):351-354.

[2] 周晓军,樊祥山.解读 2010 年消化系统肿瘤 WHO 分类（Ⅰ）.临床与实验病理学杂志,2011,27(4):341-346.

[3] 周晓军,樊祥山.解读 2010 年消化系统肿瘤 WHO 分类（Ⅲ）.临床与实验病理学杂志,2011,27(11):1153-1160.

[4] 周晓军,樊祥山.解读 2010 年消化系统肿瘤 WHO 分类（Ⅱ）.临床与实验病理学杂志,2011,27(7):683-688.

[5] 王强修,王新美,王启志,等.消化道肿瘤诊断病理学.上海:第二军医大学出版社,2013.

[6] 蔡媛,贾旭春,李擒龙,等.胃丛状血管黏液样肌纤维母细胞瘤 2 例临床病理观察.诊断病理学杂志,2012,19(1):36-38.

[7] 滕晓东,来茂德.结直肠肿瘤病理新进展:2010 年版消化系统肿瘤 WHO 分类解读.中华病理学杂志,2011,40(5):348-350.

[8] 武忠弼.中华外科病理学.北京:人民卫生出版社,2002.

[9] 张亚历.胃肠疾病内镜、病理与超声内镜诊断彩色对照图谱.北京:军事医学科学出版社,2000.

[10] 纪小龙.消化道病理学.北京:人民军医出版社,2010.

[11] 陈筱莉,文彬.胆管癌的研究进展.临床与病理学实验杂志,2013,29(4):434-437.

[12] 刘彤华.诊断病理学.3 版.北京:人民卫生出版社,2013.

[13] 殷敏智,张忠德,奚政君,等.胰母细胞瘤 2 例报道并文献复习.诊断病理学杂志,2004,11(4):230-233.

[14] Bosman FT, Carneiro F, Hruban RH, Theise ND. WHO calssification of tumors of the digestive system, fourth edition. Lyon: IARC Press, 2010.

[15] Hamilton SR, Aaltonen LA. World Health Organization Classification of tumours. Pathology and genetica of tumours of the digestive system. Lyon: IARC Press, 2000.

[16] Fang DC, Lin SR, Huang Q, et al. Chinese National Consensus on diagnosis and management of Barrett's esophagus (BE): revised edition, June 2011, Chongqing, China. J Dig Dis, 2011, 12(6): 415-419.

[17] Stolte M, Benicke J. Barrett's Adenocarcinomas are frequently underdiagnosed as "high grade intraepithelial neoplasia". Z Gastroenterol, 2012, 50(3): 273-278.

[18] Gordon LG, Hirst NG, Mayne GC, et al. Modeling the cost-effectiveness of strategies for treating esophageal adenocarcinoma and high-grade dysplasia. J Gastrointest Surg, 2012, 16(8): 1451-1461.

[19] Tsang WY, Chan JK, Lee KC, et al. Basaloid-squamous carcinoma of the upper aerodigestive tract and so-called adenoid cystic carcinoma of the oesophagus: the same tumour type?. Histopathology, 1991, 19(1): 35-46.

[20] Sarbia M, Verreet P, Bittinger F, et al. Basaloid squamous cell carcinoma of the esophagus: diagnosis and prognosis. Cancer, 1997, 79(10):

1871-1878.

[21] Yoshida A, Klimstra DS, Antonescu CR. Plexiform angiomyxoid tumor of the stomach. Am J Surg Pathol, 2008, 32(12):1910.

[22] Takahashi Y, Suzuki M, Fukusato T. Plexiform angiomyxoid myofibroblastic tumor of the stomach. World J Gastroenterol, 2010, 16(23): 2835-2840.

[23] Rocco A, Borriello P, Compare D, et al. Large Brunner's gland adenoma: case report and literature review. World J Gastroenterol, 2006, 12(12):1966-1968.

[24] Williams GR, Boulay CE du, Roche WR. Benign epithelial neoplasms of the appendix: classification and clinical associations. Histopathology, 1992, 21(5):447-451.

[25] Bellizzi AM, Rock J, Marsh WL, et al. Serrated lesions of the appendix: a morphologic and immunohistochemical appraisal. Am J Clin Pathol, 2010, 133(4):623-632.

[26] Binda V, Pereira-Lima J, Nunes CA, et al. Is there a role for sigmoidoscopy in symptomatic patients? Analysis of a study correlating distal and proximal colonic neoplasias detected by colonoscopy in a symptomatic population. Arq Gastroenterol, 2007, 44(1):2-7.

[27] Swerdlow SH, Campo E, Harris NL, et al. WHO Classification of Tumours of Haematopoietic and Lymphoid Tissues. Lyon(France): IARC, 2008.

[28] Kreuter A, Brockmeyer NH, Wieland U. Anal intraepithelial neoplasia and anal carcinoma: an increasing problem in HIV patients. Der Hautarzt, 2010, 61(1):21-26.

[29] Longacre TA, Kong CS, Welton ML. Diagnostic problems in anal pathology. Adv Anat Pathol, 2008, 15(5):263-278.

[30] Bosman FT, Carneiro F, Hruban RH, et al. WHO calssification of tumors of the digestive system, fourth edition. Lyon: IARC Press, 2010.

[31] Hamilton SR, Aaltonen LA. World Health Organization Classification of tumours. Pathology and genetica of tumours of the digestive system. Lyon: IARC Press, 2000.

[32] Matsui T, Hori Y, Nagano H, et al. Poorly differentiated hepatocellular carcinoma accompanied by anti-Hu antibody-positive paraneoplastic peripheral neuropathy. Pathol Int, 2015, 65(7):388-392.

[33] Kelly D, Sharif K, Brown RM, et al. Hepatocellular carcinoma in children. Clin Liver Dis, 2015, 19(2):433-447.

[34] Govaere O, Roskams T. Pathogenesis and prognosis of hepatocellular carcinoma at the cellular and molecular levels. Clin Liver Dis, 2015, 19(2):261-276.

[35] Pittman ME, Brunt EM. Anatomic pathology of hepatocellular carcinoma: histopathology using classic and new diagnostic tools. Clin Liver Dis, 2015, 19(2):239-259.

[36] Dokmak S, Paradis V, Vilgrain V, et al. A single-center surgical experience of 122 patients with single and multiple hepatocellular adenomas. Gastroenterology. 2009, 137(5):1698-1705.

[37] Schlitter AM, Jang KT, Klöppel G, et al. Intraductal tubulopapillary neoplasms of the bile ducts: clinicopathologic, immunohistochemical, and molecular analysis of 20 cases. Mod Pathol, 2015, doi: 10.1038/modpathol.

[38] Edge SE, Byrd DR, Carducci MA, et al. AJCC cancer staging manual. 7th ed. New York: Springer, 2010.

[39] Pravisani R, Intini SG, Girometti R, et al. Macrocystic serous cystadenoma of the pancreas: Report of 4 cases. Int J Surg, 2015, pii: S1743-9191(15)00345-3.

[40] La Rosa S, Sessa F, Capella C. Acinar Cell Carcinoma of the Pancreas: Overview of Clinicopathologic Features and Insights into the Molecular Pathology. Front Med (Lausanne), 2015, 2:41-44.

[41] Klimstra DS, Modlin IR, Coppola D, et al. The pathologic classification of neuroendocrine tumors: a review of nomenclature, grading, and

staging systems. Pancreas,2010,39(6):707-712.

[42] Caglià P,Cannizzaro MT,Tracia A,et al.Cystic pancreatic neuroendocrine tumors: To date a diagnostic challenge. Int J Surg, 2015, pii: S1743-9191(15)00323-4.

[43] Sipos B,Sperveslage J.Will molecular diagnostics become established in pancreatic pathology?.Pathologe,2013,34(2):214-220.

第2章

食管肿瘤

第一节　食管基底细胞样鳞状细胞癌

【临床特征】

基底细胞样鳞状细胞癌（basaloid squamous cell carcinoma，BSCC）是鳞状细胞癌的特殊类型，好发于上呼吸道和上消化道；多见于老年男性，有吸烟及饮酒史；临床症状无明显特殊性，术前与普通食管癌不能鉴别，多表现为渐进性吞咽困难，并可出现程度不同的体重减轻、胸骨后或上腹部疼痛等症状，还可伴有因肿瘤生长造成食管腔狭窄而导致的反胃现象。在消化道内镜检查中偶尔会被发现，超声波内镜及CT、MRI是进展期BSCC的主要检查手段，但最终确诊需依靠病理组织学检查。

BSCC恶性程度高，侵袭性强，其生存率明显低于食管普通型鳞状细胞癌，多数病例就诊时即有区域淋巴结转移，并可在治疗期间发生远处转移，淋巴结转移率为55%～78%，远处器官转移率达20%～40%，术后复发率、转移率及病死率均极高，预后极差，以化疗为基础的综合治疗有助于延长其短期生存期。

【病理特征】

1. 肉眼观察　BSCC最常发生于食管中段，部分位于食管下段，早期可表现为扁平型、斑块样、息肉样，进展期分为蕈伞型、髓质型、溃疡型及浸润型，以髓质型及溃疡型较为常见。

2. 显微镜检查　BSCC主要成分是大小较一致的基底细胞样细胞，核深染，呈圆形或卵圆形，大部分无核仁，偶见小核仁，胞质少，呈嗜碱性、细颗粒状，核分裂象多，常＞10个/10HPF；肿瘤细胞排列呈实性巢片状、筛网状、小叶样、假腺样等多种组织结构，癌巢周边细胞呈栅栏状排列，中央可见粉刺样坏死；部分肿瘤细胞巢周围可见均质红染基底膜样物，肿瘤细胞之间可见小腔隙，内含均质红染无结构玻璃样物质，呈花斑状，PAS染色阳性；BSCC常伴有鳞状上皮的上皮内瘤变或多少不一、不同分化程度的鳞状细胞癌成分或在基底细胞样肿瘤成分中见到角化或灶状鳞癌成分（图2-1）。

3. 免疫表型　BSCC的免疫组化标记存在明显异质性，文献报道上皮性、神经内分泌、肌源性等标记均有较大差异；基底样细胞癌成分CK19阳性表达，CK18、EMA、CEA等上皮性抗体一般呈阴性，或部分局灶阳性；Ki-67可有较弥漫强阳性表达；文献报道中SMA、S100阳性表达的差异较大，如Abe等报道的7例中SMA、S100全部阴性；而Sarbia及Tsang等报道17例及9例中分别为3例SMA阳性、1例S100阳性及4例SMA阳性、S100均阴性。鳞状细胞癌成分：免疫

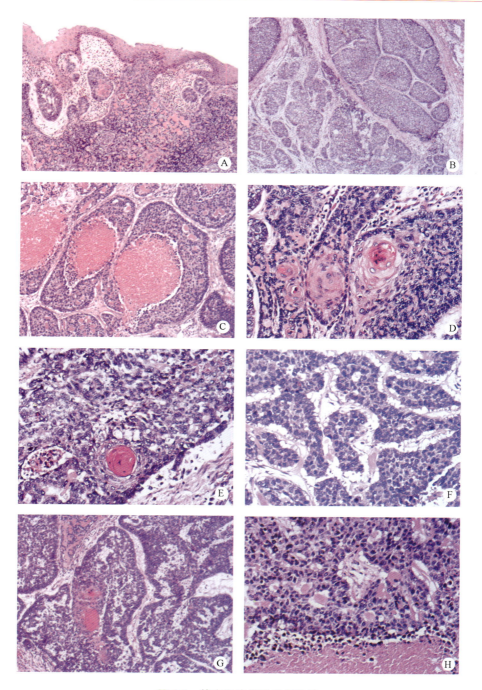

图 2-1　基底细胞样鳞状细胞癌

A. 肿瘤细胞巢片状排列,与表面鳞状上皮移行(HE,×40);B. 肿瘤细胞致密排列呈分叶状(HE,×40);C. 肿瘤细胞巢边缘栅栏状排列、中央粉刺样坏死(HE,×100);D. 基底细胞样癌中可见小灶状高分化鳞状细胞癌成分(HE,×100);E. 基底细胞样癌组织中可见角化(HE,×200);F. 肿瘤细胞巢周围可见红染均质基底膜样结构(HE,×100);G. 肿瘤细胞筛网状排列(HE,×100);H. 肿瘤细胞之间可见小腔隙,内含均质红染物(HE,×100)

组化 p63、p40 及高分子量角蛋白等上皮性抗体阳性表达，CK18、CK19、SMA、S100、NSE、p53 均呈阴性反应，Ki-67 增殖指数较高。

【鉴别诊断】

食管 BSCC 与食管其他类型的癌有相似的临床表现，病理上又呈现形态多样的细胞类型和组织构象，易误诊为普通型低分化鳞状细胞癌、实体型腺样囊性癌和小细胞癌等，需根据组织学其特征性改变及免疫组化标记进行鉴别（表 2-1）。

表 2-1 食管基底细胞样鳞状细胞癌的鉴别诊断

鉴别要点	BSCC	低分化鳞状细胞癌	腺样囊性癌	小细胞癌	腺鳞癌
临床特点	少见，患者多为老年男性，临床表现无特异性，常见进行性吞咽困难等普通食管癌症状；侵袭性强，预后差，易发生淋巴结转移及远处转移	多见于中老年男性，平均年龄为 65 岁；进行性吞咽困难是其最常见首发症状，中晚期患者有体重减轻、胸骨后或上腹部疼痛等症状，预后较差	不常见，发病年龄较轻，女性多见，临床病程较长，临床症状与其他类型食管癌无明显差别	主要发生于 60—70 岁的男性，常有严重吸烟史；好发于食管下半段，临床表现与普通食管癌相似，主要表现为吞咽困难等；预后极差，生存期常不超过 6 个月	少见，临床表现与其他食管癌相似
病理特点	最常发生于中段食管；显微镜下由大小较一致的基底细胞样排列呈实性巢片状、筛网状、小叶样或假腺样结构，癌巢周边细胞呈栅栏样排列，中央可见粉刺样坏死；常伴有多少不一鳞状上皮的上皮内瘤变或不同分化程度的鳞状细胞癌成分	细胞相对较大，异型性更明显，无癌巢周边细胞栅栏状排列特点，坏死不规则；可见局灶鳞状上皮分化特点	由导管腺上皮与肌上皮两种成分形成管状、筛状或实性结构，无鳞状细胞分化，缺乏特征性的中央粉刺状坏死，核分裂象少见	肿瘤细胞小圆形、卵圆形等，细胞核深染，无核仁，胞质极少，呈巢状、条索状或实性片状排列，常见肿瘤大片坏死，而非粉刺状坏死	当 BSCC 基底细胞样成分呈腺样结构时需与腺鳞癌鉴别，前者多见肿瘤细胞巢内的粉刺样坏死，后者无此现象；后者可见明确腺管样结构时也可鉴别
免疫表型	基底细胞样成分表达细胞角蛋白 CK19 等，Ki-67 高表达；部分表达 SMA、S100	p53、p40 及高分子量角蛋白 CK5/6 等阳性	腺上皮成分表达 CK18 等低分子量角蛋白，肌上皮表达 SMA、S100、CK5/6 等	表达神经内分泌标记 CD56、NSE、Syn、CgA 及 CK7 等部分角蛋白标记	腺癌成分表达 CK8/18 等低分子量角蛋白，鳞癌成分表达 p53、p40 及高分子量角蛋白如 CK5/6 等

【诊断思路】

BSCC 由 Wain 等 1986 年首次报道并命名，之后国内外文献虽有陆续报道，但其组织学起源未有明确定论，多数学者认为 BSCC 起源于食管黏膜上皮及黏膜下腺体基底层内的多潜能干细胞，该细胞具有向鳞状上皮、腺上皮、肌上皮或其他成分分化的潜能，因此，BSCC 具有复杂的组织学结构及显著的免疫标记异质性。

1. 临床诊断思路　BSCC 好发于老年男性，临床症状及影像学等检查与其他类型食管癌无明显差别，好发于食管中下段；内镜、超声及影像学无典型特征，术前确诊困难。BSCC 恶性程度高、进展快，首次手术时 55%～80% 的病例已有淋巴结转移和远处器官转移，可以给予临床医师一定提示，但最终诊断仍需依赖病理组织学检查确定。

2. 病理诊断思路　BSCC 肉眼所见与普通食管癌无明显差别，最常表现为髓质型及溃疡型肿块。

（1）显微镜下特点：①基底细胞样成分是肿瘤的主要成分，细胞体积小，胞质少；细胞核深染，无核仁；②核分裂象多见，常＞10 个/10HPF；③肿瘤细胞密集排列、结构多样，呈实体巢片状、小叶状、假腺样（筛网状）、条索状等多种组织学构型；癌巢周边细胞呈栅栏状排列，中央粉刺样坏死；④大部分病例伴有多少不一、不同分化程度的鳞状上皮病变，包括鳞状上皮原位癌、浸润癌，或在基底细胞样癌中出现单个或灶状鳞状细胞分化（角化）或鳞状细胞癌；⑤癌巢间可见均质红染基底膜样物质沉积（PAS 阳性）及玻璃样变性。

（2）可能误诊：BSCC 组织结构的多样性可能导致经验不足的诊断者出现误诊，需与低分化鳞状细胞癌、食管小细胞癌、腺样囊性癌、腺鳞癌等食管肿瘤鉴别；部分病例需借助免疫组化标记确定诊断，但同时应重视免疫组化的异质性可能导致的误导诊断。

第二节　食管梭形细胞癌

【临床特征】

食管梭形细胞癌（spindle cell carcinoma）是食管鳞状细胞癌的一个变异型，比较少见。患者年龄多在 45 岁以上，多发于 60 岁左右的老年人，男性居多。临床症状与普通食管癌类似，主要表现为缓慢发生的进行性吞咽困难，可伴有胸骨后隐痛不适；也可有呕吐、反酸。胸背部放射疼痛及消瘦不明显，病史相对较长。X 线钡剂造影是本病的常用检查方法，可见肿瘤好发于食管中、下段，常发自食管一侧壁，呈一较大的充盈缺损，其表面可见小龛影，但管壁尚柔软，病变较大时多表现为腔内巨大肿物，表面黏膜破坏，基底部管壁可因受侵而僵硬；病变处食管腔显著扩张，可见团状肿物，一般不伴有食管腔的狭窄；病变大小与梗阻情况不成正比。瘤蒂较长者，肿物可随吞咽上下移动，肿瘤表面多较光滑，易误诊为食管平滑肌瘤、胃肠道间质瘤等，肿瘤一般仅侵及黏膜下层；很少侵及肌层；因此管壁周围软组织无肿胀改变。CT 扫描可清楚显示肿瘤有无外侵，淋巴结有无肿大，有助于术前分期及制定治疗方案。内镜检查可见息肉样、结节状肿瘤，活检组织病理诊断是确诊的最佳方法。食管梭形细胞癌可发生淋巴结、肺、肝、脑等器官的转移，临床治疗与普通食管癌相同，预后较普通鳞状细胞癌好。

【病理特征】

1. 肉眼观察　肿瘤多位于食管中下段，呈息肉样突向腔内 1～15cm，基底宽或蒂状，周围有时可见卫星结节。少数病例肿瘤仅稍高起黏膜面。肿瘤表面灰白色，较光滑或有糜烂或浅溃疡。质地稍软，切面灰白色，较均细，有时有软骨、骨成分。有时可见食管旁淋巴结转移。

2. 显微镜检查　肿瘤呈息肉样生长（图2-2A），表面可糜烂、溃疡形成（图2-2B），具有可明确识别的浸润性鳞状细胞癌成分，分化程度可有不同，也可为基底细胞样鳞癌、神经内分泌癌、腺癌、腺样囊性癌等其他类型的癌，黏膜面有时可见鳞状细胞重度异型增生（原位癌，图2-2C）。癌成分主要分布于瘤体表面、肿瘤基底部和周围黏膜（图2-2D）。梭形细胞成分构成肿瘤的主体，可有不同程度的异型性（图2-2E），可出现巨细胞、奇异型细胞，核分裂多见（图2-2F），呈纤维肉瘤样、恶性纤维组织细胞瘤样、未分化肉瘤样。部分病例可出现软骨、骨、横纹肌等间叶成分分化（图2-2G），这些间叶成分也可呈肉瘤样。上皮样肿瘤成分与梭形细胞成分分界可较清楚，相互掺杂，但常见移行区。

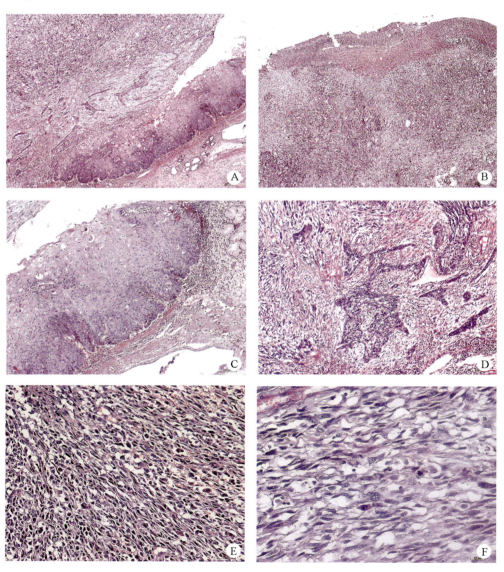

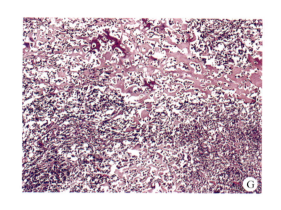

图 2-2　食管梭形细胞癌
A. 肿瘤呈广基息肉状生长,可见浅部有鳞癌结构(HE,×40);B. 肿瘤由梭形细胞为主体,表面糜烂(HE,×40);C. 肿瘤基底部周围见黏膜鳞状上皮呈高级别上皮内肿瘤(HE,×100);D. 梭形细胞间见界限清楚的鳞状细胞癌成分(HE,×100);E. 肿瘤以梭形细胞为主,细胞有异型性,可见核分裂(HE,×200);F. 梭形肿瘤细胞有异型性,可见核分裂(HE,×400);G. 肿瘤中见骨及骨样组织(HE,×100)

3. 免疫表型　鳞状细胞癌成分表达高分子量CK(图2-3A)和E-cadherin、EMA 阳性。梭形细胞成分不仅Vimentin 阳性(图2-3B),有时CK 也可阳性表达(图2-3C)。类似普通型食管鳞状细胞癌,肿瘤细胞 p53 常过度表达。

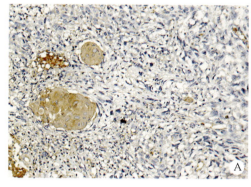
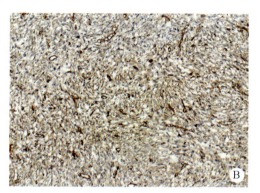
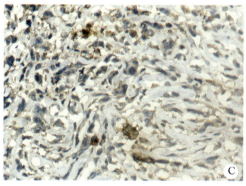

图 2-3　鳞状细胞癌
A. 鳞状细胞癌成分 CK 阳性(Eli Vision 法,×400);B. 梭形肿瘤细胞 Vimentin 阳性(Eli Vision 法,×400);C. 梭形肿瘤细胞 CK 阳性表达(Eli Vision 法,×400)

【鉴别诊断】
食管梭形细胞癌要注意与真正的食管肉瘤鉴别,也要与恶性黑色素瘤、炎症性梭形细胞增生性病变(炎性假瘤/炎性肌纤维母细胞肿瘤)等鉴别(表2-2)。

表 2-2　食管梭形细胞癌的鉴别诊断

鉴别要点	梭形细胞癌	胃肠道间质瘤	平滑肌肿瘤	孤立性纤维性肿瘤	恶性黑色素瘤	炎症性肌纤维母细胞肿瘤
临床特点	多发于60岁左右的老年人，男性居多。临床症状与普通食管癌类似，主要表现为进行性吞咽困难，可伴有胸骨后隐痛不适。可有恶心呕吐	多见于老年患者，中位年龄为60~65岁；表现腹部不适，进食梗阻等，较小病变一般偶然被发现；恶性胃肠道间质肿瘤最常转移至肝脏	多见于老年人，少见，比胃肠道间质瘤少约50倍；临床表现类似胃肠道间质瘤	发病高峰年龄在40—60岁，平均51.7岁。可以发生于各个部位。主要临床症状为腹胀，常有消化道梗阻，肿块较大者还可出现周围器官受压的表现	进行性吞咽困难、上腹部或胸骨后疼痛不适、体重减轻、乏力、黑粪等	好发于儿童和青少年，可有腹痛，消化道梗阻感
病理特点	具有可明确识别的浸润性鳞状细胞癌成分，梭形细胞成分构成肿瘤的主体，可有不同程度的异型性，呈纤维肉瘤样、恶性纤维组织细胞瘤样、未分化肉瘤样。部分病例可出现软骨、骨、横纹肌等间叶成分分化	肉眼所见：肿物大小及切面颜色差异较大，常见出血和囊性变；显微镜下所见：大部分肿瘤细胞为梭形细胞型，约1/3为上皮样型，肿瘤细胞编织状、束状、栅栏状排列；恶性肿瘤细胞有显著的核不典型性，易见核分裂	结节状肿瘤，大小、质地差异大；瘤细胞梭形、核两端钝圆，良性肿瘤不伴或仅有极少异型性、核分裂或孤立性坏死；恶性肿瘤细胞有不同程度异型性、多少不等核分裂	肿瘤圆形或卵圆形，界限清楚，表面较光滑，但没有真正的包膜。实质由细胞丰富区和细胞稀疏区交替构成。细胞丰富的区域瘤细胞呈短梭形、长圆形，胞质少，核染色质均匀；细胞稀疏区瘤细胞梭形，胞质较纤细。肿瘤细胞的排列多呈无结构性或无模式性生长。恶性肿瘤体积较大，瘤细胞丰富、异型性明显，核分裂多见，有肿瘤性坏死，浸润周围组织	肿瘤多为宽底息肉状或隆起结节状，灰白至灰褐、灰黑色。可双向分化或以某种类型细胞为主；细胞大小及形态、结构多样化；胞质丰富、核仁明显；细胞内可有多少不等的黑色素颗粒	结节状、分叶状病变，质韧。由肥胖梭形成纤维细胞/肌纤维母细胞构成，束状、旋涡状排列，间质大量炎细胞浸润，有时见不规则、奇异性细胞，间质黏液水肿样

(续 表)

鉴别要点	梭形细胞癌	胃肠道间质瘤	平滑肌肿瘤	孤立性纤维性肿瘤	恶性黑色素瘤	炎症性肌纤维母细胞肿瘤
免疫组化	鳞状细胞癌成分表达高分子量CK、EMA，Vimentin也可有阳性。梭形细胞成分Vimentin阳性，有时CK也可能有阳性表达	高表达CD117、DOG-1及CD34；少量表达SMA，极少可见表达结蛋白、CK角蛋白或S100蛋白	SMA和Desmin等肌源性抗体阳性	Vimentin、CD34、CD99、Bcl-2阳性；S100蛋白、NSE、SMA、CK阴性	HMB45、Melan A、S100蛋白阳性、EMA、Vimentin局灶阳性、CK阴性	Vimentin阳性、SMA、MSA、Desmin常阳性，一般病例ALK1阳性。CD117、S100蛋白阴性

【诊断思路】

1. 诊断名称 食管梭形细胞癌占食管恶性肿瘤的0.3%～1.75%，可发生于Barrett食管。形态学特点是以梭形细胞构成肿瘤的主体，同时具有鳞状细胞癌成分，而且常可见其他间叶组织成分。这种组织学结构引人关注，对其组织发生和性质也有不同的认识，多年来存在癌肉瘤、肉瘤样癌、假肉瘤样鳞状细胞癌、息肉样癌、化生性癌、具有梭形细胞成分的鳞状细胞癌和具有间叶成分的癌等多种名称。2000年，WHO分类采用了梭形细胞癌的名称，2010年版WHO分类继续使用这个名称，并指出，超微结构和免疫组化，大部分病例显示上皮分化和上皮成分与肉瘤成分的过渡。然而，2010年WHO分类不排除这种食管肿瘤的上皮成分和间叶成分各自分属独立的恶性细胞系的可能。

2. 临床诊断思路 食管梭形细胞癌的临床表现与其他食管癌类似，主要出现进食阻挡感，胸骨后不适等，但由于肿瘤多为息肉样生长，患者出现症状较早，就诊时比普通食管癌分期低。梭形细胞癌7%发生于食管上1/3，82%～93%发生于食管中下2/3。影像学检查中具有特点，可以总结为病变大、基底窄、梗阻轻和部分黏膜破坏。利用低张气、钡双重造影可明确肿瘤的部位、大小、形态及管腔狭窄的程度，对早期发现病变有至关重要的作用。内镜检查有助于明确肿瘤的部位、形态、大小，可以取活检组织行病理检查。30%的病例可能出现淋巴结转移。预后与肿瘤浸润的深度有关。

3. 病理诊断思路 食管梭形细胞癌具有独特的大体形态和组织学特征，典型病例诊断并不困难。对食管发生的一个广基或有蒂的息肉样肿物，首先就应考虑到梭形细胞癌的诊断。食管中具有梭形细胞成分的肿瘤还有胃肠道间质瘤、平滑肌瘤、神经鞘膜瘤等，但这些肿瘤形态单一，不具有双向分化的特点。内镜活检组织一般较小，取材局限，在仅看到梭形细胞成分时要注意寻找鳞状细胞癌成分，在描述为息肉样肿瘤的活检中看到鳞状细胞癌组织时也应该仔细观察，不要漏掉梭形细胞成分。梭形细胞癌中的鳞状细胞癌成分多位于表面、基底部，在手术切除标本取材时要包括肿瘤的各部，以免漏掉特殊结构和成分影响诊断。肿瘤发生转移时，转移成分可以是梭形细胞成分，也可为鳞状细胞癌成分，也可多种成分都有。仅根据只有一种成分的转移灶活检组织做出诊断，可能会有误诊。做出诊断前全面了解病史和临床检查资料在任何时候都是必需的。

第三节 食管腺样囊性癌

【临床特征】

腺样囊性癌（adenoid cystic carcinoma）主要好发于涎腺，占涎腺恶性肿瘤的10%；其次可发生于泪腺、上呼吸道，偶见于乳腺、子宫颈等部位，肿瘤生长缓慢但局部复发率高、长期生存率低。食管发生的腺样囊性癌罕见，自1954年Gregg等首次报道后，国内外文献陆续有个案或小样本病例报道，到目前为止，总计不到100例。食管的腺样囊性癌主要发生于老年男性，平均65岁，临床症状与普通食管癌相似，多表现为进行性吞咽困难，部分患者出现胸骨后或上腹部疼痛等；文献报道63%的食管腺样囊性癌位于食管中段、30%位于食管下段、7%位于食管上段。

影像学及纤维内镜是食管腺样囊性癌主要检查手段，但纤维内镜受到取材限制，术前诊断准确率较低。根治手术仍是食管腺样囊性癌的首选治疗方法，放疗和化疗仅作为可能改善晚期患者吞咽困难和肿瘤难以完全切除患者的辅助治疗，对于有淋巴结转移及脉管内查见癌栓患者，一般采取术后化疗和放疗。对于病灶小、未发生淋巴结及远处转移的早期患者，采取胃镜下黏膜切除术可作为一种简便、有效的治疗方法，但必须完全切除肿瘤组织，并做好术后随访。目前腺样囊性癌已开始探索靶向治疗，有报道多数腺样囊性癌具有C-kit基因过表达，为使用酪氨酸激酶抑制药甲磺酸伊马替尼进行靶向治疗提供了依据。

腺样囊性癌生长缓慢，但易转移，最常转移至肺，其次为骨组织、肝脏等，其预后与病理组织学类型、切缘有无肿瘤、有无淋巴结及远处转移有关，长期生存率差。

【病理特征】

1. **肉眼观察** 食管腺样囊性癌肉眼检查类型包括隆起型（蕈伞型或息肉型）、溃疡型、髓质型，蕈伞型较常见；Morisrka等总结日本37例食管腺样囊性癌，其中隆起型最常见，27例，溃疡型7例，髓质型（缩窄型）最少见，仅1例；在27例隆起型中有16例隆起黏膜表面发生溃疡或凹陷。多数肿瘤边界较清晰，无包膜，呈推挤性侵犯方式生长。

2. **显微镜检查** 食管的腺样囊性癌组织病理学类型与发生于涎腺及其他部位的一样，分为筛状型、管状型、实性型三种类型（图2-4A、B、C、D）；涎腺及上呼吸道腺样囊性癌以筛状型、管状型或两种结构混合型为主（图2-4E、F），食管以筛状型、实性型或实性型与筛状型混合较多见，管状型结构少见。肿瘤组织由腺上皮和肌上皮两种细胞以不同结构、不同比例排列成筛孔状、腺管状或巢状实性结构。肿瘤细胞大小较一致、体积小，核质比高、核染色深；筛状结构由圆形的假囊性区域和变形的肌上皮细胞岛组成，形成容易辨认的"筛孔样"特征的外观，假囊内含嗜碱性黏液样物质或由基底膜样成分组成，肌上皮细胞位于筛孔样结构的外周；实性细胞巢由基底样细胞形成巢状或片状，腺上皮细胞与肌上皮细胞混杂存在，或见散在或灶状的腺上皮分化，伴小腔隙形成；管状结构由两层细胞组成，内层为腺上皮细胞和外层为肌上皮细胞；部分病例筛状、实性结构内有时见粉刺样坏死，需要与基底细胞样鳞癌鉴别。其他组织学结构可见于部分病例，如肿瘤细胞巢周围出现黏液样或玻璃样间质，部分肿瘤细胞被玻璃样变性的间质挤压变薄成束状排列等。肿瘤表面食管鳞状上皮可呈轻至重度不典型增生，甚至可同时伴有局灶不同分化程度的鳞状细胞癌；文献报道个别病例可见局灶间质软骨样分化。有文献报道食管腺样囊性癌可与基底细胞样鳞状细胞癌及普通鳞状细胞癌混合存在。肿瘤周围可见神经浸润（图2-4G）。

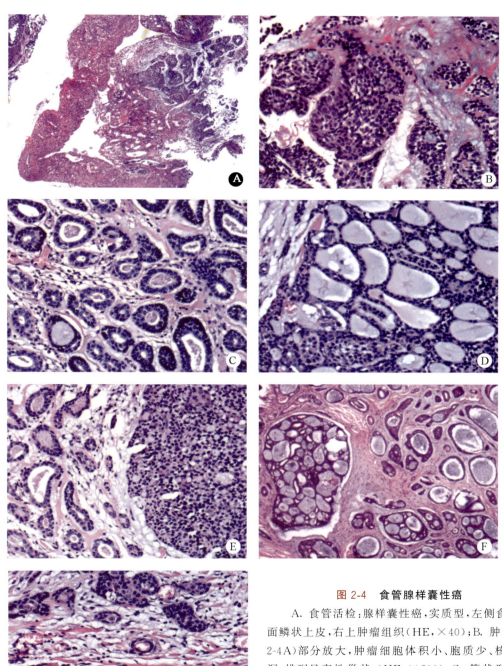

图 2-4 食管腺样囊性癌

A. 食管活检：腺样囊性癌，实质型，左侧食管表面鳞状上皮，右上肿瘤组织（HE，×40）；B. 肿瘤（图2-4A）部分放大，肿瘤细胞体积小、胞质少、核染色深，排列呈实性巢状（HE，×200）；C. 管状型腺样囊性癌（HE，×100）；D. 腺样囊性癌，筛状型（HE，×200）；E. 腺样囊性癌，图左侧腺管型，图右侧实性型（HE，×100）；F. 腺样囊性癌，筛状及腺管混合型（HE，×100）；G. 腺样囊性癌神经浸润（HE，×200）

3. 免疫表型　食管腺样囊性癌的免疫表型与发生于涎腺及其他部位的腺样囊性癌表达一致，呈 S100 蛋白表达及恒定的 CD117 表达（图 2-5A），但 CD117 在涎腺腺样囊性癌中的表达并不特异，也可在多形性腺瘤、基底细胞样腺瘤中表达。腺样囊性癌中的腺管上皮成分表达 CK7 等低分子量细胞角蛋白（图 2-5B）；肌上皮成分表达 p63、SMA、Calponin 等标记（图 2-5C）；在有腺腔分化的实性细胞巢病例，p63 表达于细胞巢外周部；但不同病例或同一病例不同区域免疫组化标记并不一致。

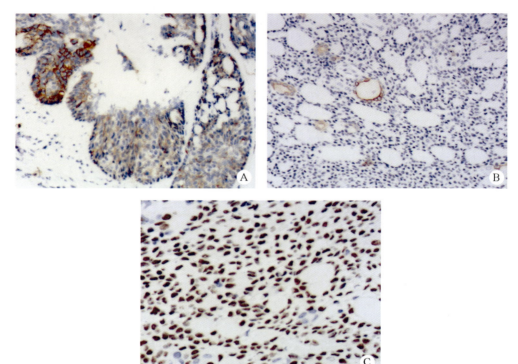

图 2-5　食管腺样囊性癌的免疫表型

A. 食管实质型腺样囊性癌 CD117 阳性（SP，×100）；B. 筛状型腺样囊性癌，少量腺管细胞 CK7 阳性，肌上皮细胞 CK7 阴性（SP，×40）；C. 实质型腺样囊性癌，肿瘤细胞 p63 阳性（SP，×200）

【鉴别诊断】

食管腺样囊性癌是一种上消化道少见的肿瘤，临床表现无明显特征，与普通鳞状细胞癌等其他类型食管癌不能区别；组织病理学也需与食管低分化鳞状细胞癌、基底细胞样鳞状细胞癌、低分化腺癌、小细胞癌等其他类型食管癌鉴别，其确诊有赖于术后病理组织学检查及免疫组化标记（表 2-3）。

表 2-3　食管腺样囊性癌的鉴别诊断

鉴别要点	食管腺样囊性癌	食管基底细胞样鳞状细胞癌	食管低分化鳞状细胞癌	食管低分化腺癌	食管黏液表皮样癌	食管小细胞癌
临床特点	罕见，好发于老年人，多位于食管中段，临床症状表现为进食哽咽、胸骨后或上腹部疼痛，或有明显的体重下降；肿瘤边界清晰，呈推进性生长；肿瘤生长较缓慢，预后比普通鳞状细胞癌好，少数病例晚期可有肺转移	少见，是食管鳞状细胞癌的一种特殊类型，好发于老年患者，表现为吞咽困难、体重减轻等普通食管癌症状；侵袭性强，预后差于典型鳞状细胞癌	食管最常见肿瘤，中老年男性多见，表现为进行性加重的吞咽困难；通过影像学食管钡剂检查、胃镜检查并取活检病理组织学检查确诊	好发于老年男性，吞咽困难是进展期食管腺癌患者的首发症状，部分合并胸骨后疼痛、上腹部疼痛及恶病质，肿瘤主要起源于食管下 1/3 的 Barrett 食管腺上皮，可远处扩散至胃等器官，远处转移发生较晚	少见肿瘤，多发生于老年人，临床症状与其他类型食管癌相似，主要表现为吞咽困难，一般预后较好	较少见，男性好发，主要发生在 60—70 岁年龄段，常有严重吸烟史，发生于食管下半段，主要症状有吞咽困难、体重明显减轻及时常胸痛等症状，预后很差，生存期常不超过 6 个月
病理特点	肿瘤组织由较一致、体积小的上皮细胞和肌上皮细胞组成，排列成筛状、实性及管状结构，以筛状及实性混合型为主；肿瘤细胞核质比高，核深染，核分裂象易见；免疫组化 S100、CD117 呈阳性表达，具有特异性蛋白；导管细胞表达 CK7，周围肌上皮表达 p63、SMA 等肌上皮标志	基底样细胞组成实性巢片状结构，周围有纤维间质包围，癌巢周围细胞栅栏状排列，中央粉刺样坏死为其特征性结构，常可见局灶典型鳞状细胞癌结构。免疫组化标记存在明显异质性，基底细胞样成分表达细胞角蛋白 CK19 等，Ki-67 高表达；部分表达 SMA、S100 蛋白	典型高、中分化鳞状细胞癌易于鉴别，肿瘤主要以小细胞、低分化鳞状细胞癌为主时，需与实体型腺样囊性癌鉴别；低分化鳞状细胞癌常能找到多少不等的鳞状细胞癌特点，而无腺样囊性癌的筛状结构、管状结构，无肌上皮分化特点；免疫组化 p63、p40 及 CK5/6 等高分子量细胞角蛋白弥漫阳性，SMA、Calponin 等肌上皮标记阴性	典型的乳头状和(或)管状腺癌容易诊断，但低分化腺癌呈弥漫性生长，少见腺体结构、出现部分黏液时需与腺样囊性癌鉴别。鉴别依据主要有：无明显腺样囊性癌三种组织学结构，主要以分化差的单一肿瘤细胞为主，可见多少不等的腺管样、乳头状等腺癌分化结构。免疫组化 CK7 等低分子量细胞角蛋白阳性；肌上皮标记阴性	由鳞状上皮、黏液腺及中间型细胞 3 种组织结构形成腺样、囊腺样，黏液样细胞质内含黏液；表皮样细胞可见细胞间桥及角化现象；体积较小、立方形的中间细胞类似于基底细胞，但细胞质较丰富，染色浅	组织学结构及免疫组化标记与肺小细胞癌相似；肿瘤常位于黏膜下，呈结节样肿块；肿瘤细胞体积小、大小较一致，胞核深染，胞质极少，无核仁；免疫组化：肿瘤细胞表达神经内分泌标记 CD56、NSE、CgA、Syn 等，部分表达细胞角蛋白 CK、CK7 等，肌上皮标记 S100 蛋白、p63 阴性，CD117 阴性

【诊断思路】

腺样囊性癌于1856年由Billroth首次报道,好发于涎腺,多见于中老年人,临床病程进展缓慢但局部侵袭性强,血行转移高达40%,转移部位以肺部多见,长期预后差;其预后与以下因素有关:①组织学类型:管状型预后最好、实质型最差,筛状型介于两者之间;②病变位于黏膜下,无脉管及神经浸润,无淋巴结及远处转移者预后好。发生于食管的腺样囊性癌以筛状与实质型混合者最常见,其次为单纯实质型,而发生于涎腺者以筛状型或筛状与腺管型混合更多见;因此,发生于食管的腺样囊性癌预后比发生于涎腺者差,并较早发生淋巴结及远处转移。早期诊断、早期治疗,可有效提高食管腺样囊性癌的生存率。

近几年,分子生物学技术快速发展,对腺样囊性癌的发生、发展、侵袭转移、预后及基因检测、靶向治疗方面也有了新的进展。2009年首次报道MYB-NFIB基因能引起头颈部及乳腺的腺样囊性癌。腺样囊性癌最典型的分子事件是染色体反复发生t(6;9)(q22-23;p23-24)的平衡易位,导致两个正常基因相互连接、融合而形成MYB-NFIB融合基因。腺样囊性癌中MYB-NFIB融合基因的表达率高达86%,其高表达与肿瘤的复发及预后密切相关;提示MYB基因不仅是确诊腺样囊性癌的主要分组标志物,异常表达的MYB也是腺样囊性癌形成的重要致瘤因素,因此,MYB-NFIB与腺样囊性癌的发生、发展、预后相关,MYB及其下游的分子通路有望成为腺样囊性癌诊断、治疗的靶点。

1. 临床诊断思路 食管腺样囊性癌好发于老年男性,其中多数有20年以上烟和(或)酒嗜好,少数直系亲属中有食管癌病史,临床主要表现为进行性吞咽困难、胸骨后或上腹部疼痛,晚期患者有明显的体重下降;在影像上表现为边界较清晰的实性包块,肿瘤多位于食管中段/或中下段,以隆起型(蕈伞状或息肉状)为主;术前可通过影像学和纤维内镜检查初步诊断,确诊需依靠病理组织学检查。但纤维内镜检查易受取材局限影响,特别是分化较差的实性型为主的病例,诊断准确率较低,与基底细胞样鳞状细胞癌、低分化鳞状细胞癌、神经内分泌癌等其他类型食管癌不易鉴别,需等术后切除肿瘤全面取材、病理组织学检查及免疫组化标记最后确诊。

2. 病理诊断思路 食管腺样囊性癌组织学结构特点明显,病理诊断应无太大困难。其多呈外生、隆起型,肿瘤与周围正常组织分界清,呈推挤性侵犯性生长。显微镜下其组织形态学及免疫组织化学标记,均类似发生于涎腺的腺样囊性癌;分为筛状型、腺管型及实性型三种组织学类型,在食管更多见于分化及预后较差的实性型或实性与筛状型混合,腺管结构少见;肿瘤细胞由腺管及肌上皮两种细胞成分组成,大小较一致,核深染,核质比高,核分裂多见。与腺样囊性癌组织学结构最接近的是基底细胞样鳞状细胞癌,其最初的形态学描述就是"鳞癌加腺样囊性癌结构",但基底细胞样鳞状细胞癌具有肯定的鳞癌成分,周边更多见鳞状细胞原位癌结构。腺样囊性癌免疫组化显示腺管细胞CK7等低分子量细胞角蛋白阳性,肌上皮细胞S100蛋白、p63、SMA、Calponin等阳性,CD117阳性,可与其他类型食管癌鉴别。

第四节 食管小细胞神经内分泌癌

【临床特征】

小细胞癌现在归类为低分化神经内分泌癌,是一种恶性程度高、侵袭性强、早期即可发生广泛转移的高度恶性肿瘤,最常发生于肺,仅5%左右的病例发生于肺外,其中以食管发生率最高,占食管癌的0.8%~9%。食管小细胞神经内分泌癌好发于老年男性患者,平均年龄55-62岁;病变好发于食管中、下段,其临床症状及影像学检查与常见的食管鳞状细胞癌等相似,无特殊性,主要表现为进行性吞咽困难,或出现胸骨后不适、疼痛、异物感等;部分患者早期无明显症状,发现时已属晚期。可通过钡剂造影、超声内镜、CT、PET/CT等检查显示肿瘤的位置、大小及与周围组织关系;但最终确诊,需依靠食管镜活检后的病理组织学检查及免疫组织化学标记确定。食管小细胞神经内分泌癌恶性程度高、预后极差,大部分患者就诊时已有广泛淋巴结转移及远处转移,最常见的转移部位是肝脏,其次见于肺脏,5年生存率仅为7.9%~12.2%。

由于食管小细胞神经内分泌癌的组织学表现、基因改变和高度侵袭性等生物学特点与肺小细胞癌相似,较多学者认为食管小细胞神经内分泌癌应借鉴肺小细胞癌的治疗模式,化疗被认为是治疗的基础,并联合手术和(或)放射治疗,但这种联合治疗方式仍存在争议。

【病理特征】

1. 肉眼观察　食管小细胞神经内分泌癌好发于食管中、下段,大体形态可为溃疡型、息肉型及髓质型。肿瘤表面较粗糙,有出血坏死,切面呈灰白色,质地中等、略脆,与周围组织境界不清。

2. 显微镜检查　肿瘤细胞小至中等大小,紧密排列(图2-6A,图2-6B),胞质少而淡染或呈裸核状,核呈圆形、卵圆形或不规则形,大小相对一致,但有异型性,染色质为粗细不一的颗粒,核仁不清晰,核分裂象平均>20/10HPF,并可见病理性核分裂,偶见瘤巨细胞,肿瘤细胞可被纤维血管分隔呈巢状结构或实性片状(图2-6C,图2-6D),可有明显的中央性肿瘤片状坏死(图2-6E),部分有菊形团样结构;部分肿瘤中可见鳞状细胞癌、腺癌或黏液表皮样癌成分,这种发现提示肿瘤细胞可能起源于存在于鳞状上皮或黏膜下层导管腺内的多潜能细胞。

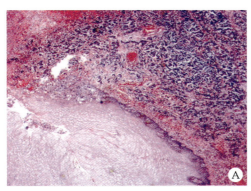
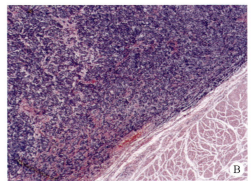

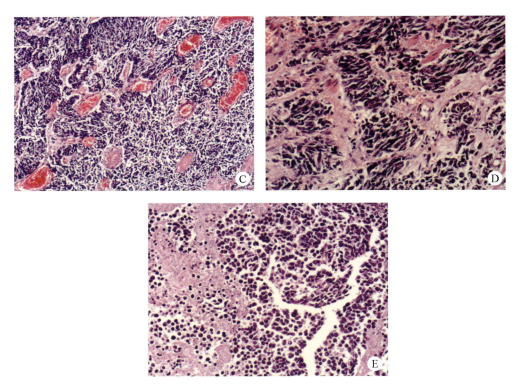

图 2-6　食管小细胞神经内分泌癌
A. 鳞状上皮下见片状小细胞癌（HE,×40）；B. 肿瘤细胞弥漫片状、排列拥挤（HE,×40）；C. 小圆形、卵圆形肿瘤细胞弥漫片状排列（HE,×100）；D. 燕麦样肿瘤细胞巢状排列（HE,×200）；E. 图左侧见片状坏死（HE,×200）

3. 免疫表型　肿瘤细胞对神经内分泌标记 NSE、CD56（图 2-7A）及 Syn（图 2-7B）呈阳性表达，CK（图 2-7C）、CgA 及 TTF-1 部分阳性。

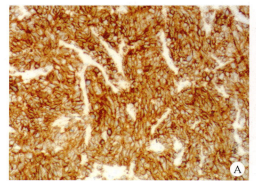
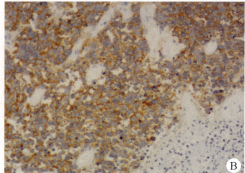

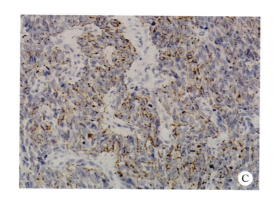

图 2-7 食管小细胞神经内分泌癌免疫表型
A. 肿瘤细胞 CD56 染色阳性(SP,×200);B. 肿瘤细胞 Syn 染色阳性(SP,×200);C. 肿瘤细胞 CK7 染色阳性(SP,×200)

【鉴别诊断】

食管小细胞神经内分泌癌是一种恶性程度高、预后差、临床较少见的恶性肿瘤,其在临床表现及组织学、免疫组化方面都无法与肺小细胞癌鉴别,并需与食管淋巴瘤、低分化鳞状细胞癌等食管原发或继发性小细胞恶性肿瘤鉴别(表 2-4)。

表 2-4 食管小细胞神经内分泌癌的鉴别诊断

鉴别要点	食管小细胞神经内分泌癌	食管淋巴瘤	食管低分化鳞状细胞癌	小细胞型恶性黑色素瘤
临床特点	多见于老年男性,常有严重吸烟史,好发于食管下半段,早期即发生淋巴结转移及远处转移,生存期常不超过 6 个月	好发于 50 岁以上男性,是消化道中发生淋巴瘤最少见部位,通常为继发,发生于食管远端可导致吞咽困难等症状	极少发生于 30 岁以下患者,平均年龄为 65 岁,亦表现吞咽困难、体重减轻、胸骨后或上腹部疼痛等症状,预后差	临床病史及症状无特殊性,好发于老年患者,有进行性吞咽困难等食管癌类似症状
病理特点	肿瘤细胞小,有深染的细胞核,胞质极少,呈细条索状或弥漫性浸润,间质少,常见肿瘤大片坏死	肿瘤细胞体积更小,大小及形态较一致,核大部分为圆形;肿瘤细胞弥漫性分布,缺乏巢状结构及明显坏死,可见淋巴上皮病变	肿瘤细胞相对较大,异型性更明显,呈短梭形、不规则形,巢状排列;核分裂易见	肿瘤细胞短梭形、卵圆形或不规则形,实性片状排列
免疫表型	表达神经内分泌标记:CD56、NSE、CgA、Syn 及 CK7 等上皮性标记	表达 CD20、CD3 等 B 或 T 淋巴细胞标记;上皮性和神经内分泌标记阴性	表达高分子量角蛋白 CK5/6 等及 p63、p40 标记阳性;CD56、NSE 等神经内分泌标记阴性	表达黑色素标记:HMB45、Melan-A、S100 阳性;vimentin、EMA 部分表达

【诊断思路】

小细胞癌属于神经内分泌肿瘤,发生于食管的神经内分泌肿瘤(neuroendocrine neoplasm,NEN)很少见。2010 年,WHO 消化系统肿瘤新分类对神经内分泌肿瘤的命名和分类、分级作了修订,将起源于神经内分泌细胞的肿瘤统称为神经内分泌肿瘤,根据分化程度,分为高分化(低-中级别)的神经内分泌瘤(neuroendocrine tumor,NET)和低分化(高级别)的神经内分泌癌(neuroendocrine carcinoma,NEC)。混合性腺神经内分泌癌(mixed adenoneuroendocrine carcinomas,MANEC)具有外分泌和内分泌成分,其中每种成分都超过30%。高分化神经内分泌瘤曾称"类癌",尽管这一名称使用多年,但其不能反映肿瘤的起源和具有激素分泌特征,也不能提示肿瘤的生物学行为,现在建议不再使用。典型的低分化神经内分泌癌包括小细胞神经内分泌癌和大细胞神经内分泌癌,形态与发生于肺的相应肿瘤一致。

显微镜下食管神经内分泌肿瘤可表现为大细胞或小细胞特点,小细胞NEC在组织学、免疫组化及临床表现上都无法同肺小细胞癌鉴别,是一种以恶性程度高、局部复发及远处转移率高、生存时间短为特征的少见恶性肿瘤。关于食管小细胞神经内分泌癌的发生来源尚存在争议,目前大部分观点支持其来源于食管黏膜内的多潜能原始干细胞,有多向分化潜能,在各种致癌因素作用下,多潜能原始干细胞恶变后可向鳞癌、腺癌及小细胞癌等不同方向分化,多数分化为鳞状细胞癌,少数则分化为腺癌或小细胞癌,这就可以解释食管小细胞神经内分泌癌在形态上、免疫组织化学及电镜下的多样性,以及常伴有鳞癌和(或)腺癌等非小细胞癌成分这一现象。

食管小细胞神经内分泌癌尚无标准分期系统,可参照2009年美国抗癌协会标准进行TNM临床分期,也可根据美国退伍军人医院和国际肺癌研究会标准分期,分为局限期和广泛期。局限期是指肿瘤局限于食管及管周组织,有或无淋巴结转移。广泛期是指肿瘤超过局限期范围,如出现肝和骨等远处转移和(或)远隔淋巴结转移。

1. 临床诊断思路　食管小细胞神经内分泌癌好发于有严重吸烟史的老年男性,临床症状、影像学检查与食管鳞癌和腺癌相比缺乏特异性,但其生物学行为有显著差异,恶性程度高,容易出现转移,及早发现并确诊是提高生存率的关键。内镜活检误诊及漏诊率较高,其主要原因是内镜取材较少,部分病例属混合型,标本中同时存在鳞癌细胞有一定的关系,建议镜下多点取材送病理检查十分必要,并对标本进行免疫组化标记,可以帮助术前明确诊断,特别需要注意的是应排除肺或支气管内原发小细胞癌转移至食管的可能。

2. 病理诊断思路　肿瘤细胞小,大小相对一致,有深染的圆形、卵圆形核,胞质极少,有异型性,核仁不清楚,核分裂象平均>20/10HPF,并可见病理性核分裂;肿瘤细胞形成实性片巢状,可有明显的中央性肿瘤片状坏死;免疫组化标记可帮助确诊,NSE、CD56、Syn、CgA、CK7等神经内分泌标记及上皮性标记阳性。切片内小细胞癌成分所占的比例应>50%以上,方可诊断,若经免疫组化证实神经内分泌分化的癌细胞<50%,应诊断为癌伴神经内分泌分化。

第五节　原发性食管恶性黑色素瘤

【临床特征】

恶性黑色素瘤具有高度侵袭性及转移性,预后极差,好发于皮肤及与皮肤相邻的黏膜组织,内脏器官也可发生。原发性食管恶性黑色素瘤(primary malignant melanoma of the esophagus,PMME)罕见,文献报道仅占食管原发恶性肿瘤的 0.1%~0.5%,多见于 60 岁以上老年男性,确诊时平均年龄 60.5 岁。男性与女性比较约为 2:1。多数患者生存期少于 1 年,平均生存时间为 10 个月,5 年生存率为 4%~4.2%,患者多死于肝、肺、脑等脏器转移。

原发性食管恶性黑色素瘤临床症状与食管癌相似,有进行性吞咽困难、上腹部或胸骨后疼痛不适及体重减轻、乏力、黑粪等症状;钡剂检查表现为轮廓比较光滑规则的充盈缺损,病变处食管扩张;内镜检查,90%肿瘤位于食管中下端,多呈宽蒂息肉状、向食管腔内突出,也可为蕈伞型或不规则结节状隆起,表面可呈棕褐色,边缘不规则,触之易出血;少数病例食管黏膜光滑或形成溃疡。

原发性食管恶性黑色素瘤恶性程度高,易发生淋巴管及血行转移,多数患者就诊时已属晚期,约 31%患者有肝转移,18%有肺转移,13%有脑转移,40%~80%有淋巴结转移,预后极差。早期诊断非常重要,发现时处于早期(T_1)的患者生存期可达 36 个月或更长。超声内镜、CT、MRI 及 PET 检查有助于临床分期。最常用的治疗方法为食管切除术,同时可对食管旁、纵隔、腹腔干淋巴结进行清扫,手术切缘应比其他恶性肿瘤切除术更远离病灶。不过,外科手术治疗的效果不佳,可短期内复发,半数以上的手术后病例在 1 年内因发生远处转移而死亡。对黏膜内肿瘤或不能手术切除的患者可采用内镜下黏膜切除术,注意切除范围应足够,术后密切随访。对食管黑色素瘤的放疗和化疗存在争议。化疗多采用 CVD(顺铂、长春新碱、达卡巴嗪)等方案,但与单一使用达卡巴嗪疗效未见改善。因此对年老体弱、全身功能状况差、手术风险高、有明确的转移灶和拒绝手术治疗的患者多采用放射治疗及生物治疗等。

【病理特征】

1. **肉眼观察** 肿瘤多为宽蒂息肉状或蕈伞型、结节状隆起,隆起病灶边缘不规则,其表面及切面因含色素多少不同而表现为灰白至灰褐、灰黑色。少数病例病变表面食管黏膜光滑或形成深浅不一的溃疡。

2. **显微镜检查** 与皮肤恶性黑色素瘤一样,典型病例诊断并不困难。黑色素瘤细胞形态多样(图 2-8A),多数呈梭形,也可呈上皮样(图 2-8B)。梭形瘤细胞狭长,尖端逐渐变细,有胞质突起,似纤维细胞或成纤维细胞,上皮样瘤细胞圆形、卵圆形或多角形,胞质丰富,常嗜酸性染色。细胞核囊泡状,芽瓣状核和明显的嗜酸性核仁成为显著的特征。各种肿瘤细胞大小、形态不一,表现为双向分化或细胞形态、结构多样化。可有瘤巨细胞和多核瘤巨细胞,也可为小细胞、印戒样细胞、气球样细胞和透明细胞。肿瘤细胞可弥漫散在,也可成松散的片巢分布,可有腺样、假乳头样结构,也可见大量黏液样间质。部分病例可有异源性成分,如骨、软骨化生。黑色素瘤细胞内可有多少不等黑色素颗粒,多者几乎完全覆盖细胞(图 2-8C),少者需仔细寻找才可发现,甚至也可完全没有色素颗粒。核分裂,特别是病理性核分裂比较多见。有些病例肿瘤内和肿瘤周可有较多淋巴细胞浸润。肿瘤旁食管黏膜内常能找到小灶状黑色素细胞,并可见与食管鳞状上皮关系密切的肿瘤细胞(图 2-8D、E),可作为诊断原发性恶性黑色素瘤的证据之一。

3. **免疫表型** HMB45、Melan-A(A103)(图 2-9A、B、C)、S100 蛋白均阳性;上皮性标记 EMA、CEA 及间叶性标记 Vimtin 可部分阳性,CK 阴性。80%以上黑色素瘤可表达 CD68、Mac 387、α1-ACT。Ki-67 指数多≥25%。

【鉴别诊断】

食管原发性黑色素瘤首先应与来自其他部位的转移性黑色素瘤鉴别(表 2-5)。转移性黑色素瘤患者几乎全部有皮肤或其他部位黑色素瘤的病史,食管外其他部位发现转移灶也提示肿瘤为转移性。原发黑色素瘤患者

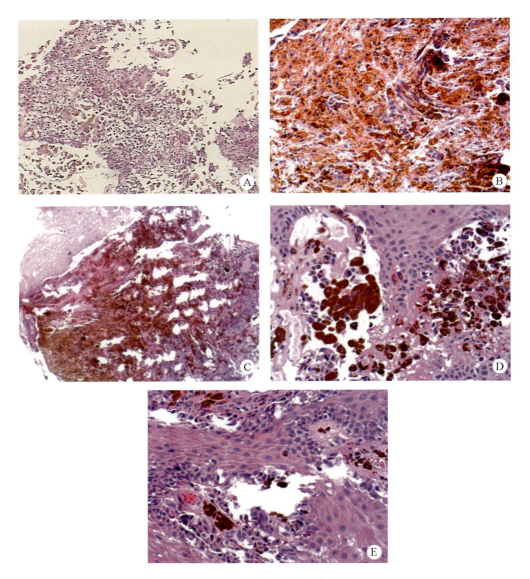

图 2-8 原发性食管恶性黑色素瘤

A. 肿瘤细胞大小、形态多样（HE，×200）；B. 肿瘤细胞梭形、上皮样，大部分被黑色素颗粒覆盖（HE，×100）；C. 黑色素颗粒几乎完全覆盖肿瘤细胞，表面可见食管鳞状上皮（HE，×20）；D. 肿瘤旁食管黏膜内可见散在及小灶状黑色素细胞（HE，×400）；E. 食管黏膜内可见散在黑色素细胞、小灶状肿瘤细胞（HE，×400）

多有食管其他病变，如黑色素细胞增多症、Barrett 食管等，存在原位黑色素瘤结构，病灶呈放射状侵袭性生长，都是支持原发黑色素瘤的证据。

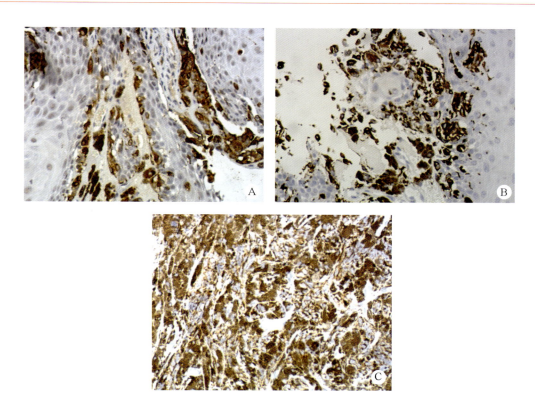

图 2-9 食管恶性黑色素瘤免疫表型
A. 食管黏膜内可见 HMB45 阳性黑色素细胞及肿瘤细胞(SP,×200);B. 肿瘤细胞 Melan A 阳性,与食管鳞状上皮关系密切(SP,×400);C. 肿瘤细胞 HMB45 阳性(SP,×200)

表 2-5 食管原发性与继发性恶性黑色素瘤的鉴别诊断

鉴别要点	原发性	继发性
食管外病变	无皮肤或其他部位黑色素瘤病史及转移灶	(1)几乎全部有皮肤或其他部位黑色素瘤的病史; (2)食管外其他部位发现转移灶
食管病变	(1)有食管其他病变:如黑色素细胞增多症、Barrett 食管等; (2)有原位黑色素瘤结构	无食管其他病变及原位黑色素瘤结构

20%~50% 的黑色素瘤可能不显示黑色素颗粒,当肿瘤细胞内无黑色素颗粒及其特征性表现时,需与发生于食管的其他恶性肿瘤鉴别(表 2-6)。大多数肿瘤通过免疫组化标记可鉴别。

1. 低分化癌 包括低分化鳞癌、腺癌、小细胞癌等,借助免疫组化可鉴别。低分化癌的相关上皮性标记如低分子量或高分子量 CK、EMA 多弥漫阳性,而 HMB45、Melan-A、S100 阴性。

2. 恶性淋巴瘤 小细胞型恶性黑色素瘤,细胞体积小,胞质少,弥漫性分布,形态与恶性淋巴瘤相似,需加以鉴别。不同类型恶性淋巴瘤免疫组化 LCA、CD20、CD3、CD15、

CD30等特异性标记阳性,黑色瘤相关标记阴性。

3. 其他少见肿瘤　通过免疫组化HMB45及Melan-A阴性,以及其他相关标志物的表达情况加以鉴别。

表2-6　食管原发性恶性黑色素瘤的鉴别诊断

主要肿瘤	临床特点	病理特点	免疫表型
PMME	进行性吞咽困难、上腹部或胸骨后疼痛不适、体重减轻、乏力、黑粪等	大体检查:肿瘤多为宽蒂息肉状或隆起结节状,灰白至灰褐、灰黑色。镜下所见:可双向分化或以某种类型细胞为主;细胞大小及形态、结构多样化;胞质丰富、核仁明显;细胞内可有多少不等的黑色素颗粒	HMB45、Melan A、S100蛋白(+) EMA、Vimtin 局灶(+) CK(-)
低分化癌	具有一般食管癌的临床特点,可有进行性吞咽困难、上腹部或胸骨后疼痛不适、体重减轻、乏力、黑粪等	大体检查:溃疡型、蕈伞型、浸润型;早期可呈息肉状、斑块状等;镜下所见:细胞体积小,细胞形态、结构较一致;实性巢状、片状排列;也可呈肉瘤样形态,无色素	CK、EMA(+) HMB45、Melan A、S100蛋白(-)
恶性淋巴瘤	可有进行性吞咽困难	大体检查:食管黏膜糜烂、溃疡,管壁层次不清;镜下所见:小圆形细胞弥漫实性排列,细胞形态较一致,胞质少,无色素	LCA、CD20、CD79a、CD3、CD5等(+);HMB45、Melan A、S100蛋白(-)

【诊断思路】

1906年,Baur首次报道1例食管恶性黑色素瘤,但因缺少足够组织学证据,被认为可能为转移性肿瘤。之后,陆续有食管恶性黑色素瘤报道。直到1963年,Dela证实4%的正常人食管黏膜上皮内存在黑色素细胞,认为是胚胎发生时由神经嵴迁移而来;Pava等也首次对原发于食管的黑色素瘤进行了较为详细的研究,并观察到瘤旁正常食管黏膜内有黑色素细胞存在,认为该肿瘤的组织发生与食管鳞状上皮基底层黑色素细胞的存在有关;因而原发性食管恶性黑色素瘤的诊断得到认可。原发性食管恶性黑色素瘤恶性程度高,易发生淋巴管及血行转移。各种治疗对食管黑色素瘤的疗效评价不一,手术仍是首选的治疗手段。手术后放化疗可能提高生存率。现在,肿瘤的免疫治疗发展很快,可以使用干扰素、树突细胞疫苗进行被动免疫,也可以使用CIK细胞进行治疗。而肿瘤的靶向治疗也正在取得进展。Langer对10例食管原发性黑色素瘤进行c-KIT、PDGFR、KRAS、NRAS及BRAF基因的分子生物学研究显示2例存在c-KIT基因突变,而具有c-KIT基因突变的肿瘤对酪氨酸激酶抑制药有反应,为食管原发性黑色素瘤的靶向治疗带来了希望。

1. 临床诊断思路　食管原发黑色素瘤少见,临床表现缺乏特异性,影像学检查也仅能确定为食管占位,可以为息肉样、结节型或溃疡型,与一般食管癌类似,所以临床难以做出正确诊断。内镜检查发现食管肿物表面呈灰褐色或黑色,可以提示黑色素瘤的诊断,但必须行病理检查才能确诊。

2. 病理诊断思路　黑色素瘤具有非常

特殊的组织形态学表现,细胞大小、形态多样,组织结构多样,但细胞黏附性差,排列松散应该是一个特点。另外具有芽瓣核、具有显著的嗜伊红染色的大核仁也是重要特点。如果肿瘤存在色素,诊断更不难做出。对无色素性黑色素瘤,则常需要依据免疫组化结果做出诊断。食管黑色素瘤的诊断标准最早由 Allen 提出:①具有黑色素瘤的特征性结构并含有黑色素沉积;②邻近黏膜上皮中可见黑色素细胞;③肿瘤呈息肉状;④肿瘤起源于鳞状上皮内的交界性活动区域。除以上四项诊断标准外,无全身皮肤及身体其他部位的同类型肿瘤也是诊断原发性食管恶性黑色素瘤的重要指标。

第六节 食管髓系肉瘤

【临床特征】

髓系肉瘤(myeloid sarcoma),是指发生在骨髓以外解剖部位,由原始髓系细胞构成的肿块。白血病患者髓系原始细胞不管浸润身体任何部位,只要不形成肿块,就不能称为髓系肉瘤。髓系肉瘤可为原发,也可与急性髓系白血病同时发生,还可为急性髓系白血病复发的最早表现。髓系肉瘤几乎可以发生于身体的每一个部位,一般是单发肿块,同时累及多个器官或解剖部位的不足 10%。髓系肉瘤的发病年龄分布较广,从几个月到 89 岁均有报道,多数发生于老年人,中位年龄 56 岁。患者男性居多,男女之比约为 1.2:1。临床主要表现为肿块。食管发生的髓系肉瘤可表现吞咽困难、恶心呕吐。影像学检查可见食管内结节状肿块,造成食管狭窄。单纯病变切除或局部放疗不能改善预后,中位生存时间 14 个月,而且进展为白血病的时间平均为 7 个月。建议尽早采用针对急性髓细胞白血病的放疗方案进行全身治疗,全身化疗后中位生存时间为 36 个月。

【病理特征】

1. 肉眼观察　食管髓系肉瘤可呈结节状、弥漫浸润状,黏膜表面可形成溃疡。肿物质地稍韧,灰白色或黄绿色,黄绿色是特异性改变。切面较细腻,灰白色或黄绿色。可累及食管壁全层。

2. 显微镜检查　肿瘤细胞弥漫浸润,可累及食管的黏膜层、黏膜下层、肌层及外膜(图 2-10A、B、C)。瘤细胞在残留的平滑肌细胞间穿插,散在分布或形成束状、条索状排列(图 2-10D),常可见瘤细胞呈单排穿插于纤维组织中(图 2-10E)。肿瘤细胞为原始或幼稚的造血细胞(图 2-10F),可为原始的粒细胞样、原始单核细胞样,或原始粒细胞-单核细胞样,可出现早幼粒细胞或中幼粒细胞而显示成熟现象。同时具有三系造血细胞,以及主要为红系前体细胞或原巨核细胞构成的肿瘤罕见。原始粒细胞形态较规则,核圆形,多个核仁,染色质均细,胞质嗜碱性。早幼粒细胞体积稍大,核常偏位,多可见核仁,染色质较细腻,胞质较丰富,嗜碱性,淡蓝色。中幼粒细胞较小,核偏位,核仁小时,染色质细腻、凝集,胞质出现特异性颗粒。原始巨核细胞体积大,核也大,核常有凹陷、折叠,有多个明显核仁。幼稚巨核细胞胞体积大,不规则,核扭曲、分叶,核仁消失,胞质丰富。在 HE 染色中有时不易分辨细胞的类型。有些病例可见较多不同成熟程度的嗜酸性粒细胞。

3. 免疫表型　肿瘤细胞最常表达 CD68/KP1,MPO、CD117、CD99 也阳性(图 2-11A、B)。有浆细胞样树状突细胞分化时 CD123 阳性。

【鉴别诊断】

食管髓系肉瘤少见,需要鉴别的病变包括各种淋巴瘤、髓样化生及其他小圆细胞肿瘤(表 2-7)。

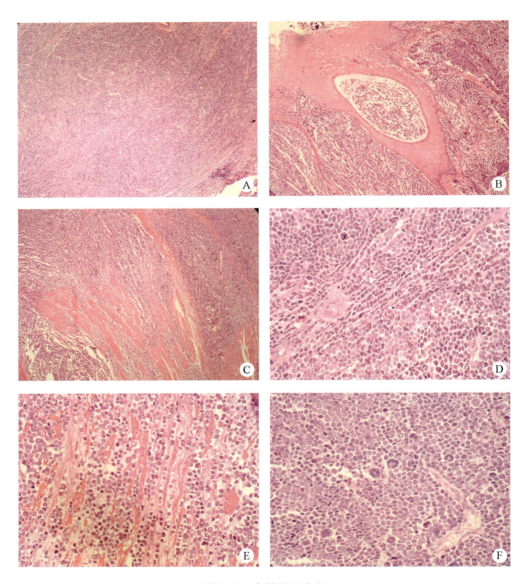

图 2-10 食管髓系肉瘤

A. 肿瘤组织浸润食管全层(HE,×40);B. 食管黏膜鳞状上皮增生,肿瘤组织浸润黏膜肌黏膜下层(HE,×100);C. 肿瘤组织在食管肌层浸润(HE,×100);D. 肿瘤组织在平滑肌束间浸润(HE,×400);E. 肿瘤细胞弥漫散布或呈单排条索样排列,可见核分裂(HE,×400);F. 肿瘤细胞为原始粒细胞样,可见原巨核样细胞(HE,×400)

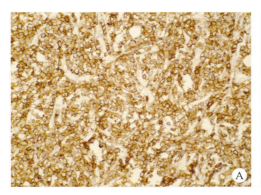 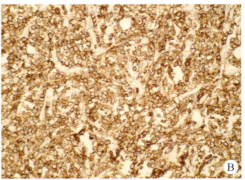

图 2-11 食管髓系肉瘤免疫表型
A. 肿瘤细胞 MPO 阳性(SP,×400);B. 瘤细胞 CD117 阳性(SP,×400)

表 2-7 食管髓系肉瘤的鉴别诊断

主要肿瘤	临床特点	病理特点	免疫表型
髓系肉瘤	多数发生于老年人,中位年龄 55 岁。患者男性居多。临床主要表现为吞咽困难、恶心呕吐。影像学检查可见食管内结节状肿块,造成食管狭窄	肿瘤细胞弥漫浸润,可累及食管各层。瘤细胞在残留的平滑肌细胞间穿插,散在分布或形成束状、条索状排列,常可见瘤细胞呈单排穿插于纤维组织中。肿瘤细胞为原始或幼稚的造血细胞	肿瘤细胞最常表达 CD68/KP1,MPO、CD117、CD99 也阳性
弥漫大 B 细胞淋巴瘤	好发于老年人,儿童、中青年也可发生	瘤细胞弥漫分布,由中到大淋巴样细胞构成,核圆形、卵圆形,空泡状,染色质稀疏,2~4 个核仁,靠近核膜,胞质少,嗜双色,可有免疫母细胞	CD19、CD20、CD79a 阳性
Burkitt 淋巴瘤	主要见于儿童和青年,成人患者中位年龄 30 岁。发病率低,可表现为白血病	中等大小肿瘤性淋巴细胞弥漫浸润,核圆形,染色质稀疏,有多个偏位嗜碱性核仁,胞质常有脂质空泡。可见特征性的星空现象,肿瘤脂质中见散在吞噬细胞	表达 B 细胞抗原,Bcl-2 阴性或弱阳性。几乎 100% 瘤细胞表达 Ki-67
淋巴母细胞淋巴瘤	儿童多见,可表现为白血病,常见髓外侵犯	肿瘤细胞呈淋巴母细胞形态,大小不一,核质比高	B 淋巴母细胞表达 CD19、CD79a,T 淋巴母细胞表达 TdT、CD3

(续　表)

主要肿瘤	临床特点	病理特点	免疫表型
母细胞性浆细胞样树状突细胞肿瘤	多数患者为中老年，男性发病多见。首先出现皮肤病变，后播散至全身，累及内脏	瘤细胞呈母细胞形态，中等偏小，核略不规则，轻微扭曲或卵圆形，染色质细腻，核仁不明显，胞质少或中等量，肺颗粒状，可出现菊形团样排列	CD56、CD4、CD123 阳性，不表达髓系标记
髓样化生	患者有严重贫血、骨髓纤维化或有大失血情况	三系造血细胞增生，以有核红细胞为主，可见巨核细胞和幼稚粒细胞，可伴纤维组织增生	幼稚粒细胞表达 MPO、CD117
原始神经外胚层瘤	好发于儿童和青少年，肿块发展迅速	肿瘤由小圆细胞组成，排列呈实性巢状或条索状，可有菊形团样结构，瘤细胞较小，胞质稀少，细胞界限不清。核深染、细颗粒状	Vimentin、CD99 阳性，LCA 及髓系标志物阴性
腺泡状横纹肌肉瘤	主要发生于 10～25 岁青少年。多为与深部组织，生长快，常淋巴道转移	瘤细胞圆形、卵圆形、小多边形，核深染，核分裂多见，胞质少，可见散在胞质红染色的横纹肌母细胞。实性或腺泡状分布	Desmin、MSA、myogenin 阳性，LCA 及髓细胞标志物阴性
小细胞癌	临床表现与一般食管癌类似，患者有进食阻挡感，影像学检查见食管肿瘤	肿瘤细胞小，形态较一致，核染色深，胞质少，细胞黏附性差	CK 可阳性，S100 蛋白、Syn、CgA 常阳性，LCA 阴性

【诊断思路】

髓系肉瘤是一种比较少见的肿瘤，但人们对这个疾病的认识已有 200 年。早在 1811 年 Burns 首次报道了幼稚粒细胞构成的肿瘤，1853 年 King 将其命名为绿色瘤，1966 年 Rappaport 分类将其称为粒细胞肉瘤。2001 年 WHO 淋巴造血肿瘤分类中定义为原始或幼稚髓系细胞在骨髓以外器官和组织中浸润形成的肿瘤性团块，使用了髓系肉瘤的名称。2008 年 WHO 分类继续沿用了这一概念。髓系肉瘤可分为三类，即粒细胞肉瘤、单核细胞肉瘤和三系造血细胞或主要由红系或巨核细胞构成的肿瘤。粒细胞肉瘤由于瘤细胞含有较多髓过氧化物酶，在空气中发生酶促反应，大体形态上常显示为灰绿色、黄绿色，成为显著特点。也有病例不显示黄绿色。有无绿色的呈现不是此肿瘤的诊断标准。髓系肉瘤可发生于全身各处，较常见的部位是颅骨骨膜下、鼻窦、胸骨、肋骨、椎骨、骨盆、皮肤、淋巴结，文献报道的其他部位包括心脏、大脑、口腔、乳腺、胃肠道、胰腺、胆道、前列腺、肾脏、膀胱、生殖系统等。

1.临床诊断思路　髓系肉瘤总体上讲是少见肿瘤，临床医师很难想到此病。食管的髓系肉瘤与其他食管肿瘤（如食管癌、食管胃肠道间质瘤、淋巴瘤等）临床表现并不具有特征性，给临床诊断带来困难。影像学是发现和确定食管肿瘤的有效手段，无论是结节型肿块还是溃疡型或弥漫浸润型肿块，影像学检查都可以发现，但难于确定肿瘤的类型。内镜检查可以直接观察到食管黏膜的改变，并可进行活检，为病变的确诊提供了方便。

内镜活检组织的病理学检查是确诊食管髓系肉瘤的必要途径。由于活检组织较小,有时病理诊断可能存在片面性,需要临床综合考虑。如果患者同时有粒细胞白血病表现,对于髓系肉瘤的诊断就是非常有价值的提示。

2. 病理诊断思路　食管发生的小细胞主要肿瘤较多,但常见的还是小细胞癌,其他小细胞肿瘤比较少见,只有排除了小细胞癌才去考虑其他小细胞肿瘤。在疑为食管淋巴瘤,而免疫组化显示肿瘤细胞对 B 细胞、T 细胞标志物的表达不理想时,应想到髓系肉瘤的可能。髓系肉瘤在大体标本上呈黄绿色或灰绿色,具有重要诊断价值,但也不是所有病例都显示这个特点。髓系肉瘤在镜下可见幼稚的造血细胞,主要是不同成熟程度的粒细胞、单核样细胞,在中幼粒细胞可见胞质颗粒,肿瘤常见嗜酸性粒细胞浸润,都是诊断的依据。正确识别造血细胞是做出诊断的基础。常规 HE 染色切片观察,依据各类造血细胞各阶段胞体大小变化、胞核形态和结构、胞质数量和颜色、胞质特异性颗粒的形状、颜色,还是能较好地区分造血细胞的类型的。需要注意,髓样化生也是幼稚造血细胞的增生,但主要是红系细胞,且有不断分化成熟的倾向,不要误诊为髓系肉瘤。

（侯　刚　孙亚昕　王宏量　徐嘉雯　王东关）

参 考 文 献

[1] 王玲娟,廖松林,沈兵,等.食管基底细胞样鳞状细胞癌 2 例.中华病理学杂志,2000,29(3):237-238.

[2] 马遇庆,李巧新,马红,等.新疆食管癌肉瘤的临床病理特征.世界华人消化杂志,2014,22(12):1699-1702.

[3] 张百华,杨文静,王永刚,等.食管癌肉瘤临床特点及外科治疗预后分析.中华外科杂志,2012,50:256-259.

[4] 王强修,王新美,王启志,等.消化道肿瘤诊断病理学.上海:第二军医大学出版社,2013.

[5] 杜艳,赵华,张智弘,等.食管腺样囊性癌临床病理学观察.中华病理学杂志,2015,44(1):27-31.

[6] 杨晶磊,徐欣.涎腺腺样囊性癌免疫组化表达的临床意义.山东大学学报(医学版),2012,50(6):114-118.

[7] 常青,阎玉虎.髓系肉瘤的临床病理特征分析.中国肿瘤临床,2014,21(9):1063-1064.

[8] Zhang XH,Sun GQ,Zhou XJ,et al.Basaloid squamous cardnoma of esophagus: a clinico-pathological, immunohistochemical and electron microscopic study of sixteen cases. World J Gastro-enterol,1998,4(5):397-403.

[9] Wain SL,Kier R,Vollmer RT.et al.Basaloid-squamous carcincana of the tongue,hypopharynx and larytix: report of 10 cases. Hum Pathol,1986,17:1158-1166.

[10] Sano A,Sakurai S,Kato H,et al.Expression of receptor tyrosine kinases in esophageal carcinosarcoma.Oncol Rep,2013,29:2119-2126.

[11] Bosman FT,Carneiro F,Hruban RH,et al. WHO classification of tumours of the digestive system.4th Edition.Lyon:IARC,2010.

[12] Thompson LD. Head and neck pathology. 2nd ed. Philadelphia: Elsevier Science Health Science Division,2012.

[13] Gregg JB,Stamler FW. Unusual neoplasms of the esophagus: review of literature and report of a case. AMA Arch Otolaryngol,1954,59(2):159-169.

[14] Petursson SR.Adenoid cystic carcinoma of the esophagus. Complete response to combination chemotherapy.Cancer,1986,57(8):1464-1467.

[15] Morisaki Y,Yoshizumi Y,Hiroyasu S,et al. Adenoid cystic carcinoma of the esophagus: report of a case and review of the Japanese literature.Surg Today,1996,26(12):1006-1009.

[16] Terada T. Primary combined adenoid cystic carcinoma, basaloid squamous cell carcinoma, and squamous cell carcinoma of the esophagus. Endoscopy, 2012, 44 (Suppl 2): E102-E103.

[17] Ettl T, Schwarz S, Kleinsasser N, et al. Overexpression of EGFR and absence of C-KIT expression correlate with poor pmguosis insalivary gland carcinomas. Histopathology, 2008, 53(5): 567-577.

[18] Ettl T, Schwarz S, Kahnel T, et al. Prognostic value of immunohistochemistry in salivary gland cancer. HNO, 2008, 56(2): 231-238.

[19] Bell Diana, Hanna, Ehab Y, et al. Head and neck adenoid cystic carcinoma: What is new in biological markers and treatment. Otolaryngol Head & Neck Surg, 2013, 21(2): 124-129.

[20] Huang YL, Chou SH, Chai CY, et al. Small cell neuroendocrine carcinoma of the esophagus. Kaohsiung J Med Sci, 2015, 31(2): 108-109.

[21] Terada T. Small cell neuroendocrine carcinoma of the esophagus: report of 6 cases with immunohistochemical and molecular genetic analysis of KIT and PDGFRA. Int J Clin Exp Pathol, 2013, 6(3): 485-491.

[22] Huang Q, Wu H, Nie L, et al. Primary high-grade neuroendocrine carcinoma of the esophagus: a clinicopathologic and immunohistochemical study of 42 resection cases. Am J Surg Pathol, 2013, 37(4): 467-483.

[23] Lu XJ, Luo JD, Ling Y, et al. Management of small cell carcinoma of esophagus in China. J Gastrointest Surg, 2013, 17(7): 1181-1187.

[24] Yang L, Sun X, Zou Y, et al. Small cell type neuroendocrine carcinoma colliding with squamous cell carcinoma at esophagus. Int J Clin Exp Pathol, 2014, 7(4): 1792-1795.

[25] Morita FH, Ribeiro U Jr, Sallum RA, et al. Primary malignant melanoma of the esophagus: a rare and aggressive disease. World J Surg Oncol, 2013, 23; 11: 210. doi: 10.1186/1477-7819-11-210.

[26] Lu ML, Huang H, Chang J, et al. Primary malignant melanoma of the esophagus: Misdiagnosis and review of literature. Rev Esp Enferm Dig, 2013, 105(8): 488-489.

[27] Iwanuma Y, Tomita N, Amano T, et al. Current status of primary malignant melanoma of the esophagus: clinical features, pathology, management and prognosis. J Gastroenterol, 2012, 41(1): 21-28.

[28] Yonal O, Ibrisim D, Songur Y, et al. Primary malignant melanoma of the esophagus. Case Rep Gastroenterol, 2013, 7(2): 272-276.

[29] Kato T, Harano M, Ono S, et al. A case of superficial primary malignant melanoma of the esophagus. Gan To Kagaku Ryoho, 2013, 40(12): 2109-2111.

[30] Li YH, Li X, Zou XP. Primary malignant melanoma of the esophagus: A case report. World J Gastroenterol, 2014, 20(10): 2731-2734.

[31] Langer R, Becker K, Feith M, et al. Genetic aberrations in primary esophageal melanomas: molecular analysis of c-KIT, PDGFR, KRAS, NRAS and BRAF in a series of 10 cases. Mod Pathol, 2011, 24(4): 495-501.

[32] Ibrarullah M, Sambasivaiah K, Reddy MK, et al. Granulocytic sarcoma of esophagus. Gastrointest Endosc, 2003, 57(2): 238.

[33] Kaygusuz G, Kankaya D, Ekinci C, et al. Myeloid Sarcomas: A Clinicopathologic Study of 20 Cases. Turk J Haematol, 2015, 32(1): 35-42.

[34] Dow N, Giblen G, Sobin LH, et al. Gastrointestinal stromal tumors: differential diagnosis. Semin Diagn Pathol, 2006, 23(2): 111-119.

[35] Huang XL, Tao J, Li JZ, et al. Gastric myeloid sarcoma without acute myeloblastic leukemia [J]. World J Gastroenterol, 2015, 21(7): 2242-2248.

[36] Walshauser MA, Go A, Sojitra P, et al. Donor cell myeloid sarcoma. Case Rep Hematol, 2014, 2014: 153989.

第3章

胃肿瘤

第一节 胃肝样腺癌

【临床特征】

肝样腺癌（hapatoid adenocarcinoma，HAC）是一种特殊类型的肝外肿瘤,组织学形态与原发性肝癌类似,可发生在全身很多部位,如胃肠道、胰腺、胆囊、卵巢、子宫、阴道、睾丸、肾、膀胱等处都有报道,其中发生于胃肠道最常见,Ishikura等1985年报道1例胃癌具有肝细胞癌样分化特点,并且在患者血清和肿瘤组织中检测出AFP的升高,首次提出了一个新的临床病理名称,即胃肝样腺癌（hepatoid adenocarcinoma of the stomach，HAS），HAS是原发于胃黏膜同时具有腺癌和肝细胞癌样分化特征的一种特殊类型胃癌,在胃癌中,HAS的发生率很低,国外报道为0.17%~0.73%,国内情况与此类似。HAS多见于中老年患者,平均发病年龄63.5岁,男、女发病比例约为2.3:1;好发于胃窦部（约占总数的64%）,其次为胃底和贲门。临床以腹痛、腹胀、乏力、黑粪等为主要症状,少数患者可在剑突下触及肿块。影像学及内镜是主要检查手段。HAS恶性程度高,有明显的侵袭性,发现时多已属中晚期,容易发生肝和淋巴结转移,根治手术是HAS的首选治疗方法,是延长生存时间的最好手段,同时术后可辅予化疗和免疫治疗等综合措施。中晚期HAS失去根治手术的可能,治疗应给予局部介入化疗,结合全身有效的化疗。HAS即使术前无肝转移,术后1年内也多发生转移,采取介入治疗可以预防肝转移。HAS预后非常差,平均生存期为10~18个月,与其较高的肝转移发生率有关。AFP升高的患者,手术后短期内AFP可降至正常,若术后AFP正常后又出现上升,应考虑肿瘤复发或转移,AFP可作为判断复发或转移的重要指标。

【病理特征】

1. 肉眼观察　HAS好发于胃窦部,以溃疡型为主,约占68.7%,其次为隆起型。

2. 显微镜检查　胃肝样腺癌是一种原发于胃黏膜的特殊类型癌,同时有肝样分化区和腺癌区（图3-1A、B），两者之间逐渐移行过渡,其中肝样分化区为本病的特征性组织形态,癌细胞特点和排列方式都与典型肝细胞癌相似,细胞体积大、呈多边形,胞质丰富、嗜酸性,可见较大核仁,部分细胞见核内包涵体（图3-1C、D、E、F）；部分细胞胞质透亮、含嗜伊红小体,部分胞质见胆色素样物质；癌细胞组成条索状、腺泡状、腺管状结构,或为具有窦状裂隙的实性片巢,其间被纤维血窦状间质分隔。腺癌区多为低分化腺癌,也可为管状腺癌和乳头状腺癌,两者之间有移行。在腺癌区及肝细胞癌样区可见PAS阳性的

消化系统疑难肿瘤诊断解析

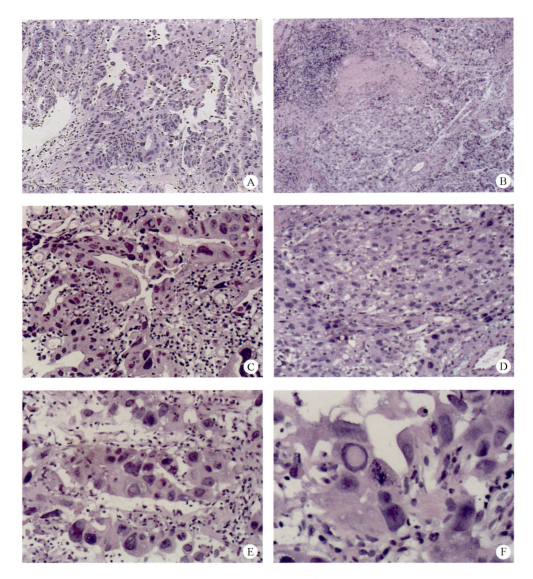

图 3-1 胃肝样腺癌

A. 肿瘤细胞腺管样排列(HE,×100);B. 肿瘤细胞实性片状排列,部分中央坏死(HE,×100);C. 肿瘤细胞体积大,异型明显,腺样或条索状排列(HE,×200);D. 肿瘤细胞实性片状排列,细胞排列,细胞体积大(HE,×100);E. 肿瘤细胞巢状排列,体积大、异型明显、胞质丰富(HE,×200);F. 肿瘤细胞体积大,异型明显,可见核内包涵体(HE,×400)

嗜酸性玻璃样小体,以肝细胞癌样区多见,有些癌细胞可发生脂肪变性或可在周围见到胆汁样物质。癌细胞分化程度以低分化多见,占63.6%,其次为中分化及中-低分化,高分化罕见。癌组织多浸润至肌层和浆膜层,并且可见脉管腔内癌栓。

3. 免疫表型 肝样分化区AFP强阳性或阳性(图3-2A),p53、AAT和ACT阳性,CEA弱阳性或阴性;而腺癌区CEA、EMA及低分子量CK标记阳性(图3-2B)。

【鉴别诊断】

HAS的术前诊断较困难,因肝样分化区所占比例常较小且多位于癌组织深部,胃镜活检取材较浅,阳性率很低,仅9.3%,多数患者需依靠术后病理及免疫组化结果才能确诊(表3-1)。

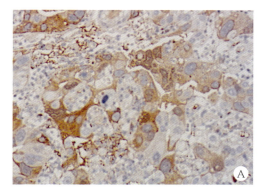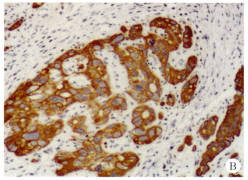

图 3-2 胃肝样腺癌免疫表型

A. 肿瘤细胞 AFP 阳性(SP,×200);B. 肿瘤细胞 CK 阳性(SP,×200)

表 3-1 胃肝样腺癌的鉴别诊断

主要肿瘤	临床特点	病理特点	免疫表型
胃肝样腺癌	多见于中老年,平均63.5岁,好发于胃窦部,无典型临床症状;血清 AFP 值可升高;恶性程度高,侵袭性强,极易发生肝转移,手术后易复发,预后差	由腺癌区及肝样分化区组成,两者移行过渡,腺癌成分可为管状及乳头状,肝样分化区似肝细胞肝癌,细胞大,胞质丰富,嗜酸性。	肿瘤细胞肝样分化区 AFP 阳性(阳性率达91.6%),腺癌区 CEA、EMA 及低分子量 CK 阳性,不表达 HepPar-1
胃普通型腺癌	极少发生在30岁以下患者,老年组高发,最常见部位是胃窦、幽门区,其次为胃体部,有半数患者有非特异性胃肠道症状,肿瘤可直接扩张生长、转移或经腹膜扩散	管状腺癌及乳头状腺癌,缺乏肝样分化区,低分化区细胞体积较小,无嗜酸性细胞质	低分子量 CK、EMA、CEA 阳性,Villin 阳性,70%病例 CK20 阳性,几乎不表达 AFP
胃转移性肝细胞癌	有肝癌病史或可发现肝脏原发性肿瘤。肿瘤易侵犯门静脉引发转移,肺最常受累	肿瘤与胃黏膜无移行,由类似肝细胞的肿瘤细胞组成,无普通胃腺癌结构,间质由衬覆单层内皮细胞的血窦样腔隙所组成	低分子量 CK 阳性表达,90%肿瘤表达 HepPar-1,部分表达 AFP、CEA

【诊断思路】

胚胎发育过程中,胃和肝同属原始前肠衍化物,为内胚层起源,组织发生关系密切。由于分化过程失常,某些胃癌可能向胚胎早期的肝细胞方向分化,从而形成 HAS。这些癌细胞也可像肝细胞癌一样,产生甲胎蛋白

（α-fetoprotein，AFP）、抗胰蛋白酶（AAT）及抗糜蛋白（ACT）。临床上患者 AFP 含量异常且常持续性升高,阳性检出率约为 61.1%。HAS 根据 AFP 的免疫组化结果可分为 AFP 阳性和 AFP 阴性两种。凡出现典型肝样分化区的胃癌,不论其是否产生 AFP,均可称为 HAS,即 HAS 以其形态学特征为诊断依据。产生 AFP 只是 HAS 的一个重要特征,但不是必备条件。AFP 阳性胃癌的静脉浸润、淋巴结转移和肝转移情况较 AFP 阴性者更为严重,同时 TNM 分期也相应偏晚。HAS 的生物学行为与普通胃癌相比更具有侵袭性,而确切的分子机制尚不明确。有研究显示,肝细胞生长因子受体（c-Met）的过度表达可能与这种生物学行为相关。

1. 临床诊断思路　HAS 的发病年龄、好发部位及临床症状均无显著特征,当中老年患者发现胃部占位性病变,并且血清 AFP 值异常升高时,在除外肝炎、肝癌、肝硬化及生殖细胞肿瘤的情况下,应考虑 HAS 的可能。近年来,血清 AFP 检测已逐渐作为胃癌诊治的常规检查项目。HAS 恶性程度高,侵袭性很强,多数患者发现时已为晚期,极易发生肝及腹腔其他脏器转移,HAS 合并肝转移时易误诊为原发性肝癌（HCC）,因为肝细胞癌也可以发生胃转移,所以当肝脏及胃部的肿瘤被同时发现时,肿瘤原发病灶的鉴别就十分重要。术前可采用内镜多点活检取材,但因肝样分化区可能受取材限制,无法准确区分主要肿瘤。

2. 病理诊断思路　显微镜下病理形态由两种不同却又密切相关的成分：腺癌区及肝样分化区组成。肝样分化区细胞体积较大、呈多角形、嗜酸性或透明胞质,类似原发性肝癌细胞,两者之间相互交叉移行,可见到胆汁和细胞质内抗淀粉酶消化 PAS 阳性的嗜酸性小球,腺癌区多为低分化腺癌,其次为中分化及中-低分化,少数情况下也可为管状腺癌及乳头状腺癌。免疫组化在肿瘤细胞内可检测到 AFP、AAT 和 ACT。原位杂交在肿瘤细胞内检查到人血白蛋白 mRNA。与转移性肝细胞肝癌不同,HAS 不表达 Hep-Par-1,而原发性肝细胞肝癌,不仅可表达 AFP,而且几乎 100% 表达 HepPar-1。

【临床意义】

AFP 是由胎儿肝脏卵黄囊细胞及胚胎期胃肠道细胞产生的血清蛋白,成人中 AFP 升高可见于肝细胞肝癌、肝硬化、肝炎及生殖细胞肿瘤等。文献报道有 1.3%～15% 的胃癌产生 AFP,而 HAS 占了大部分,AFP 是 HAS 的特征性表现。有研究表明,HAS 血清 AFP 水平升高患者,在术后 1～2 周开始下降,多于术后 2 个月内恢复正常,当出现复发、肺转移和肝转移时 AFP 再次升高,因此,血清 AFP 的检测可以帮助更早地发现和诊断 HAS,更可以进一步作为评估手术效果、预测肿瘤的复发与转移的指标。

第二节　胃淋巴上皮瘤样癌

【临床特征】

胃淋巴上皮瘤样癌（lymphoepithelioma-like carcinoma）是一种少见的胃癌组织学亚型,具有独特的临床病理特征、分子遗传学改变和预后,因而备受关注。胃淋巴上皮瘤样癌占全部胃癌病例的 1%～4%,在不同国家和地区发病率差异很大。好发于中老年人,平均年龄约为 58 岁。男性较女性多 2 倍以上。肿瘤多发生于近端胃,也可见于胃窦和残胃。临床常见反复腹痛,也可伴有呕血、黑粪、吞咽不适等症状,也可有食欲缺乏、消瘦症状。部分病例以呕血、黑粪为首发症状。影像学检查可见胃壁弥漫增厚或不规则增厚,也可显示为溃疡性病变。胃镜检查可见胃壁僵硬,黏膜糜烂,也可为溃疡型肿物。胃镜活检常常被误诊为淋巴瘤、未分化癌、低分化癌等。根治性手术切除是首选的治疗方法,术后可行辅助化疗。但化疗和放疗的效果尚需要评价。关于胃淋巴瘤样癌的预后,文献报道中意见不一,早期研究认为胃淋巴瘤样癌与普通型胃癌预后没有差别,后来的研究显示,伴有淋巴瘤样间质的进展期胃癌比不伴淋巴瘤样间质的胃癌5年生存率高,病死率相对较低。

【病理特征】

1. 肉眼观察　肿瘤多位于胃体,也可累及全胃,可为弥漫浸润,也可为溃疡型。大体形态与普通型胃癌相似。弥漫型病变胃壁不规则增厚,可达1.5cm,质地较硬,表面黏膜糜烂;溃疡型病变不规则,边缘隆起,基底凹凸不平,有灰黄色、灰褐色污秽苔状物覆盖。肿瘤切面灰白色,质脆。

2. 显微镜检查　癌细胞呈片巢状、条索状排列,浸润胃壁(图3-3A、B),可见小的分化低的腺体样结构。瘤细胞圆形或不规则,细胞界限不清,胞质少,嗜双色。核多成空泡状,核膜较厚,具有显著的大核仁,核分裂多少不一,一般较少(图3-3C)。部分区域肿瘤细胞可较松散,瘤细胞胞质丰富,异型性较小,核仁也较小或不明显,颇似组织细胞样。肿瘤背景见大量淋巴组织增生,成熟的小淋巴细胞弥漫散布,数量显著超过肿瘤细胞(图3-3D)。主要为T淋巴细胞,也有B细胞,还可有浆细胞、NK细胞、树突状细胞。有时可

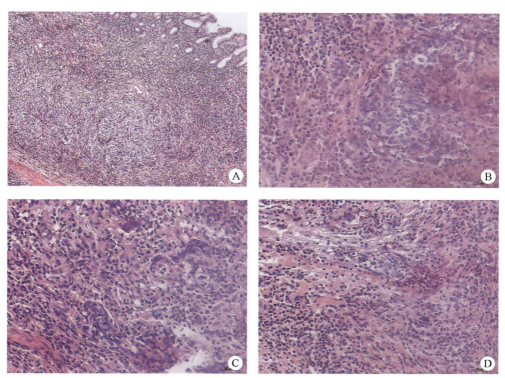

图3-3　胃淋巴上皮瘤样癌

A. 胃壁黏膜下及肌层见大量淋巴细胞浸润,掩盖癌组织(HE,×100);B. 肿瘤组织呈小巢排列,周围大量淋巴细胞浸润(HE,×400);C. 肿瘤细胞有明显异型性,可见大核仁(HE,×400);D. 小巢散布的癌组织被浸润的淋巴细胞掩盖(HE,×400)

见淋巴滤泡形成。瘤细胞片巢内也见淋巴细胞浸润,似淋巴上皮病变。肿瘤内部较少见纤维组织增生反应,外周边缘常为推挤式浸润生长。部分病例可有普通型腺癌结构,少数肿瘤内可见到多核巨细胞反应,也可形成肉芽肿结构。癌周围胃黏膜结构正常,也可见淋巴滤泡。

3. 免疫表型　肿瘤细胞 CEA、EMA、CKpan 等上皮标记物阳性表达,浸润淋巴细胞呈多克隆性表达,分别表达 T 细胞或 B 细胞标记(图 3-4),以 CD3、CD4、CD8 等阳性的 T 细胞为主,B 细胞表达 CD20、CD79a,树突细胞表达 S100 蛋白。多数病例瘤细胞表达 EBER,使用原位杂交法也可以证实 EBER 阳性。

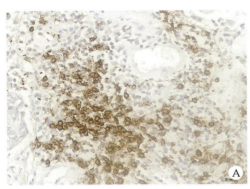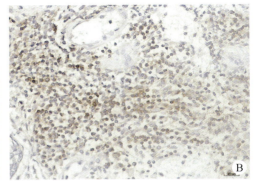

图 3-4　胃淋巴上皮瘤样癌免疫表型

A. 肿瘤组织中浸润淋巴细胞部分表达 CD20(EliVision 法,×400);B. 肿瘤组织中浸润淋巴细胞部分表达 CD3,与 A 图同一区域(EliVision 法,×400)

【鉴别诊断】

胃淋巴上皮瘤样癌具有特征性的临床表现和形态学改变,免疫组化也有助诊断,手术切除标本的诊断并不特别困难。但在胃镜活检组织较小,有时需要与结外边缘区淋巴瘤(黏膜相关淋巴瘤)、间变性大细胞淋巴瘤、伴有淋巴细胞反应的普通型胃腺癌、上皮样黑色素瘤、转移性淋巴上皮癌和肉芽肿性胃炎鉴别(表 3-2)。

表 3-2　胃淋巴上皮瘤样癌的鉴别诊断

主要肿瘤	临床特点	病理特点	免疫组化
胃淋巴上皮瘤样癌	少见,好发于中老年人,患者男性多于女性,多发生于近端胃,常以呕血、黑粪为首发症状。影像学和胃镜检查可以发现肿瘤	显示弥漫浸润的未分化癌细胞被密集的淋巴样间质包绕,可有淋巴滤泡。癌细胞较大,核空泡状,核仁明显	癌细胞表达上皮标志物;淋巴细胞显示多克隆性增生,以 CD3、CD4、CD8 阳性 T 细胞为主,夹有 CD20 阳性 B 细胞,可检测 EBER 阳性

(续　表)

主要肿瘤	临床特点	病理特点	免疫组化
伴有淋巴细胞反应的普通型胃腺癌	常见,胃窦部多见,影像学和内镜检查可发现肿瘤,临床常表现为上腹部不适、疼痛	腺体结构更明显。浸润的淋巴细胞数量较少,极少淋巴滤泡形成,促纤维组织增生反应显著	癌细胞表达上皮性标志物,淋巴细胞可为T或B细胞,多克隆性,多数EBER阴性
黏膜相关淋巴瘤	多数患者为成人,平均年龄61岁,女性略多发。类似胃炎、消化性溃疡症状。肿瘤可以是溃疡型,也可为弥漫性浸润。与幽门螺杆菌感染有关。临床呈惰性发展	肿瘤细胞为边缘区淋巴细胞样,大小较一致,弥漫或结节性分布,可见典型的淋巴上皮病变和淋巴滤泡生发中心植入现象	上皮标志物阴性,肿瘤细胞表达B细胞标记
间变性大细胞淋巴瘤	多发生于30岁前,好发于男性,可累及淋巴结和结外部位,皮肤、骨骼、软组织、肺、肝常见,而胃肠道罕见。患者可有B症状,特别是高热	表现广泛的组织学形态谱,可见不同比例的具有偏位马蹄形或肾形核的肿瘤细胞,胞质丰富,透明或嗜酸、嗜碱性,可有多个核呈花环状排列的瘤巨细胞	瘤细胞表达CD30、CD45/Granzyme B,不表达上皮性标志物
上皮样黑色素瘤	上腹部疼痛或不适、体重减轻、乏力、黑粪等,影像学与癌类似,胃镜可见病变灰褐色或黑色	细胞大小及形态、排列结构多样化;细胞黏附性差,胞质丰富、核偏位、核仁明显;细胞内可有多少不等的黑色素颗粒	S100蛋白、HMB45、Melan-A阳性
转移性淋巴上皮癌	临床有鼻咽癌病史,常有颈淋巴结和其他部位的转移	形态学类似胃的淋巴上皮瘤样癌,但癌组织从固有层向黏膜生长,与胃黏膜无移行	多表达CK5/6等鳞癌标志物,EBER多阳性
肉芽肿性胃炎	临床表现为胃部不适,疼痛常与进食有关,影像学及胃镜检查未发现肿瘤	胃黏膜表现为慢性炎症改变,有肉芽肿形成,可为结核、结节病、Crohn病或异物肉芽肿。无片巢状或散在异型性明显的恶性细胞	上皮性标志物在病变区仅正常腺上皮阳性,其余上皮样细胞阴性

【诊断思路】

胃淋巴上皮瘤样癌又称为伴有淋巴间质的胃癌、胃髓样癌,占胃癌的1%～4%,由Watanade等1976年首先报道。2010年WHO消化系统肿瘤分类将其列入胃癌中少见的组织学亚型,称为伴有淋巴间质的胃癌,国内报道尚少。80%以上的胃淋巴上皮瘤样癌与Ⅰ型EBV潜伏感染有关,小部分病例与高频微卫星不稳定性有关。EBV相关的胃癌约占胃癌的10%,可为普通型胃癌,也可为胃淋巴上皮瘤样癌。胃黏膜上皮感染EBV,可使许多癌症相关基因(p16、p73、E-cadherin等)的启动子区GpC岛甲基化,表达下调,导致肿瘤发生。EBER阳性者主要发生在胃近端或残胃,组织学形态更类似典型的鼻咽未分化癌。显示高频微卫星不稳定性的病例多为BEER阴性。

1. 临床诊断思路　胃淋巴上皮瘤样癌

的临床特点是肿瘤多见于男性，好发生于胃近端或残胃，肿瘤界限较清楚，多有溃疡形成，临床表现胃腹痛，并可伴有呕血、黑粪，而且多数有EB病毒感染。根据以上特点可帮助临床识别胃淋巴上皮瘤样癌。普通型胃癌更多见于胃远端，所以肿瘤发生于胃近端是一个特别值得重视的提示信息。

2. 病理诊断思路　胃淋巴上皮瘤样癌的组织学特点一是癌组织分化较低，二是具有显著的淋巴样间质，把握好这两点，做出正确诊断并不困难。但是必须注意，许多普通型胃腺癌也可伴有淋巴细胞反应，此时淋巴细胞的数量就是一个需要把握的指标。WHO分类并未给出定量或半定量的淋巴细胞数量标准。根据对鼻咽部淋巴上皮样癌形态的认识，淋巴细胞浸润癌巢，把癌细胞分成具有极少数量癌细胞的群或单个细胞，使癌细胞的上皮性质模糊不清，应该是较典型的形态。大量的淋巴细胞背景易误诊为淋巴瘤。淋巴瘤瘤细胞的大小、形态相对一致，分布均匀，而胃淋巴上皮瘤样癌的淋巴细胞分布并不均匀，而且细胞类型多，T细胞、B细胞、浆细胞互相掺杂。间变性大细胞淋巴瘤具有偏位马蹄形或肾形核的肿瘤细胞，核旁有胞质红染区，与淋巴细胞包围的具有空泡状核和大核仁的癌细胞也有所不同。黏膜相关淋巴瘤中的淋巴上皮病变时淋巴瘤细胞浸润残存的正常胃黏膜或腺体上皮，而胃淋巴上皮瘤样癌中淋巴细胞浸润包围的是具有异型性的癌细胞。

【临床意义】

由于胃淋巴上皮样癌的组织学特点，免疫组化检测对确诊有重要帮助。因为肿瘤的主要成分是癌组织，所以上皮性标志物CK、EMA、CEA均可显示阳性，而且可以清楚勾画出癌组织的范围，与间质明确区分。大量的淋巴细胞存在可使人误诊为淋巴细胞增生性病变或淋巴瘤，但胃淋巴上皮瘤样癌中的淋巴细胞是非克隆性的，使用不同的抗体可以证明存在大量T细胞和较少的B细胞，CD21可以显示淋巴滤泡中的树突细胞，都可以作为排除淋巴瘤的参考证据。胃淋巴上皮瘤样癌与EB病毒感染关系密切，可以检测出EBER阳性。由于胃镜活检组织一般较小，正确使用免疫组化检查对鉴别诊断具有重要价值。

第三节　胃原发性绒毛膜癌

【临床特征】

胃原发性绒毛膜癌（primary gastric choriocareinoma）十分罕见，是一个高度恶性的肿瘤，可以发生在女性，也可以发生在男性，而且以男性更多见。文献报道，男女患者之比为2.3∶1。患者年龄较大，男性患者平均62.4岁，女性患者平均54.8岁。临床表现与其他常见类型胃癌没有显著不同，主要表现为腹部不适、疼痛，影像学检查发现胃占位，多为隆起型，表面也可形成溃疡。内镜检查并活检是确诊的重要手段，但因出血坏死较多，活检常不能准确判断恶性肿瘤的组织学类型。患者血清中β-hCG升高是最特征的临床表现，在所有患者都出现。胃绒毛膜癌预后极差，肿瘤生长速度快，较早出现全身广泛转移，此时影像学检查可以发现肝、肺、淋巴结等的转移灶。最多见的转移部位依次是淋巴结、肝、腹膜和肺。患者生存期仅为数月。治疗以胃全切及周围淋巴结清扫为首选，术后辅助化疗和其他治疗。由于肿瘤发展迅速，许多病例就诊时已经失去手术机会，只能采用化疗，还可采用射频消融治疗以消除转移灶。文献报道，许多病例在确诊后1个月内死亡。但也有采用多学科联合治疗，患者痊愈的报道。

【病理特征】

1. 肉眼观察　肿物可发生于胃的任何

部位,约41%发生在胃的下1/3,37%位于中1/3,22%位于上1/3,但各部位发生绒毛膜癌的概率没有统计学差异。肿物可较大,长径可达15cm或更大,多数为隆起型,呈结节状,表面可因坏死而形成溃疡,呈火山口样(图3-5A)。由于有出血,可在局部形成血肿。切面肿瘤灰白色,质地中等,脆,有出血区,并有不同程度的坏死。

2. 显微镜检查 胃原发性绒毛膜癌组织学结构与生殖系统妊娠相关的绒毛癌相似,由不同类型的肿瘤性滋养细胞成分构成,包括细胞滋养细胞、中间型滋养细胞、合体滋养细胞(图3-5B、C、D、E)。细胞滋养细胞中等大小,界限清晰,胞质较空亮,形成片状。中

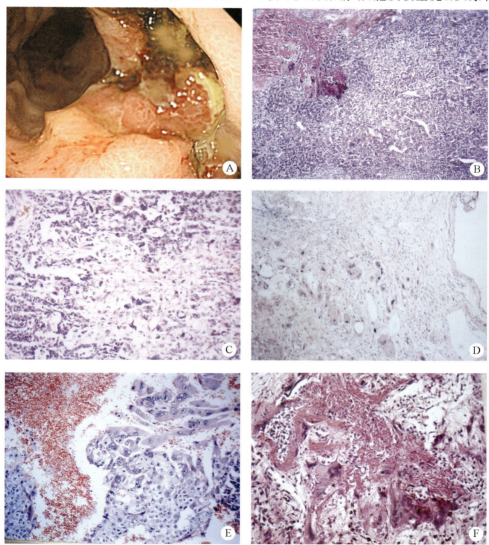

图 3-5 胃原发性绒毛膜癌
A. 内镜见胃小弯肿物,周围隆起,中央形成溃疡,可见暗红色出血区;B. 胃肿瘤显示不同结构,可见大片出血坏死(HE,×40);C. 肿瘤细胞分化较低,显示多种形态结构(HE,×100);D. 肿瘤性合体滋养细胞浸润性分布,肿瘤侵达外膜(HE,×100);E. 肿瘤的细胞滋养细胞和合体滋养细胞成分(HE,×400);F 肿瘤破坏血管,局部片状出血(HE,×400)

间型滋养细胞卵圆形、多边形或梭形,多数单核,也可有多核,核圆形或卵圆形,染色深,胞质丰富,嗜酸或嗜双染,偶尔有空泡,单个散布或聚集成条索状、片巢状分布。合体滋养细胞胞质丰富,嗜酸性,细胞界限不清呈合体状,显示为巨核细胞或多核巨细胞,呈片状、巢状分布,也可散在(图3-5F)。肿瘤组织破坏血管,形成大片状出血区成为醒目的改变。约70%的胃绒毛膜癌伴有普通型胃癌成分,多数为低分化的腺癌。

3. 免疫表型　肿瘤细胞 β-hCG 几乎在所有胃绒毛膜癌表达(图3-6A),CKpan(图3-6B)和 CK18 阳性。肿瘤细胞 CEA、AFP 阴性。

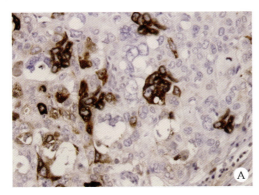 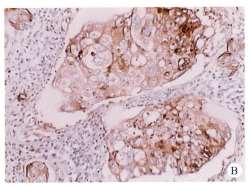

图 3-6　胃原发性绒毛膜癌免疫表型

A. 肿瘤细胞 hCG 阳性(EliVision 法,×400);B. 肿瘤细胞 CKpan 阳性(EliVision 法,×400))

【鉴别诊断】

胃原发性绒毛膜癌是罕见的恶性肿瘤,其滋养细胞样形态与其他类型的胃癌或其他肿瘤不同。需要在诊断中注意鉴别的肿瘤包括普通型胃癌、AFP 阳性胃癌、肉瘤样癌、间变性大细胞淋巴瘤、转移性骨巨细胞瘤、转移性绒毛膜癌等(表3-3)。

表 3-3　胃原发性绒毛膜癌的鉴别诊断

主要肿瘤	临床特点	病理特点
原发性绒毛膜癌	罕见,高度恶性,男女均可发生,男性更多见。患者年龄较大。临床表现主要为腹部不适、疼痛,影像学检查发现胃占位,血清 β-hCG 升高是最特征的临床表现	由不同类型的肿瘤性滋养细胞成分构成,呈片状、巢状分布,也可散在。肿瘤组织破坏血管,形成大片状出血坏死区。可伴有普通型胃癌成分,多数为低分化的腺癌
伴有绒癌成分的普通型胃癌	胃绒毛膜癌有半数以上存在普通型胃腺癌成分,临床表现与普通型胃癌相似,血清中 β-hCG 阳性或阴性	以普通类型胃癌结构为主,伴有部分绒毛膜癌成分,绒毛膜癌成分 β-hCG 阳性,其他成分不表达 β-hCG

(续　表)

主要肿瘤	临床特点	病理特点
AFP阳性胃癌	发现胃肿瘤,同时血清中AFP阳性,β-hCG阴性,能排除肝癌或其他分泌AFP的生殖细胞肿瘤	肿瘤具有肝样型、胎儿胃肠型、卵黄囊型和混合型等类型,瘤细胞可胞质丰富,嗜酸性或透明,AFP阳性,但β-hCG阴性
肉瘤样癌	肿瘤恶性程度高,发展快,易早期出现转移,肿块一般较大,坏死明显,血清β-hCG不升高	癌细胞分化差,形态多样,梭形或多形性,细胞间黏附性差,散在,缺乏片巢状结构,肉瘤样,免疫组化表达上皮标志物,但β-hCG阴性
恶性纤维组织细胞瘤	主要见于成人,四肢多见,胰腺发生者罕见。肿瘤浸润性生长,可发生淋巴结转移或远隔器官转移	肿瘤组织由血管分隔为结节,包括梭形成纤维细胞和具有多形性的组织细胞,其间可见破骨样巨细胞。梭形细胞具有席纹样排列。瘤细胞、多核巨瘤细胞和破骨样巨细胞均CD68阳性,无β-hCG阳性成分
恶性外周神经鞘膜瘤	主要见于20～50岁,可发生于身体任何部位。表现为孤立性肿块,增长迅速,可出现疼痛症状。高度恶性,复发与转移比例高	可有多核瘤巨细胞,瘤细胞异型性十分显著,可有梭形细胞呈S形弯曲,排列呈栅栏状或旋涡状,出现地图样坏死,坏死边缘瘤细胞呈栅栏状排列。表达S100蛋白,无β-hCG阳性细胞
间变性大细胞淋巴瘤	多发生于30岁前,好发于男性,可累及淋巴结和结外部位,皮肤、骨骼、软组织、肺、肝常见,而胃肠道罕见。患者可有B症状,特别是高热	表现广泛的组织学形态谱,可见不同比例的具有偏位马蹄形或肾形核的肿瘤细胞,胞质丰富,透明或嗜酸、嗜碱性,可有多个核呈花环状排列的瘤巨细胞,CD30阳性
转移性骨巨细胞瘤	多见于中青年,原发肿瘤多见于四肢骨,也可见于扁骨。肿瘤呈多囊性,影像学检查可发现侵犯长骨骨骺的原发骨肿瘤。恶性者可复发、转移	巨细胞为破骨样巨细胞,在不产生胶原纤维的单核细胞基质中均匀分布,缺乏大片出血区,瘤细胞β-hCG阴性
转移性绒毛膜癌	罕见,常有子宫、卵巢等部位的原发灶和肺、脑、肝等部位的转移灶,血清β-hCG升高	具有典型绒毛膜癌形态,不见任何类型的胃癌结构,免疫组化β-hCG及hPL阳性

【诊断思路】

胃原发性绒毛膜癌是十分罕见的肿瘤,自1905年Davidsohnd等首次报道以来,国外文献约有160例报道,其中多为日本的报道,国内文献也有10余例报道,其发生机制还不清楚。对这个发生在胃的肿瘤曾经有多种解释,包括认为其来源于腹膜的异位性腺原基,或是长期潜伏的未被发现的子宫绒毛膜癌转移,或属于畸胎瘤等意见,现在较一致接受的意见认为绒毛膜癌是胃腺癌的去分化表现,是胃腺癌细胞向胚外外胚层分化的结果。

1. 临床诊断思路　胃原发性绒毛膜癌罕见,血清中β-hCG升高是最特征的临床表现。当临床检查发现胃肿块,同时血清β-hCG升高,提示可能为胃的绒毛膜癌。此时应注意检查卵巢、睾丸、纵隔等畸胎性肿瘤好发的器官和部位有无原发肿瘤，如为女性患者，则应进一步检查以排除与妊娠相关的绒毛膜癌转移。只有在完全排除了其他部位原发的绒毛膜癌胃转移后，才能诊断胃的原发性绒毛膜癌。

2. 病理诊断思路　胃的多形性肿瘤少见，在肿瘤细胞显示多形性时应考虑到绒毛膜癌。注意绒毛膜癌具有多种滋养细胞成分，其中识别合体细胞特别重要。因为合体细胞较细胞滋养细胞、中间型滋养细胞更具形态特征。细胞滋养细胞和中间型滋养细胞尽管也有各自的形态特点，但并不易识别，与其他低分化的癌细胞很难鉴别。合体滋养细胞可以有核的异型性，此时应注意与其他类型的多核瘤巨细胞鉴别。合体滋养细胞胞质丰富，嗜酸性染色，常位于肿瘤片巢周边部分，常能看到破坏血管壁。绒毛膜癌的滋养细胞成分破坏血管壁是其生物学特点，由此引起的大片状出血也就成为绒毛膜癌的组织学特点之一。在胃的多形性肿瘤中看到大片的出血坏死，应该警惕为绒毛膜癌。免疫组化可以提供有力的证据，所有病例几乎都显示 β-hCG 阳性。当肿瘤转移到肝、肾上腺时，应注意与肝细胞癌和肾上腺皮质癌鉴别，这些肿瘤都可以有胞质透明的肿瘤细胞，也可以有瘤巨细胞、多核瘤巨细胞，与绒毛膜癌形态上有相似之处，但转移的绒毛膜癌常显示多灶性，出血坏死依然显著，血清 β-hCG 升高，肿瘤细胞表达 β-hCG 阳性，结合病史和临床检查可以做出正确诊断。

【临床意义】

在获得手术切除标本做全面病理检查前，胃镜活检是确诊胃原发性绒毛膜癌的重要方法。但由于绒毛膜癌一般体积较大，出血坏死较多，肿瘤具有多种滋养细胞成分，各部位形态学差异很大，胃镜活检组织的病理诊断还是比较困难，文献报道，仅有 8% 胃镜活检病理能正确诊断胃绒毛膜癌。如果仅看到细胞滋养细胞或中间型滋养细胞成分，可能难以确定为绒毛膜癌。当活检标本中看到合体滋养细胞，则能够考虑到绒毛膜癌。活检标本中存在广泛出血，也是重要提示。如果临床能够提示血清 β-hCG 检查异常的资料，诊断可能会比较容易。

第四节　遗传性弥漫性胃癌

遗传性弥漫性胃癌（hereditary diffuse gastric cancer，HDGC）是一种常染色体显性遗传癌易感综合征。1998年，Guilford 等通过对 3 个新西兰毛利人胃癌家系的疾病谱进行联合分析和突变筛选研究，发现并报道了这种综合征的遗传基础是 E-cadherin（DH1）基因的胚系突变。

1. 临床筛选标准　1999年，国际胃癌联合组织提出了 HDGC 的临床筛选标准。

（1）在第一或第二代亲属中有两个或两个以上成员患有弥漫性胃癌，其中至少一个在 50 岁之前被诊断。

（2）在第一或第二代亲属中有 3 个或 3 个以上成员患有弥漫性胃癌，诊断时的年龄不限。这些家族的妇女患乳腺小叶癌的危险性增高。之后，一些学者以遗传学为基础进一步研究，把 HDGC 限定为有 CDH1 基因胚系突变的家族。

2. 检测 CDH1 突变的依据　2009年，国际胃癌联合会（IGCLC）制定了检测 CDH1 突变的依据。

（1）在第一或第二代亲属中有两个或更多弥漫性胃癌病例的记载，其中至少 1 个在 50 岁之前被诊断。

（2）在第一或第二代亲属中有 3 个或更多的病例记载，诊断时的年龄不限。

(3) 无家族史，在 40 岁前发病的弥漫性胃癌。

(4) 家族中有一个病例在 50 岁前诊断了既有弥漫性胃癌又有乳腺小叶癌。

【临床特征】

HDGC 突变携带者肿瘤分期多为 T_{1a}，癌灶多数 <1mm，并且位于正常表面黏膜上皮之下，很难通过胃镜检出，因此，大多数病例胃切除之前胃镜活检不能检测到 T_{1a} 期癌的多发病灶；染色胃镜可以看到苍白区，但这种微细变化很容易被忽略。增加胃镜活检数量可以提高阳性检出率。

由于对 HDGC 的认识时间较短，病例较少，缺少大宗研究报道，其患病率尚没有确定。HDGC 发病年龄范围较广，从 14～85 岁，女性多见。CDH1 携带者临床无明显症状，胃镜及肉眼检查无明显肿块，但其全胃切除的标本经病理学定位检查，几乎所有病例都能找到多发性 TNM_{1a} 期的黏膜内印戒细胞癌病灶，呈侵袭性生长；多数呈惰性、生长较缓慢，很少发生转移；但当患者出现胃癌相关临床表现时，通常已处于进展期。HDGC 预后差别较大，文献报道，在一个毛利人家族中，死于胃癌最年轻的患者 14 岁，而最老的 CDH1 无症状突变携带者年龄 75 岁。对于有 CDH1 突变，年龄 >20 岁的危险家族成员推荐使用全胃切除，对活检阳性个体，无论年龄大小均需进行治愈性全胃切除。

【病理特征】

1. 肉眼观察　大多数进展期、晚期 HDGC 表现为皮革胃，可累及胃的所有位置，与散发性弥漫性胃癌的表现不能区分；无症状 CDH1 突变携带者胃的肉眼观察仅显示黏膜组织略增厚或无明显异常改变，与正常黏膜不能区别；经甲醛溶液固定后仔细检查可发现大小不等的白色斑片样改变；病变可位于胃的任何部位或全胃弥漫分布；在对不同 CDH1 突变的多个家系进行完整胃黏膜的病理学定位后发现，胃内的早期病灶（T_{1a}）数量从单一病灶至数百个小病灶不等，存在很大差别。最密集和最大的 T_{1a} 早期癌灶多数位于远端胃及胃底胃窦移行区，病灶从 0.1～10mm。

2. 显微镜观察　病变大多数为多发性病灶，表现为黏膜内灶状、弥漫性印戒细胞癌，可累及胃的任何部位，病变局限于胃黏膜固有层（图 3-7A）。病变具有特征性表现，即胃黏膜表面附近的肿瘤细胞大，腺颈部区水平的肿瘤细胞小，两者之间有移行区（图 3-7B）；肿瘤细胞核分裂少见。

HDGC 的前驱病变：①原位印戒细胞癌（图 3-7C），即在腺体基底膜内出现了印戒细胞替代正常腺上皮细胞；②位于完好的腺体和小凹上皮下的印戒细胞在基底膜内出现佩吉特病样播散方式（图 3-7D）。

3. 免疫表型　肿瘤性印戒细胞及前驱病变中原位癌、佩吉特病样播散细胞均显示 E-cadherin 表达减弱或缺失（图 3-8）。

【鉴别诊断】

HDGC 病理组织学显示为印戒细胞癌，需要与散发性胃印戒细胞癌及良性的印戒细胞病变鉴别（表 3-4）。

【诊断思路】

胃癌是世界范围内的常见疾病，死亡率高居恶性肿瘤的第二位，中国、日本、韩国等东亚地区是胃癌的高发病率地区；流行病学资料显示 5%～10% 的胃癌呈现家族聚集性，HDGC 占胃癌群体的 1%～3%。Parry 等运用基因连锁分析，发现 E-cadherin 1 型基因/CDH1 的等位基因突变与毛利人家族中胃癌的发生有明显的相关性，从而确立了毛利人的家族性、遗传性胃癌为遗传病的依据，为常染色体显性遗传易感综合征。CDH 基因位于染色体 16q22.1，属于 CD 家族，从属钙黏素超家族/CDH，编码产生 E-cadherin，是参与细胞黏附的细胞表面蛋白，具有维持组织结构完整性和极性的作用，还参与细胞内信号传导，控制细胞运动，调节基因活

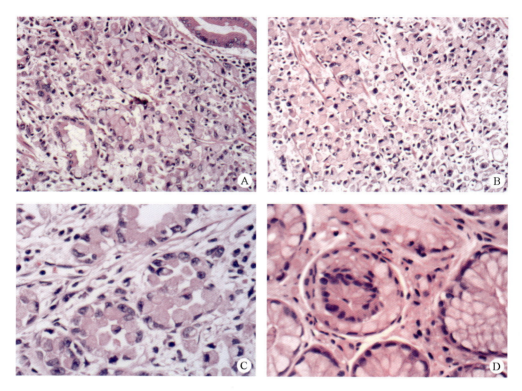

图 3-7　遗传性弥漫性胃癌

A. 弥漫性印戒细胞癌,位于黏膜层(HE,×100);B. 弥漫性印戒细胞癌,胃黏膜表面附近的肿瘤细胞大,腺颈部区水平的肿瘤细胞小,两者之间有移行(HE,×100);C. 原位印戒细胞癌,散在单个肿瘤细胞浸润(HE,×200);D. 原位印戒细胞癌,佩吉特病样播散(HE,×200)

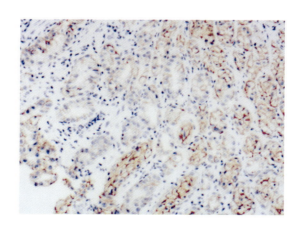

图 3-8　原位印戒细胞癌

免疫组化 E-cadherin 表达缺失或减弱(SP,×100)

表 3-4 遗传性弥漫性胃癌的鉴别诊断

主要肿瘤	临床特点	病理特点	免疫表型
遗传性弥漫性胃癌	发病年龄14—85岁不等，女性多见；大多数患者无明显临床症状，胃镜下多数患者表现为正常胃黏膜或略增厚，与正常胃黏膜不能区别；当出现胃癌相关临床症状时已为进展期胃癌	(1)肉眼检查：表现为多灶性、无肿块；病变不明显，与正常胃黏膜不能区别，甲醛溶液固定后可见灰白色斑块样改变，可累及胃的所有位置，晚期患者大多数表现为皮革胃； (2)显微镜下病变常为多发性，表现为黏膜内灶状弥漫性印戒细胞癌，癌灶可累及胃的任何部位，并局限于胃黏膜，表现为特征性的表层印戒细胞体积大，腺颈部区细胞小	肿瘤性印戒细胞及其原位癌均表现为E-cadherin表达减弱或缺失
散发性胃癌	发病年龄多在50岁以上，并随年龄增长发病率增加；男性多见；表现为胃部不适、疼痛等，胃镜检查发现胃内肿块，取活检通过病理学检查确诊	(1)肉眼所见：散发性印戒细胞癌等低黏附性癌，多见溃疡性、隆起性等明显肿物； (2)显微镜下表现为印戒细胞癌等，常伴有其他类型胃癌	肿瘤细胞表达细胞角蛋白CK及EMA等，表达E-cadherin
良性印戒细胞病变	少见，无特殊临床改变，常查体或其他疾病检查时偶然发现	可发生于增生性息肉病变中，灶状散在印戒样细胞局限于腺体内，腺体不完整，但无周围间质浸润现象；印戒样细胞形态、大小不一致，胞质可呈泡沫状	印戒样细胞表达CK，显示印戒细胞仍位于原腺体范围

性。另有研究者发现，CDH1具有抑癌基因的作用，防止细胞无限生长分裂以形成肿瘤，其特有的细胞黏附作用阻止了癌细胞分离进入血管和(或)淋巴管及侵袭其他组织，具有阻止肿瘤细胞转移的作用。

很多情况下，可遗传的突变型CDH1也以肿瘤前综合征形式出现，如遗传性弥漫型胃癌、遗传性非息肉性结直肠癌(HNPCC)，可以增加患女性乳腺小叶癌的风险。HDGC和HNPCC中CDH1有100多种突变，这些异常大大增加了胃黏膜发生肿瘤的风险；大部分CDH1突变导致产生一种短链的无功能E-钙黏素，除目前已知的CDH1配系突变、启动子甲基化、杂合缺失外，CDH1在胃癌、乳腺小叶癌发生过程中的作用机制尚未完全清楚。

HDGC病变特征是弥漫性印戒细胞型胃癌和乳腺小叶癌；HDGC家族的乳腺癌发生率增高，多数为E-cadherin表达缺失的小叶型乳腺癌；Pharoah等对11个家族资料研究后发现，在80岁以前发展成胃癌的危险率男性为67%，女性为83%；39%的女性有患乳腺癌的危险性。在之后的文献报道中显示：CDH1胚系突变携带者中发生胃癌的危险率超过80%，发生乳腺小叶癌的危险率超过60%。在CDH1突变个体中死亡的主要原因是胃癌，乳腺小叶癌生存时间累计危险性在80岁时为60%。

对于无家族史、在40岁前发病的弥漫性胃癌、家族中有1人在50岁前确诊患弥漫性胃癌和乳腺小叶癌的患者，以及有家族史的患者，应做CDH1突变的检测，以尽早发现

HDGC 患者，并采取预防性治疗措施。

1. 临床诊断思路　HDGC 的发病年龄分布范围很大，可从 14～85 岁；大部分 CDH1 携带者无明显临床症状，当出现胃癌相关症状时多已为进展期；虽然内镜检查是胃癌最敏感、最特异的诊断方法，特别是现代视频内镜可以识别胃黏膜的颜色、形状和结构变化，通过染色胃镜可以检测到早期胃癌的相关病变。但 CDH1 携带者大多数胃黏膜表面无明显改变、无肿块，与正常胃黏膜无法区别；染色胃镜可见多发微小灰白色病变，HDGC 的这种微细变化极容易漏诊，需要通过多点取材、病理学检查得以确诊。HDGC 是常染色体显性遗传性易感综合征，患者的家系患病情况是重要的诊断线索，而女性患者常同时患有乳腺小叶癌更是诊断的重要依据，所以详细了解患者家族史、既往史、临床现病史，对减少 HDGC 的漏诊是非常重要的。

目前，对于 HDGC 的研究集中在前期诊断、基因检测、内镜检测及预防性手术切除等方面，但由于其发病率较低，仅能对单个家系进行追踪随访，缺乏大样本研究，对其散发病例及先证者的诊断、内镜检测及预防性胃切除治疗的价值等，都有待于积累更多资料进行研究。

2. 病理诊断思路　HDGC 大多数为弥漫浸润性印戒细胞癌，肿瘤细胞在胃壁内弥漫浸润性生长，致使胃壁弥漫性增厚、僵硬，晚期患者形成皮革胃。CDH1 携带者、早期患者，表现为胃内多发、微小病变，肿瘤细胞位于表层黏膜下，大多数患者胃黏膜及胃壁肉眼观察难以发现病变、不见明显肿块形成，与正常胃黏膜、胃壁不易区别，需多点取材通过病理学检查发现微小病变。显微镜检查具有一定特点，近黏膜表层的肿瘤细胞（印戒细胞）体积大，腺颈部及以下部位肿瘤细胞体积相对小；免疫组化标记 E-cadherin，肿瘤细胞阴性或部分弱阳性，这些都不同于普通散发性胃癌。由于肿瘤没有特定的好发部位，没有胃窦偏聚的特点，当诊断为 HDGC 病例手术切除胃标本中未发现肿瘤时，应行全胃黏膜的组织学检查，以发现隐匿的病灶。对于可以发现肿瘤病灶的治疗性胃切除标本，也应该全面取材，观察肿瘤的分布方式和累及范围，并特别注意近端食管黏膜和远端十二指肠黏膜有无肿瘤累及。预防性切除的胃标本可以表现为慢性轻度胃炎，有时可呈淋巴性胃炎的表现。一般不见肠化生和幽门螺杆菌。

需要注意，肿瘤细胞 E-cadherin 表达异常或缺失是散发性和遗传性弥漫性胃癌的共同特点，免疫组化检测 E-cadherin 在诊断中有价值，但这种方法不能识别具有胚系突变的病例亚群，HDGC 的确诊还应该采用直接测序法检测 CDH1 胚系突变。

第五节　胃血管球瘤

【临床特征】

血管球瘤（glomus tumour）很少见，约占软组织肿瘤的<2%，多为良性，少数为恶性，常见于四肢末端，发生于皮肤及浅表软组织者可见红蓝色的小结节，局部可有间歇性疼痛，且轻触或遇寒冷时疼痛加剧；位于深部及内脏者多缺乏特异性临床表现。发生于胃的血管球瘤文献报道不足 150 例，占胃所有肿瘤的 2.2%，发病年龄 19～90 岁，以中老年人多见。常见于胃窦，胃痛是胃良性血管球瘤最常见的症状，而胃的恶性血管球瘤则多表现为上消化道出血。因本病缺乏特异性的临床表现，术前诊断主要依靠内镜和 CT 扫描，但难以与间质瘤等疾病相鉴别，确诊需靠病理检查。胃的良性血管球瘤单纯手术即可治愈，恶性者可辅以放化疗。

【病理特征】

1. 肉眼观察 肿瘤位于胃黏膜下,多数无包膜,但边界尚清。直径0.8~6cm,呈小的胃壁内肿块。表面黏膜光滑,亦可有溃疡形成。切面灰红色,无包膜,常见出血,可见钙化。

2. 显微镜检查 光镜下,瘤组织由大小一致的血管球细胞、血管及平滑肌构成,可分为以下五种亚型:①经典型:约占75%,球细胞呈结节状或片状围绕着血管排列(图3-9A);②球血管瘤型:约占20%,瘤内见较大的静脉球细胞多数围绕扩张的静脉排列(图3-9B);③球血管肌瘤型:约占10%,除了球细胞外可见成熟的平滑肌,可见两者间的过渡形态;④黏液样型:间质明显的黏液样变和水肿,酷似混合型的汗腺瘤;⑤嗜酸细胞型:瘤细胞胞质内可见到PAS染色阳性的嗜酸性颗粒。

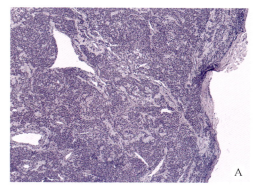
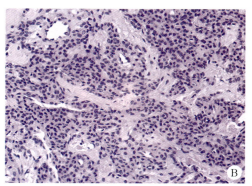
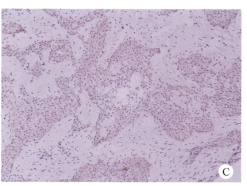

图3-9 胃血管球瘤

A. 球细胞呈片状围绕血管排列(HE,×100);B. 球细胞围绕静脉血管排列(HE,×400);C. SMA免疫组化染色阳性(SP,×200)

出现以下情况时应考虑恶性血管球瘤:①位于深部或内脏且直径>2cm者;②瘤细胞核中度或高度异型并伴有5个以上/50HPF的核分裂象;③出现病理性核分裂。需要指出的是,发生在胃的良性血管球瘤可见血管侵犯,而且多数直径超过2cm,故有人把发生在胃的恶性血管球瘤的直径定为>5cm。

3. 免疫表型 免疫组化染色常显示SMA(图3-9C)、vimentin、MSA、h-caldesmon、calponin和Ⅳ型胶原染色阳性。

【鉴别诊断】

发生于胃黏膜层以下的肿瘤种类较少,应注意以下几种肿瘤的鉴别(表3-5)。

表 3-5　胃血管球瘤、上皮样型胃肠道间质瘤等肿瘤的鉴别要点

主要肿瘤	临床要点	大体特点	镜下特点	免疫表型
胃血管球瘤	19—90岁，以中老年人多见。好发于胃窦，胃痛为常见症状，恶性时多表现为上消化道出血	位于黏膜下，呈小的胃壁内肿块，多无包膜，界尚清。表面黏膜光滑，亦可有溃疡形成。切面灰红色，常见出血，可见钙化	瘤组织由大小一致的血管球细胞、血管及平滑肌构成，经典型者球细胞呈结节状或片状围绕血管排列；球血管瘤型者瘤内见较大的静脉球细胞多数围绕扩张的静脉排列；球血管肌瘤型者除细胞外可见成熟的平滑肌外，亦可见两者间的过渡形态；黏液样型者间质明显的黏液样变和水肿；嗜酸细胞型者瘤细胞胞质内可见到PAS染色阳性的嗜酸性颗粒	阳性：SMA、vimentin、MSA、h-caldesmon、calponin、Ⅳ型胶原
上皮样型胃肠道间质瘤	多在40岁以上，中位年龄为60～65岁，男性稍多。多见于胃、小肠。表现为腹部不适、疼痛、便血等症状	位于胃黏膜下，黏膜多形成溃疡。肿块切面灰白、灰黄，若有出血则部分呈灰黑，质中，部分囊性变及坏死	肿瘤细胞以圆形、卵圆形或短梭形为主，胞质丰富透明或嗜酸，可见透明空泡状及印戒样细胞。可形成微囊状结构，成片状、巢状，可见纤细或粗大的纤维分隔。部分可见腺管样结构	阳性：CD117、CD34、Dog-1
胃神经内分泌肿瘤	胃体和幽门部。多有慢性萎缩性胃炎病史或胃溃疡病史	位于黏膜层或黏膜下层下，呈小而硬的结节或息肉样	瘤细胞为柱状或多角型细胞，胞质丰富，淡红色，颗粒状，核较一致，小而圆，极少核分裂象，常有血管浸润。瘤细胞呈腺管状、巢状或条索状排列	阳性：CK、NSE、Syn、CgA
胃副节瘤	罕见	位于黏膜下层，卵圆形、略呈分叶状、有弹性，表面光滑。切面灰红至棕红色，血管丰富	由排列成巢的上皮样主细胞所构成，被丰富而扩张呈血窦状的纤维血管性间质所分隔。巢的周边部可有支持细胞	阳性：vimentin、Syn、S100、NSE、CgA
胃上皮样平滑肌瘤	中老年人，平均年龄为55—58岁，偶发于儿童或老年人。可表现为腹痛、腹内肿块、消化道出血或梗阻症状	多为单发，可多发于不同部位。肿瘤体积大小不一。小者呈球形或椭圆形，大者结节状，有包膜，界清，表面血供丰富，可与相邻脏器粘连。肿瘤中心常伴有坏死、液化，呈囊性变	瘤细胞呈圆形或多角形，呈上皮细胞索状排列或聚集成片状，细胞质内有空泡形成，核周有一透亮区；这些细胞可有核分裂象5～24/10HPF，异型性较明显，呈恶性倾向	阳性：vimentin、desmin、actin、EMA

【诊断思路】

1873年，Rouget首先发现一种沿毛细血管和小血管分布的平滑肌样细胞，命名为血管周细胞，包括周皮细胞和血管球细胞；血管球细胞位于小球状动静脉吻合的Sucquet-Hoyer管壁周围，是一种变异的平滑肌细胞，分布于全身各处，以甲床、指（趾）侧面和手掌最多见；血管球细胞对温度比较敏感，通过调节小动脉的血流量来调节体温。

血管球瘤好发于肢体远端的动静脉吻合支，即正常血管球细胞所在之处，最好发的部位是手指的甲床下，也常见于手掌、腕部、前臂和足，位于皮下或浅表软组织内；部分病例发生于正常血管球结构稀疏或缺如的部位，如眼睑、面部、鼻腔、气管、食管、胃肠道、宫颈、阴道等处，均较罕见。自1951年由Kay等首次报道胃血管球瘤以来，已有100余例报道，多以个例报道为主；女性发病较男性多见；临床多无特异性症状，主要表现为上腹部不适、疼痛、食欲减退等，并可出现上消化道出血；与发生于四肢和软组织的血管球瘤相比，体积较大，可能与位于内脏、空腔器官、良性肿瘤生长缓慢、不易出现临床症状、不易被发现有关。病理组织学根据肿瘤细胞、血管结构、平滑肌组织的不同比例，分为三种类型：①固有球瘤（glomus proper）最多见，占75％；②球血管瘤（glomangioma），占20％；③球血管肌瘤（glomangiomyoma）最少见，所占比例少于10％。

血管球瘤为良性肿瘤，局部切除多可治愈，大约10％的病例出现局部复发。目前，对胃的恶性血管球瘤尚缺乏统一的诊断标准，对于体积较大、细胞异型性明显及病理性核分裂较多者，应加以鉴别，注意随访。

1. **临床诊断思路**　胃肠道的血管球瘤多见于胃，发病率较低，在胃所有肿瘤中约占2.2％，与胃间质瘤的发病比约为1∶100，多数胃血管球瘤好发于胃窦，良性血管球瘤常以腹痛为首发症状，而临床上以消化道出血急性发作为首发症状的恶性血管球瘤较为罕见，有时也可表现为无症状的慢性贫血，严重时甚至危及生命。胃血管球瘤的临床表现及影像学和内镜检查均缺乏特异性，确诊需靠病理组织学检查。目前诊断胃肠道内的血管球瘤主要依靠内镜及CT检查，但由于部分良性血管球瘤的临床表现及内镜所见与间质瘤、神经内分泌肿瘤或平滑肌瘤较相似，因此内镜及CT检查对于评估潜在的恶性血管球瘤仍具有一定局限性。目前最新的研究认为将超声和CT联合应用，可较好地鉴别血管球瘤与间质瘤，但例数较少，仍需进一步研究。本病多数发生在胃窦部，肿块多为球形或结节状，常位于黏膜下或肌层内，边界清楚，表面的黏膜可见溃疡形成。内镜活检常常难以取到，因而术前多数漏诊。

多数胃血管球瘤生物学行为属良性，手术切除即可治愈。文献中仅有1例报道良性胃血管球瘤通过内镜下切除治愈。对于已经病理诊断为恶性的血管球瘤，应尽早治疗，并且术后可辅助放疗或化疗。既往的研究报道恶性胃血管球瘤可转移至肾、脑，因其具有一定的复发转移特性，潜在恶性者需行手术切除，并长期随访。内镜对治疗血管球瘤有一定的帮助，而对于以急性消化道出血为主要症状的胃恶性血管球瘤患者，内镜止血效果不佳，且具有一定难度及局限性，应尽早手术，其远期疗效仍需要长时间的随访。胃血管球瘤是罕见的胃肠道肿瘤，判断并合理的诊治及尽早制定胃血管球瘤良恶性的统一标准，具有重要的现实意义。

2. **病理诊断思路**　胃血管球瘤多数位于胃窦或胃大弯侧，黏膜下、胃壁内，常为单发肿瘤，突出于黏膜表面或浆膜面，直径多＜4cm，边界清、有包膜；显微镜下肿瘤细胞呈圆形或椭圆形，大小一致，细胞之间界限清楚，与血管结构关系密切，呈片状围绕血管，由纤维组织分隔形成结节状或分叶状；需与血管外皮瘤、类癌及胃肠道间质瘤等鉴别；免疫组化标记有助于鉴别。

当前更多的研究是，通过内镜或超声内镜对肿物进行活检，当病理学确诊为良性血管球瘤时，则可避免手术或扩大型手术治疗。对于良恶性的诊断国内外尚无统一标准，有人建议的胃恶性血管球瘤的诊断标准为：肿瘤侵犯较深且直径＞2cm；可见病理性核分裂象，＞5/50HPF，符合上述任一条可定义为潜在恶性的血管球瘤。目前文献上有不典型血管球瘤的说法，其标准与胃的恶性血管球瘤的诊断标准相似。

第六节　胃肠道神经鞘瘤

【临床特征】

胃肠道神经鞘瘤（gastrointestinal schwannomas, GSs）是少见的消化道间叶源性肿瘤，占所有胃肠道间叶性肿瘤的2%～6%，占胃肿瘤的0.2%，罕见发生于十二指肠和小肠。GSs主要发生于30—50岁的中老年人，男女发病比率大致相等，女性稍多见。GSs的临床症状通常不典型，随瘤体的大小和部位不同而异，多为进食哽噎、上腹不适、腹痛，少数因肿块较大导致黏膜溃疡者可伴有黑粪，这些症状也可见于消化道其他疾病，临床鉴别诊断价值有限。有些患者则无症状，于体检时偶然发现。GSs常表现为单发，在胃部常发生于胃体，以大弯侧多见，其他部位亦可见。

超声和影像学是GSs的主要检查手段，超声特点为圆形或卵圆形的实性结节或团块，周缘常可见光滑整齐、纤细或稍厚的晕环样回声，典型者似"靶样"征，内呈均匀或非均匀的中低或中强回声。影像学检查除表现黏膜下界限清楚的肿块外，平扫及增强均呈均质实性，可无明显出血、坏死、囊性变及钙化，平扫密度略低于胃壁肌层；增强扫描具有缓慢强化特点，多数呈中等强化。以上表现对于与直径在5cm以上其他类型肿瘤具有鉴别价值，而对于体积较小的GSs，单从超声及影像学表现上诊断则困难更大，并且由于GSs瘤体位置较深，位于黏膜下或肌壁间，所以内镜检查及活检也很难在术前明确诊断，此时必须依赖于对手术切除标本的病理组织学检查及免疫组织化学标记。

手术完整切除肿瘤是目前治疗GSs唯一有效方法，对于黏膜下的小肿块也可内镜下摘除，向腔外生长的肿瘤可采取腹腔镜切除或者腹腔镜辅助下的内镜全层切除手术。绝大多数GSs为良性肿瘤，即使体积巨大、核异型性明显，局部切除后预后也良好。如不合并其他恶性肿瘤，罕见复发。恶性GSs诊断标准较难确定，主要依靠发生局部侵袭和淋巴结、肝脏转移等情况来确定。

【病理特征】

1. **肉眼观察**　GSs多为单发，呈实性球形或卵圆形，偶尔为丛状多结节样，位于胃肠壁黏膜下及肌壁间，可为外生型、内生型和肌壁内生长型，与周围组织界限清，无真正包膜，直径2～10cm，平均3.7cm，部分肿瘤可以合并黏膜溃疡。GSs切面呈灰白色，有光泽感，呈旋涡状纹理。肿瘤一般无出血、坏死、囊性变，但在较大的、外生性生长的肿瘤也可发生出血、坏死、囊性变等退行性改变。

2. **显微镜检查**　GSs镜下最突出的特点是肿瘤周围一般可见到带状淋巴细胞套或散在淋巴细胞（图3-10A），并可伴有淋巴滤泡及生发中心形成（图3-10B）。在非肿瘤区域，肌层间、浆膜下等也可出现淋巴组织。肿瘤细胞为纤细或肥胖的梭形细胞，胞质界限不清、淡嗜伊红染色，部分肿瘤细胞可呈上皮样（图3-10C）；细胞核呈纺锤形，大小和形状不一，可见小核仁。肿瘤细胞多呈交叉束状排列（图3-10D），或漩涡状（图3-10 E），间质多少不等黏液变性,并可见多少不等的胶原纤维形成粗大或细小的梁状结构(图3-10F)。与软组织神经鞘瘤相比,GSs少见Verocay小体,无典型的Antoni A和B区,不呈典型的栅栏状排列,但局部区域可见不显著的栅栏状结构,通常没有玻璃样变的血管。有些肿瘤局部可出现核的显著异型性,这可能是一种退行性改变。肿瘤核分裂罕见或缺乏,一般不超过5个/50HPF。较大或外生性肿瘤可以并发出血、坏死、囊性变。

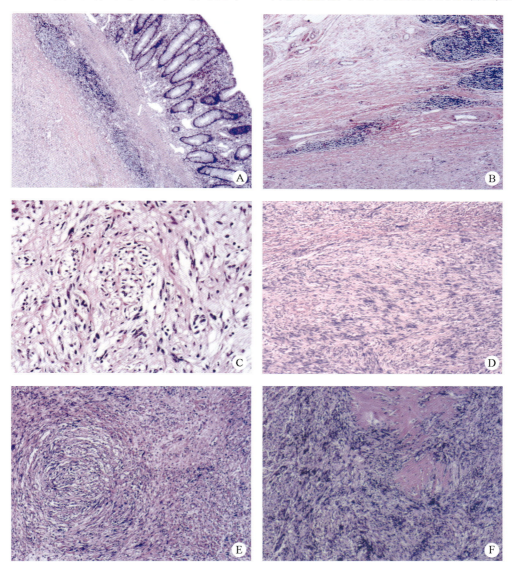

图 3-10 胃肠道神经鞘瘤

A. 肿瘤边界清,表面可见胃黏膜;肿瘤周围可见带状淋巴细胞套(HE,×20);B. 肿瘤周围可见淋巴滤泡及生发中心形成(HE,×40);C. 部分肿瘤细胞呈上皮样(HE,×200);D. 肿瘤细胞呈交叉束状排列(HE,×100);E. 肿瘤细胞漩涡状排列(HE,×40);F. 肿瘤细胞间胶原纤维形成粗大梁状结构(HE,×100)

3. 免疫表型 瘤细胞弥漫强阳性表达 S100 蛋白(图 3-11A)、Vimentin,也可阳性表达 GFAP,不表达 CD34、CD117、DOG-1、SMA(图 3-11B)和 Desmin,Ki-67 阳性指数低,常<3%。

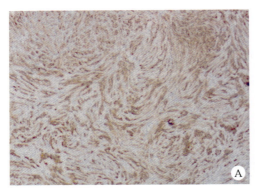 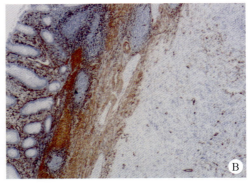

图 3-11 胃肠道神经鞘瘤免疫表型

A. 肿瘤细胞 S100 阳性(SP,×100);B. 肿瘤细胞 SMA 阴性,肿瘤表面平滑肌阳性(SP,×100)

【鉴别诊断】

GSs 为良性肿瘤,但缺乏典型的临床表现,并受检查手段的制约,术前明确诊断困难。病理检查尤为重要,显微镜下需与其他类型胃肠道梭形细胞肿瘤鉴别,并结合免疫组化标记明确诊断。其中较易混淆的肿瘤包括胃肠道间质瘤、炎性肌纤维母细胞瘤、平滑肌瘤及平滑肌肉瘤等(表 3-6)。

表 3-6 胃肠道神经鞘瘤的鉴别诊断

主要肿瘤	临床特点	病理特点	免疫组化
胃肠道神经鞘瘤	(1)多见于中年人,30~50 岁;临床症状通常不典型; (2)影像学:胃肠道黏膜下或肌壁间,边界清楚的良性肿瘤	(1)肉眼所见:肿瘤大小 2~10cm,边界清楚的实性肿块; (2)显微镜下所见:肿瘤边缘常有多少不等的淋巴细胞,呈带状;梭形肿瘤细胞束状排列,常在胶原背景下形成微小梁状,无典型的栅栏状结构,核分裂少见,一般无出血、坏死和囊性变	S100 蛋白弥漫阳性,Vimentin、GFAP 阳性,CD117、CD34 阴性

(续　表)

主要肿瘤	临床特点	病理特点	免疫组化
胃肠道间质瘤	(1)多见于老年患者,中位年龄60~65岁; (2)临床表现模糊不清的腹部不适,与肿瘤溃疡相关症状,急性和慢性出血伴或不伴贫血; (3)较小病变一般偶然被发现,恶性胃肠道间质肿瘤最常转移至肝脏	(1)肉眼所见:;肿物大小及切面颜色差异较大,常见出血和囊性变; (2)显微镜下所见:大部分肿瘤细胞为梭形细胞型,约1/3为上皮样型,肿瘤细胞编织状、束状、栅栏状排列,恶性肿瘤细胞有显著的核不典型性,易见核分裂	(1)高表达CD117、DOG-1及CD34; (2)少量表达SMA; (3)极少表达结蛋白、CK或S100蛋白
炎性肌纤维母细胞瘤	(1)常见于儿童和年轻成人; (2)临床表现类似于胃肠道间质瘤; (3)大部分为良性,极少恶性病例	大小差异大;肿瘤细胞为肥胖或梭形肌纤维母细胞,疏松排列,伴有多少不等的淋巴、浆细胞浸润和纤维化	ALK阳性表达,SMA表达不一,S100蛋白阴性
平滑肌肿瘤	(1)少见,多为老年人; (2)临床表现似胃肠道间质瘤; (3)影像学:胃结节状肿瘤	(1)肉眼所见:大小、质地差异大; (2)显微镜下所见:肿瘤细胞梭形、两端钝圆,良性平滑肌瘤不伴或仅有极少异型性、核分裂或孤立性坏死;平滑肌肉瘤肿瘤细胞有不同程度异型性、多少不等核分裂	SMA和结蛋白弥漫性强阳性,S100蛋白阴性
孤立性纤维性肿瘤	(1)发病高峰为40~60岁,女性略多; (2)临床表现:局部缓慢生长的无痛性肿块	(1)肉眼所见:界限清楚无包; (2)显微镜下所见:无特殊结构模式,可呈束状、席纹状、血管外皮瘤样、栅栏状生长,无Antoni A、B样区域,肿瘤细胞有细胞丰富区和疏松区	CD34、CD99、bcl-2阳性表达,S100蛋白阴性
神经纤维瘤	常多发,胃单发者极罕见	纤细的梭形细胞束状、编织状、席纹状排列,无Antoni A、B样区域	NF阳性,S100蛋白不呈弥漫阳性表达;CD117阴性
恶性外周神经鞘膜瘤	发生于胃者十分少见,多伴有神经纤维瘤病	肿瘤结构多样,瘤细胞异型性显著,坏死、核分裂多见	S100蛋白阳性

【诊断思路】

神经鞘瘤是常见的软组织肿瘤,但发生于胃的神经鞘瘤较为罕见。国外文献报道不超过200例,国内报道多为个案。发病年龄较广,文献报道中最长者81岁,最小者10岁。临床主要症状是上消化道出血和上腹部疼痛，无临床症状者也不少见。临床症状的出现时间和严重程度与肿瘤的生长方式密切相关。外生型肿瘤病程较长，较少出现症状；内生型肿瘤常出现溃疡和上消化道出血，出现症状较早。手术前确诊较困难，国内文献介绍，多数胃神经鞘瘤术前被诊断为胃肠道间质瘤，少数被诊断为胃癌。外生型肿瘤影像学检查还可能被误诊为肝、脾肿瘤。胃神经鞘瘤良性，手术切除后一般无复发。

1. 临床诊断思路　GSs一般发生于中老年人，无典型的临床症状特征。超声及影像学检查常为边界清楚的实性肿块，但缺乏特异性，需与胃肠道其他类型间叶来源肿瘤鉴别，术前诊断困难，并且由于GSs瘤体位置较深，大部分位于黏膜下或肌壁间，所以内镜检查及活检也很难在术前明确诊断，必须依赖手术治疗后病理检查。遇到胃的界限清楚的结节状肿块，特别是发生于胃体大弯者，应该考虑到神经鞘瘤。

2. 病理诊断思路　GSs为边界清楚的均质实性肿块，细胞呈梭形，束状排列，常在胶原背景下形成微小梁状，无典型的栅栏状结构及玻璃样变的血管，特征性改变是肿瘤周围一般均可见到带状淋巴细胞套或散在淋巴细胞，并可伴有淋巴滤泡及生发中心形成，核分裂象少见。以往文献认为，胃的神经鞘瘤不会出现出血、坏死、囊性变和钙化，并认为这是为神经鞘瘤的一个特点。但近年国内学者观察到，出血、坏死、囊性变和钙化这些变化都可以在胃的神经鞘瘤出现，在外生型肿瘤更易发生。胃神经鞘瘤免疫组化S100蛋白、Vimentin阳性，GFAP阳性，不表达CD117、DOG-1和SMA。有些肿瘤局部可出现显著的细胞核的异型性，核形态奇异并深染。此时观察核分裂数量尤为重要，GSs的核分裂罕见或缺乏，细胞核异型性显著的区域Ki-67增殖指数低，表明这可能是一种退行性改变，而非肿瘤恶性的指标。

第七节　胃炎性肌纤维母细胞肿瘤

【临床特征】

胃炎性肌纤维母细胞瘤（inflammatory myofibroblastic tumor，IMT）是胃部罕见肿瘤，由梭形肌纤维母细胞/成纤维细胞及浆细胞、淋巴细胞、嗜酸性粒细胞等炎症细胞构成，好发于儿童及青年的中间型肿瘤。最初报道肿瘤发生于肺，实际上，该肿瘤可以发生在身体的任何部位，曾被称为浆细胞肉芽肿、浆细胞假瘤、炎性肌纤维组织细胞增生、网膜-肠系膜黏液样错构瘤等，最常被称为炎性假瘤。1970年国外报道首例胃浆细胞肉芽肿，最大宗病例研究为10例，发生在胃者常表现胃壁肿块，临床及大体上都类似胃肠间质瘤（GIST），常见的临床症状为乏力、发热、体重减轻、血沉加快、多克隆高蛋白血症、腹部存在不适、疼痛；钡剂检查时可见胃占位，多为隆起型，表面也可形成溃疡。与肿瘤溃疡形成相关的症状，急性和慢性出血伴或不伴贫血、腹部包块等，有些病例肿瘤可多发，包括胃外、累及网膜及系膜，很少见转移。肿瘤大小从几厘米到20cm以上，多数介于5~10cm。大部分临床表现为良性，可有极少恶性病例。胃IMT为一种惰性肿瘤，主要采取手术切除的方式治疗，有报道少数病例应用皮质甾体类和非甾体类抗炎药物治疗后有效；常见复发，罕见转移，与肿瘤部位、手术切除是否彻底及是否多结节性有关，值得一提的是，最近有人报道ALK阳性者与肿瘤复发有关，而发生于胃的IMT复发率接近11%和病死率7%。鉴于有恶性IMT、远处转移和复发的病例报道，有必要长期随访观察。

【病理特征】

1. 肉眼观察　肿瘤多为结节状、分叶

状。质地韧到硬,切面灰白色、黄褐色或灰红色,可以因为存在钙化而呈现切开沙砾感,可伴有黏液样变性、灶性出血和坏死等。

2. 显微镜检查　胖梭形的成纤维细胞/肌纤维母细胞组成,呈束状、漩涡状或编织状排列,间质伴有大量的炎症细胞浸润,主要为成熟的浆细胞、淋巴细胞及嗜酸性粒细胞,可见少量中性粒细胞(图 3-12A、B),肿瘤处除梭形细胞外,还可见组织细胞样细胞,有些病例可见奇异型细胞,类似节细胞或 R-S 细胞。肿瘤可见多种组织形态,大部分肿瘤主要由温和的梭形细胞、星芒状细胞构成,呈黏液水肿样(图 3-12C),炎症细胞散在,以浆细胞、淋巴细胞和嗜酸性粒细胞为主,并可见丰富的血管,类似结节性筋膜炎。一些肿瘤可以呈现密集增生的梭形细胞,排列成束状、编织状,常伴有显著的淋巴细胞浆细胞浸润,可以形成淋巴滤泡,类似于纤维组织细胞瘤或平滑肌肿瘤。还有一些肿瘤细胞可以类似于瘢痕或韧带样瘤,伴有不同程度的胶原化,炎症细胞相对稀少。核分裂象多少不一,一般病例核分裂象少,不见病理性核分裂象。有些可见点状骨化和钙化。有些病例可出现细胞非典型性,细胞核大,核仁显著。

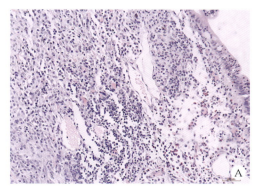
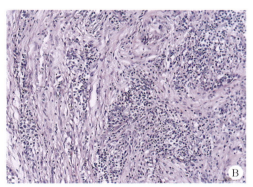
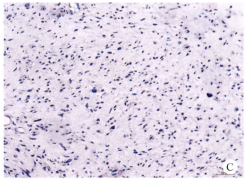

图 3-12　胃炎性肌纤维母细胞肿瘤
A. 胃肿瘤显示胖梭形肿瘤细胞及多种炎症细胞浸润(HE,×200);B. 束状肌纤维母细胞增生,炎症细胞为浆细胞、淋巴细胞、嗜酸性粒细胞(HE,×200);C. 黏液水肿样背景 (HE,×200)

3. 免疫表型　肿瘤细胞常强表达波形蛋白(Vim)(图 3-13A),并不同程度的表达肌源性标志物,包括 SMA(图 3-13B)、MSA 和 Desmin。约 50% 的肿瘤表达间变淋巴瘤激酶(ALK),局灶性的表达 CK 和 CD68(图 3-13C)。

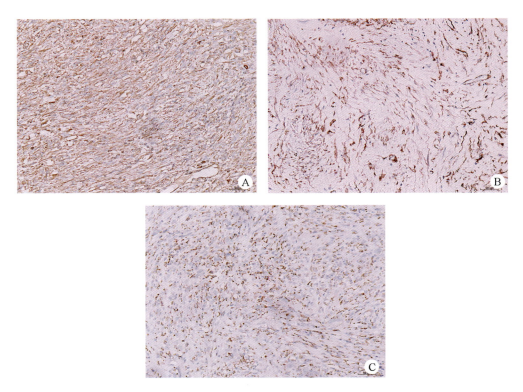

图 3-13 胃炎性肌纤维母细胞肿瘤免疫表型
A. 肿瘤细胞 Vim 阳性（No Biotin Multimer-HRP 法，×200）；B. 肿瘤细胞 SMA 阳性（No Biotin Multimer-HRP 法，×200）；C. 肿瘤细胞 CD68 阳性（No Biotin Multimer-HRP 法，×200）

【鉴别诊断】

胃炎性肌纤维母细胞瘤是罕见的肿瘤类型，其肿瘤细胞及伴随炎症细胞的特点与其他肿瘤不同。在诊断中需注意鉴别的肿瘤包括炎性纤维性息肉、胃肠间质瘤、神经鞘瘤、平滑肌瘤、平滑肌肉瘤、滑膜肉瘤、Kaposi 肉瘤及 Hodgkin 淋巴瘤等（表 3-7）。

表 3-7 胃炎性肌纤维母细胞瘤的鉴别诊断

主要肿瘤	临床特点	病理特点
胃 IMT	罕见，好发于儿童及青年，轻微腹部不适，可伴有黑粪，影像学检查胃占位，内镜见隆起型肿物，表面糜烂坏死	肌纤维母细胞呈温和的梭形和上皮样，细胞质丰富具有双嗜性，呈束状及编织状排列，伴有多少不等的淋巴浆细胞浸润和纤维化，部分表达 ALK
炎性纤维性息肉	年龄较大患者，常位于胃窦部，表现为有蒂或无蒂的单发黏膜下息肉	由星芒状细胞、黏液样间质、反应性血管和混合性炎症细胞（特别是嗜酸性粒细胞）构成，表达 Vim、CD34，SMA 局灶阳性，不表达 ALK

(续　表)

主要肿瘤	临床特点	病理特点
胃肠间质瘤	多发生在老年患者,隐约的腹痛、上消化道出血、梗阻、腹部包块等症状和体征,发生于儿童常合并 Carney 三联征或 Carner-Stratakis 综合征	大部分为梭形细胞,少部分可表现为上皮样,呈编织状排列,核略呈梭形,有时出现栅栏状排列,细胞密度及核分裂象不等,间质可玻璃样变及钙化,部分可见囊性出血,表达 CD117、Dog-1、CD34,不表达 ALK
神经鞘瘤	好发于老年人,边界清	界限相对清楚的肿块,常围绕斑片状淋巴细胞浸润,肿瘤细胞多样化排列而成,细胞核两端尖,表达 S100、GFAP,不表达 ALK、CD117、CD34
平滑肌瘤	好发于老年人,多见于食管和结直肠,体积通常较小	温和的梭形细胞呈束状、编织状排列,细胞核两头钝圆(雪茄样),可见核两端胞质内空泡,胞质嗜酸,核分裂象少见。表达 Vim、SMA、Des,不表达 ALK、CD117 等
平滑肌肉瘤	好发于老年人,临床表现及大体特点似 GIST	丰富的显著异型的梭形细胞呈束状、编织状排列,雪茄样的细胞核,分裂象活跃,可见肿瘤性坏死,表达 Vim、SMA、Des,不表达 ALK、CD117 等
滑膜肉瘤	罕见,好发于年轻或中年人,内镜下为黏膜或黏膜下斑块或杯状病变	上皮及梭形细胞两型细胞的双相分化。表达 CK、EMA,不表达 ALK、CD117、DOG-1
Kaposi 肉瘤	患者通常为后天性免疫缺陷性疾病(如 AIDS)的伴发性病变多灶性病变,较多表现为结肠同时受累,胃肠道出血	出血性、血管性梭形细胞增生,可见灶状细胞质嗜酸性透明小体(PAS 阳性),肿瘤细胞核内存在人疱疹病毒-8,表达 CD31、CD34、D240
Hodgkin 淋巴瘤	常继发于淋巴结病变,原发极其罕见,多发生在 EBV 阳性的老年人	特征性的 R-S 细胞,可伴有多种炎症细胞反应,肉芽肿结构,纤维组织增生,表达 CD15、CD30、PAX8 等

【诊断思路】

IMT 是一种独特的间叶性肿瘤临床较为少见,发生在胃肠道者极少见。由于其具有与其他肿瘤临床表现、影像学检查相似的特征,因此常出现误诊和误治。IMT 血管丰富可发生粘连,并压迫周围正常组织,导致临床症状和影像学结果与恶性肿瘤极为相似,多数 IMT 尤其是肺外病变 CT 表现缺乏特征性,需组织病理学及免疫组化检查进行确诊。手术切除被认为是 IMT 最有效的治疗方法。该病发病率极低,绝大多数病例因缺乏典型临床和影像学表现,穿刺活检对诊断意义不大,术前难确诊。术中冰冻切片诊断也存在局限性,手术切除可能是最终和唯一的选择。手术切除范围可根据病灶范围,或术中冷冻切片结果来判断,但更多地要依赖手术者的临床经验。胃肠道 IMT 施行局部完整地切除就能达到治疗效果,一般不主张根治性手术,对胃肠道 IMT 施行放化疗和激素治疗效果不确切。总之,胃肠道 IMT 虽然罕见,但仍需要临床医师引起足够重视。

1. 临床诊断思路　IMT 好发于儿童和青少年,临床起病隐匿,伴有腹痛、腹部包块、消化不良、发热、贫血、血沉加快、高丙球蛋白血症和体重减轻等症状,肿块巨大会引起周围器官的压迫。IMT 在临床无特异性表现,影像学难以确定肿瘤来源及性质。

2. 病理诊断思路　IMT 是以胖梭形成纤维细胞/肌纤维母细胞增生为主构成的低度恶性或交界性肿瘤,伴有成熟的浆细胞、淋巴细胞及嗜酸性粒细胞,主要有三种组织学形态。

(1) 黏液样/血管型或结节性筋膜炎样型:肥胖或梭形肿瘤细胞疏松排列,黏液水肿样背景,间以增生的血管和淋巴细胞,浆细胞及嗜酸性粒细胞浸润,类似于肉芽组织或结节性筋膜炎。

(2) 致密梭形细胞型或纤维组织细胞瘤样型:密集呈束状排列的成纤维细胞,可见黏液及胶原化区,伴有组织细胞及炎症细胞弥漫浸润,淋巴细胞聚集并可见淋巴滤泡形成,浆细胞呈灶状分布,类似纤维组织细胞瘤或平滑肌瘤。

(3) 少细胞纤维型或纤维瘤病样型:肿瘤细胞成分少,瘤细胞之间胶原增生呈瘢痕疙瘩样,可出现钙化及骨化,炎症细胞相对不多,类似于纤维瘤病。

第八节　胃肠道间质肿瘤

【临床特征】

胃肠道间质肿瘤(gastrointestinal stromal tumors,GIST)是胃肠道最常见的间叶性肿瘤,主要发生于老年患者,极少发生于儿童,中位年龄 60～65 岁,男女发病率无显著差异。临床谱系包括良性到恶性,恶性 GIST 病程发展较快,良性或早期者一般无症状,或有腹部不适,症状与肿瘤的部位、大小及周围侵犯程度等有关。GIST 突入胃腔中者可形成溃疡,并引起出血,伴或不伴贫血,这些症状与其他胃间叶性肿瘤无明显差异。消化道 GIST 大约 60% 发生在胃,其次发生在小肠、结直肠和食管。肿瘤可位于浆膜、黏膜下或胃壁内的结节,大小差别较大,小者常在腹腔手术或内镜检查时偶然发现,大者可为巨大肿块,突出到胃腔内或胃壁外。大部分 GIST 是散发性病例,一些发生于年轻人的病例会合并 Carney 三联征或 Carney-Stratakis 综合征。

针对不同发生部位的 GIST,应采用相合适的影像学检查方法。胃 GIST 的术前诊断依赖于胃镜检查及超声内镜。而对小肠、胃肠道外 GIST 的诊断多采用 CT 检查,以显示整个肿块的横断面影像,并能够发现远处转移、播散灶。CT 检查平扫时 GIST 肿块多呈圆形或类圆形软组织密度,可有分叶,大多数境界清楚;少数肿块中央可见坏死囊变更低密度区。增强扫描多表现为均匀强化影。CT 检出率高,能直接观察肿瘤的大小、形态,定位较准确,对鉴别胃肠道主要肿瘤方面提供有价值的信息,对是否侵及邻近脏器及周围转移灶优于超声及内镜。

GIST 依赖外科手术治疗。其中内镜下治疗具有创伤小、出血少、穿孔少等特点,随着治疗技术的不断提高,对于起源于消化道黏膜层、黏膜下层的较小病变可进行内镜下套扎治疗、内镜下黏膜切除术、内镜下黏膜剥离术。行内镜下治疗前需明确病变有无腹腔及其他脏器转移。内镜下治疗后须定期复查,一旦复发应立即手术治疗。而对于起源位置深、体积较大 GIST,需行手术治疗。

大约 30% 的 GIST 临床表现为恶性,一部分根治手术后仍可复发,并可在腹腔内扩散形成多发性肿瘤结节。最常见的远处转移是肝脏,其次是肺和骨,在酪氨酸激酶抑制药治疗法问世之前,恶性 GIST 患者可能在 1～2 年内死亡,也有病例生存较长时间后发生转移,有些肝转移的患者仍能长期存活。GIST 的预后很大程度上依赖于核分裂象、肿瘤大小、浸润深度及是否存在转移。恶性 GIST 患者 5 年生存率变化相当大。

【病理特征】

1. 肉眼观察　GIST 大小差异大,直径 0.5～12.5cm,多少不等地突出到胃腔内或胃壁外,一些附着于胃壁上,有细蒂连接,腔内 GIST 常被覆完整的黏膜,20%～30% 的病例伴溃疡形成。切面质地从稍韧到软,灰白色到粉褐色,常伴灶状出血。较大肿瘤可有大片的出血坏死及囊性变,恶性肿瘤可形成复杂的囊实性肿块。

2. 显微镜检查　GIST 具有很广泛的形态谱系。大部分肿瘤与周围组织分界较清(图 3-14A)。多数病例为梭形细胞 GIST(图 3-14B),包括硬化型、栅栏-空泡形亚型、富于细胞亚型及肉瘤样亚型;不同类型胃肠道间质肿瘤可有多少不等的间质黏液变性、玻璃样变性、灶状、片状出血坏死等(图 3-14C、D、E)。在小肿瘤中,常表现为硬化型,丰富胶原基质中见稀少的细胞成分,常伴有钙化。栅栏-空泡状 GIST 是较常见亚型,可见大量的核旁空泡,核呈栅栏状排列;富于细胞 GIST 亚型可见致密的细胞排列,但核分裂少见;肉瘤样梭形细胞 GIST,具有显著的核不典型性和丰富的核分裂(图 3-14F);具有中等量细胞且细胞核灶性栅栏状排列的肿瘤形态类似于神经鞘瘤。20%～25% 的病例中可见上皮样组织类型,相当于过去命名的平滑肌母细胞瘤及上皮样平滑肌肉瘤,上皮样型 GIST 肿瘤细胞可表现为黏附性差,核不典型性,与梭形细胞型 GIST 一样,也包括硬化亚型及肉瘤样亚型,特点分别表现为上皮样肿瘤细胞少、富于胶原基质,以及具有显著异型性和核分裂。此外,细胞性上皮样 GIST 可呈假乳头样排列。还有一部分病例显示混合组织学形态。

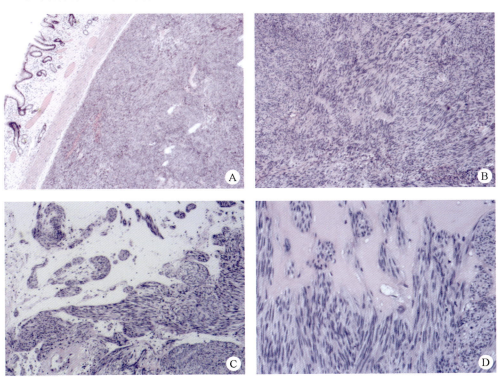

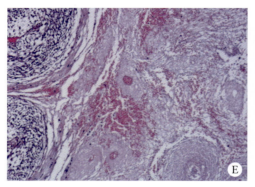 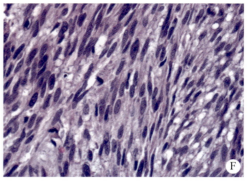

图 3-14 胃肠道间质肿瘤

A. 肿瘤与周围组织分界清,表面可见胃黏膜组织(HE,×20);B. 肿瘤细胞呈梭形(HE,×40);C. 肿瘤间质黏液样变性(HE,×100);D. 肿瘤间质玻璃样变性(HE,×100);E. 肿瘤大片状坏死(HE,×200);F. 梭形肿瘤细胞轻至中度异型,可见核分裂(HE,×200)

3. **免疫表型** 大部分 GIST 呈 CD117、DOG-1 阳性(图 3-15),70%~80% 的 GIST 呈 CD34 阳性。30%~40% 呈灶状或弥漫性肌动蛋白阳性。少数病例呈结蛋白阳性及 S100 阳性。对于少量疑难病例,可遇到 CD117 和 DOG-1 均阴性的情况,这类患者即使形态学上符合 GIST 表现,也应进行 C-kit/PDGFRα 基因突变的检测,如果检测发现存在上述基因突变,则 GIST 诊断才可以成立。

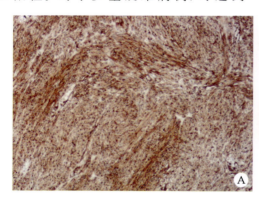 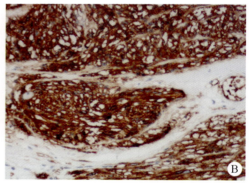

图 3-15 胃肠道间质肿瘤免疫表型

A. 肿瘤细胞 CD117 阳性(SP,×200);B. 肿瘤细胞 DOG-1 阳性(SP,×200)

【鉴别诊断】

GIST 缺乏典型的临床特征,肿瘤大小差异较大,影像学上多表现边缘清楚的肿块,与胃肠道其他类型肿瘤不易区分。术后病理如无免疫组化标记也与其他类型间叶来源肿瘤较难鉴别(表 3-8)。

表 3-8 胃肠道间质瘤的鉴别诊断

主要肿瘤	临床特点	病理特点	免疫组化
胃肠道间质瘤	(1)多见于老年患者,中位年龄60~65岁; (2)临床表现模糊不清的腹部不适,与肿瘤溃疡相关症状,急性和慢性出血伴或不伴贫血。 (3)较小病变一般偶然被发现,恶性胃肠道间质肿瘤最常转移至肝脏	(1)肉眼所见:肿物大小及切面颜色差异较大,常见出血和囊性变; (2)显微镜下所见:大部分肿瘤细胞为梭形细胞型,约1/3为上皮样型,肿瘤细胞编织状、束状、栅栏状排列;恶性肿瘤细胞有显著的核不典型性,易见核分裂	高表达 CD117、DOG-1 及 CD34;少量表达 SMA,极少可见表达结蛋白、CK 角蛋白或 S100 蛋白
胃肠道神经鞘瘤	(1)多见于中年人,30~50岁;临床症状通常不典型; (2)影像学:胃肠道黏膜下或肌壁间,边界清楚的良性肿瘤	(1)肉眼所见:肿瘤大小 2~10cm,边界清楚的实性肿块; (2)显微镜下所见:肿瘤边缘常有多少不等的淋巴细胞,呈带状;梭形肿瘤细胞束状排列,常在胶原背景下形成微小梁状,无典型的栅栏状结构,核分裂少见,一般无出血、坏死和囊性变	S100 蛋白弥漫阳性,Vimentin、GFAP 阳性
平滑肌肿瘤	(1)多见于老年人; (2)少见,比胃肠道间质瘤少约50倍; (3)临床表现类似胃肠道间质瘤	(1)肉眼所见:大小、质地差异大; (2)显微镜下所见:肿瘤细胞梭形、两端钝圆,良性平滑肌瘤不伴或仅有极少异型性、核分裂或孤立性坏死;平滑肌肉瘤肿瘤细胞有不同程度异型性、多少不等核分裂	SMA 和 Desmin 等肌源性抗体阳性
低分化癌	(1)中老年患者多,胃部不适,黑便; (2)影像学及胃镜见胃内溃疡性、隆起型肿物或缩窄性改变	少量低分化或未分化癌,肿瘤细胞呈短梭形,特别是活检标本肿瘤成分较少时需鉴别	CK、EMA、CEA 等上皮标记阳性

【诊断思路】

GIST 是胃肠道最常见的间叶性肿瘤,过去曾长期被诊断为平滑肌肿瘤。1983年,Mazur 和 Clark 发现,胃的一些所谓平滑肌肿瘤和自主神经肿瘤实际上缺乏平滑肌分化和施万细胞分化的证据,提出了胃间质瘤这个描述性名称。其后一段时间,由于含义不明确,胃肠道间质瘤概念一度显得相当混乱。1998年,Hirota 等研究发现,在 GIST 中,位于 4q11-12 的 c-kit 基因存在功能获得性突变,成为 GIST 的分类特点。Kindblom 和 Sarlomo-Rikala 等分别证明了 c-kit 基因产物 CD117 是对 GIST 更特异和敏感的标志物。这些研究深化了对 GIST 的认识。

GIST 的起始细胞或分化方向一直不能得到合理的解释。发现 GIST 存在 c-kit 基因突变后,为其起源的探索提供了新的思路。肠道 Cajal 间质细胞,能调节肠的蠕动,又被称为胃肠道起搏细胞,肠道 Cajal 间质细胞和肠道起搏点的激活需要 c-kit 基因的参与。Cajal 细胞的免疫表型和超微结构特点也显示有不同程度的平滑肌和神经分化。因此,提示 GIST 可能来源于 Cajal 间质细胞。

GIST 多数发生于胃(60%),部分发生于小肠(30%),少数发生于结直肠、阑尾和食管(10%)。除胃肠道外,也可发生于腹腔内、盆腔、腹膜后,称为胃肠道外间质肿瘤(extra-gastrointestinal stromal tumor)。

1. 临床诊断思路　发生于60~65岁老年患者,临床表现为模糊不清的腹部不适,如肿瘤合并有溃疡,可表现急性和慢性出血伴或不伴贫血等相关症状。较小病变多无症状,一般查体时偶然被发现。GIST 多为胃肠道境界较清楚的肿块,常利用胃镜、超声内镜及 CT 等检查手段发现肿块,但术前明确诊断困难,与其他间叶来源肿瘤不易鉴别。极少情况下发生于年轻人的病例会合并 Carney 三联征或 Carney-Stratakis 综合征。内镜及影像学检查发现胃壁界限清楚的肿块,隆起于黏膜或突出于外膜,或发现年轻患者同时患有肺软骨瘤、肾上腺外副节瘤、神经纤维瘤病时,都应考虑到 GIST。GIST 的最终确诊有赖于手术切除后的病理检查。

2. 病理诊断思路　GIST 显微镜下形态多样,大部分表现为梭形细胞肿瘤,栅栏-空泡形成亚型是最常见一种亚型,在小肿瘤中,常表现为硬化型,细胞稀少、胶原基质丰富为其特点,另外一些病例表现为细胞致密排列的富于细胞亚型,以及具有核不典型性和丰富的核分裂的肉瘤样亚型;除梭形细胞 GIST 外,还有 20%~25% 的上皮样型 GIST,表现为硬化、粘合力低、富于细胞或者肉瘤样形态,合并有显著的核不典型性并易见核分裂象,还可能见到黏液样基质。大部分 GIST 弥漫强阳性表达 CD117、DOG-1 及 CD34,除少数上皮样型 GIST。少量表达 SMA,极少数病例可见结蛋白、角蛋白或 S100 的表达。

在 TNM 分类中,分级要根据核分裂象的数量(<5 个/50HPF 可考虑为低核分裂象,而 >5 个/50HPF 可考虑为高核分裂象)。分期时要联合肿瘤大小和核分裂象。良性 GIST(组 1,2,3a);未确定恶性潜能 GIST(组 4);恶性 GIST(组 3b,5,6a,6b),(表 3-9)。

表 3-9　胃肠道间质瘤(GIST)分期

分期	肿瘤大小(cm)	核分裂/50HPF
1	≤2	≤5
2	>2≤5	≤5
3a	>5≤10	≤5
3b	>10	≤5
4	≤2	>5
5	>2≤5	>5
6a	>5≤10	>5
6b	>10	>5

【临床意义】

胃镜在诊断胃间质瘤方面具有独特价值,能够对病灶部位进行直接观察,对肿瘤的大小、形态、部位定位较准确,但只局限于腔内的外生性病变。相关文献报道,即使使用标准活检钳的内镜活检对于黏膜下肿瘤通常也难以得出准确诊断。由于超声内镜检查结合了内镜和超声的双重功能,既可观察胃肠道黏膜表面的病变,又能了解病灶的大小、层次起源、浸润深度及邻近组织的断层影像,对于胃 GIST 的诊断价值优于普通胃镜。由于 GIST 的病理学特点,术前通过胃镜活检来获取明确的病理诊断较困难,尤其是起源位置深及体积较大肿瘤,但对于排除上皮来源的癌有一定帮助。

第九节 胃黏膜相关结外边缘区淋巴瘤

【临床特征】

胃的结外边缘区淋巴瘤为来自黏膜相关淋巴组织的淋巴瘤,几乎占所有胃原发性淋巴瘤的50%。绝大多数患者为成年人,中位发病年龄为61岁。关于胃结外边缘区淋巴瘤发病的性别差异很大,有文献称男性患者稍多见,也有文献认为女性略多发。临床表现与其他胃淋巴瘤一样,通常表现为非特异性消化不良、不同程度的腹痛。腹部可扪及较大肿块,但淋巴结转移较晚,梗阻和贫血较少见。与胃癌不同,胃淋巴瘤常常同时侵犯胃窦和胃体或胃体和胃底两个以上部位。在内镜下可呈广泛、多中心,以及多形态的改变。按照肿瘤生长方式,胃淋巴瘤在内镜下的形态可分为隆起型、溃疡型和弥漫浸润型等。隆起型病变可呈息肉样突向胃腔,单发或多发,大小不等,表面可有糜烂和浅溃疡。弥漫浸润型最为常见,可表现为局限性胃黏膜增厚、黏膜皱襞增粗、肥厚、呈脑回状,表面可光滑或出现黏膜糜烂及浅溃疡,类似皮革胃,但胃蠕动功能可部分存在。累及黏膜下层的病变,胃壁僵硬,全胃黏膜散在糜烂、浅溃疡及蠕动减弱甚至消失。溃疡型不易与消化性溃疡区别。有时胃淋巴瘤可仅呈现一般的炎症和糜烂。与癌组织质脆易出血比较,胃淋巴瘤内镜下常感肿瘤组织质软而富有弹性。影像学检查可见多发性溃疡,胃黏膜上多数不规则圆形充盈缺损,所谓"鹅卵石样改变",胃壁浸润范围较大,但不太僵硬,仍可见蠕动通过,充盈缺损周围出现明显肥大的黏膜皱襞。CT见病变弥漫浸润,密度均匀,呈轻、中度均匀强化,或呈黏膜线完整的分层强化,可伴有大溃疡或多发溃疡形成。胃MALT淋巴瘤是一组惰性的低度恶性淋巴瘤,但随着病情的进展淋巴瘤可以转化为高度恶性的弥漫大B细胞淋巴瘤。

【病理特征】

1. 肉眼观察 胃淋巴瘤以胃窦部最常见,其次为胃体、胃底,少数发生于贲门、小弯、幽门和全胃。胃结外边缘区淋巴瘤大体表现与其他胃淋巴瘤、胃癌、糜烂性胃炎难以鉴别。病变可为溃疡型、结节性、弥漫浸润型。切面灰白色,质地细腻,湿润,较癌组织软。较少见出血坏死。

2. 显微镜检查 肿瘤组织弥漫性、结节性浸润黏膜层、黏膜下层,也可累及肌层,甚至浆膜层(图3-16A)。早期常保留淋巴小结的组织学特征,反应性淋巴滤泡周围和保存的套区外侧见肿瘤细胞浸润,肿瘤细胞在固有层弥漫分布或围绕生发中心呈环形分布(图3-16B、C),这一图像是MALT淋巴瘤诊断的基本特点。肿瘤由单克隆增生的淋巴细胞组成,显示边缘区B细胞形态,中等偏小,胞质淡染,核小或中等大小,形状不规则或有切迹,染色质与成熟小淋巴细胞相比更稀少,无明显核仁(图3-16D)。这种肿瘤细胞类似生发中心的中心细胞,又称为中心细胞样细胞。肿瘤细胞还可呈单核细胞样。肿瘤中可见少量散在分布的、转化的母细胞(中心母细胞样、免疫母细胞样)。小淋巴细胞和分化的浆细胞也常可见到。瘤细胞可成簇(一般3~5个以上)浸润至腺体上皮之间和上皮隐窝内,破坏腺上皮和黏膜,形成淋巴上皮病变(Lymphoepithelial lesion),这一点亦是MALT淋巴瘤特征性的病理改变(图3-16E)。淋巴上皮病变中腺上皮常常肿胀,胞质嗜酸性变。淋巴上皮病变的数量多少不一,并不是每一病例都能找到。肿瘤细胞侵犯肌层后常沿平滑肌间隙生长,形成波浪形或绣毯样图像,这也是本病的特点。肿瘤细胞特异性地植入反应性滤泡的生发中心,会形成模糊的结节状。随着病程的进展,病变中出现密集成簇或成片的大 B 淋巴细胞（图 3-16F），恶性度也将由低度恶性向高度恶性转化。MALT 淋巴瘤的有些病变常呈多灶性生长，这也是为何有些病例切除局部病变后又复发的原因。根据中心母细胞的多少，分低度恶性 MALT 淋巴瘤（其中心母细胞有少量或无）、中度恶性 MALT 淋巴瘤（其中心母细胞数量较多≥20%）和高度恶性 MALT 淋巴瘤（瘤细胞以中心母细胞、免疫母细胞为主）。

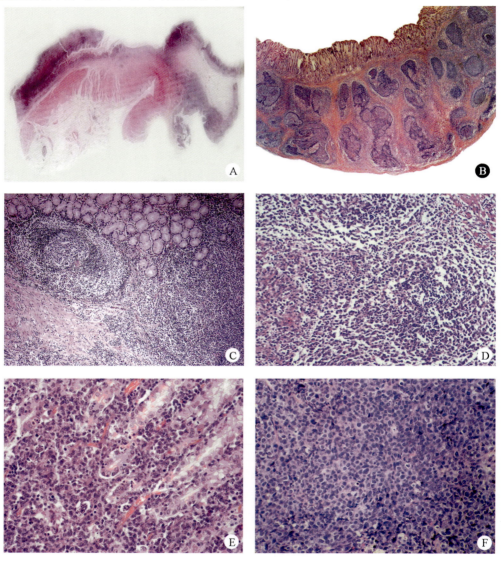

图 3-16 胃黏膜相关结外边缘区淋巴瘤

A. 肿瘤位于黏膜及黏膜下。弥漫浸润黏膜形成溃疡（HE，×20）；B. 肿瘤呈结节状浸润至肌层和外膜，结节为一个或多个萎缩、融合的滤泡，套层外围肿瘤组织（HE，×40）；C. 肿瘤组织位于生发中心套区外围，向周围扩散（HE，×100）；D. 肿瘤细胞中等偏小，胞质淡染，核小或中等大小，形状不规则或有切迹，无明显核仁（HE，×200）；E. 肿瘤细胞浸润上皮，形成淋巴上皮病变（HE，×400）；F. 部分肿瘤细胞显示中心母细胞样（HE，×400）

3. 免疫表型 肿瘤细胞表达 B 细胞标志物，CD20（图 3-17A）、CD79a（图 3-17B）、CD21、CD35、PAX-5 阳性（图 3-17C），CD5、CD23、CD10 阴性。

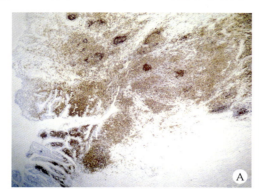

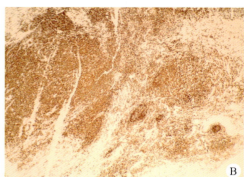

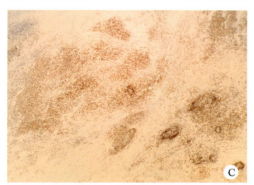

图 3-17 胃黏膜相关结外边缘区淋巴瘤免疫表型

A. CD20 阳性（S-P 法，×40）；B. 肿瘤细胞 CD79a 阳性表达（S-P 法，×40）；C. 肿瘤细胞 PAX-5 阳性（S-P 法，×40）

【鉴别诊断】

胃的结外边缘区淋巴瘤要与良性的反应性淋巴组织增生鉴别，也要与小 B 细胞淋巴瘤鉴别，包括套细胞淋巴瘤、小淋巴细胞性淋巴瘤、滤泡性淋巴瘤，小细胞的癌也需要进行鉴别诊断（表 3-10）。

表 3-10 胃结外边缘区淋巴瘤的鉴别诊断

主要肿瘤	临床特点	病理特点	免疫组化
结外边缘区淋巴瘤	几乎占所有胃原发性淋巴瘤的 50%。通常表现为非特异性消化不良、不同程度的腹痛。腹部可扪及较大肿块，但淋巴结转移较晚，梗阻和贫血较少见	病变可为溃疡型、结节性、弥漫浸润型。反应性淋巴滤泡周围和保存的套区外侧见肿瘤细胞浸润，肿瘤细胞在固有层弥漫分布或围绕生发中心呈环形分布。肿瘤细胞显示边缘区 B 细胞形态，类似于生发中心的中心细胞，还可呈单核细胞样。肿瘤中可见少量散在、转化的母细胞。形成淋巴上皮病变	CD20、CD79a、CD21、CD35、PAX-5 阳性，CD5、CD23、CD10 阴性

(续　表)

主要肿瘤	临床特点	病理特点	免疫组化
反应性淋巴组织增生	为黏膜相关淋巴组织对HP感染的反应,患者多有胃炎表现	淋巴滤泡增生,边缘区不明显,滤泡周围见浆细胞、T淋巴细胞等混合性炎细胞浸润,滤泡附近见淋巴上皮病变,上皮内淋巴细胞紧邻滤泡出现,不引起腺上皮的嗜酸性变或破坏。增生的淋巴细胞是处于不同分化阶段	淋巴滤泡套细胞层外缺乏弥漫浸润的IgM阳性、IgD阴性的B淋巴细胞
套细胞淋巴瘤	表现一般的消化道症状,如腹痛、腹泻、体重下降、缺铁性贫血、肠梗阻、黑粪等,常有多发性息肉样病变	由弥漫性或结节性增生的淋巴瘤细胞构成。淋巴瘤细胞小到中等大小,胞质较多,核型稍不规则,可有小裂,染色质簇状分布,核仁不明显,类似于生发中心的小裂样中心细胞	表达全B细胞标志物及CD5、CD43,cyclin D1核阳性。CD21标记可显示滤泡树突细胞网
小淋巴细胞性淋巴瘤	多见于成人,可无明显症状,可有疲劳、贫血、感染、肝脾大、淋巴结大	肿瘤细胞弥漫分布,可有假滤泡生长模式。瘤细胞小,核圆形,可有块状染色质,偶见核仁。可有小到中等大小的幼淋巴细胞、较大的副免疫母细胞	膜表达IgM/IgD,CD20、CD22、CD5、CD79a阳性
滤泡性淋巴瘤	平均发病年龄60岁。女性稍多见。淋巴结发生为主,可见于胃。半数存在骨髓受累	滤泡生长模式,滤泡结构边界不清,套区变薄或消失,中心细胞、中心母细胞随机分布,缺乏可染小体巨噬细胞	CD21、CD23显示滤泡结构;CD19、CD20、CD79a阳性,Bcl-2阳性
小细胞癌	发病年龄较淋巴瘤稍高,临床表现为腹痛、腹部包块	细胞小,核不规则、不圆整,胞质较淋巴细胞稍多。黏附性高于淋巴瘤。巢状、片状分布,有时可见菊形团样结构	CK、S100蛋白、Syn、CgA常阳性,LCA阴性

【诊断思路】

消化道是结外淋巴瘤最常累及的部位,占所有结外淋巴瘤的20%,占所有消化道肿瘤的0.9%,每10万人口中每年约有1人发病,男女比3∶2,有两个发病高峰,一个是在10岁以下,另一个平均年龄在53岁。可累及从食管到直肠的任何部位,以胃最常见(60%)。绝大部分消化道淋巴瘤是非霍奇金淋巴瘤,霍奇金淋巴瘤极少见。大部分是B细胞型,以黏膜相关淋巴组织(mucosa-associated lymphoid tissue,MALT)淋巴瘤和弥漫大B细胞淋巴瘤(DLBCL)最常见,多发生于胃。消化道淋巴瘤的风险因子包括:幽门螺杆菌,器官移植后免疫抑制,腹腔疾病,炎性肠病,HIV感染等。MALT结外边缘区淋巴瘤占胃淋巴瘤的38%~48%。胃淋巴瘤发生于胃壁内的淋巴组织,可表现为局限的原发性病变,但也常是全身性疾病的一种局部表现。胃肠 MALT 淋巴瘤发病率一般较低，占胃肠恶性肿瘤的 1%～11%，但在胃肠非上皮性肿瘤中是最常见的一种。

1. 临床诊断思路　胃 MALT 淋巴瘤患者临床症状无特异性，主要表现为胃炎和（或）消化性溃疡的症状，如上腹部不适、呕血、黑粪等，另有约 40% 的患者可无任何症状而在健康普查中检出。因其临床症状与胃炎和胃的其他肿瘤非常相似，无特殊性，术前明确诊断者不足 10%，多被认为胃癌及溃疡病，确诊需靠病理检查。胃 MALT 淋巴瘤病变部位约 41% 位于胃窦部，约 33% 呈多灶性，但 88% 的病变均局限于胃内。内镜检查及活检是诊断胃 MALT 淋巴瘤最可靠的办法。与慢性胃炎特别是糜烂性胃炎相比，胃炎的糜烂面积相对小，内镜观察多呈散在脐样或平坦糜烂灶。幽门螺杆菌（Hp）感染与胃 MALT 淋巴瘤关系非常密切，其影响远高于其他胃部疾病。对 Hp 感染患者发生的胃部肿块，应考虑 MALT 淋巴瘤的可能。与胃癌相比，胃淋巴瘤发病的平均年龄较低，为 42.3 岁，病程较长但全身情况相对较好，这些也是提示 MALT 淋巴瘤的依据。

2. 病理诊断思路　黏膜相关边缘区淋巴瘤是胃最多见的淋巴瘤类型，在诊断胃淋巴瘤时应首先考虑。胃边缘区淋巴瘤具有一些形态学特点，像生发中心与肿瘤性的边缘区细胞之间有套细胞残存，这是 MALT 淋巴瘤与套细胞淋巴瘤的重要鉴别点。淋巴上皮病变的存在也是边缘区淋巴瘤的特点，但要了解，反应性淋巴组织增生也可能出现淋巴上皮病变，不过这种变化主要见于靠近淋巴滤泡的上皮中。肠病相关 T 细胞淋巴瘤也存在肿瘤细胞浸润上皮现象，T 肿瘤细胞浸润上皮常在周边形成空晕，而且多为单个细胞的浸润，与边缘区淋巴瘤的淋巴上皮病变不同。在 1/3 病例中可出现程度不同的浆细胞浸润，一般多分布在固有层近黏膜表面的部分。对这些难以与反应性淋巴组织增生鉴别的浸润细胞需行免疫组化检查，以区别是肿瘤性还是反应性细胞。

第十节　胃滤泡性淋巴瘤

【临床特征】

胃的滤泡性淋巴瘤（gastric follicular lymphoma）为起源于滤泡中心 B 细胞的肿瘤，是胃淋巴瘤中常见的类型之一。主要发生在成年人，中位年龄 60 岁，女性稍多见。20 岁以下罕见，儿童患者多数为男性。胃滤泡性淋巴瘤的临床表现与其他胃淋巴瘤一样不具有特异性，一般表现为胃部不适、胃炎，有时可触及的上腹部肿块。影像学检查可发现胃部病变。病变可为溃疡、结节、息肉、弥漫占位等形态，同样难以与胃癌鉴别。内镜检查可发现胃黏膜面糜烂溃疡，隆起结节，胃壁僵硬等改变。多数患者就诊时已发生扩散，可有淋巴结大、脾肿大、可累及骨髓。预后与肿瘤的组织学分级有关，高级别肿瘤侵袭性强。25%～35% 的病例可能转化为更高级别的淋巴瘤，一般是发生弥漫性大 B 细胞淋巴瘤转化。

【病理特征】

1. 肉眼观察　胃滤泡性淋巴瘤常发生于胃小弯侧，可为局限型，形成溃疡；也可为弥漫浸润型，累及范围较广泛，在黏膜面形成宽基的隆起或息肉样结节，外形与套细胞淋巴瘤/淋巴瘤性息肉病无法区分。切面比胃腺癌稍显细腻。早期滤泡性淋巴瘤，局限于黏膜下，晚期可浸润胃壁全层。胃大小弯侧均常见肿大淋巴结。

2. 显微镜检查　滤泡性淋巴瘤浸润胃壁，有典型的肿瘤性滤泡结构（图 3-18A、B），主要由中心细胞和很少量的中心母细胞构成

（图3-18C）。肿瘤性滤泡结构境界常不清楚，套区变薄或消失，中心细胞和中心母细胞混杂随机排列，缺乏极性，未见着色小体吞噬细胞（图3-18D）。滤泡间也有肿瘤细胞浸润。中心细胞小到中等大小，具有角状、拉长、扭曲、有裂的细胞核，核仁不明显，胞质少，染色淡。中心母细胞较大，核圆形或卵圆形，空泡状，有1~3个位于核膜下的核仁，胞质少。肿瘤根据中心母细胞的比例分级（表3-11）。

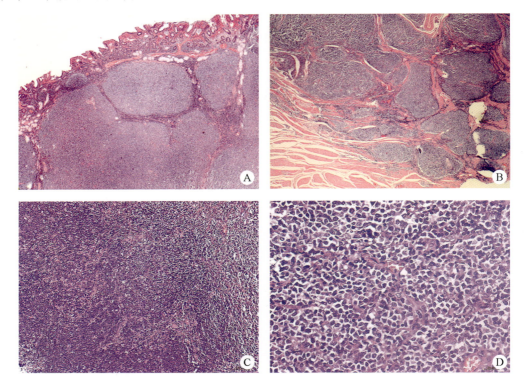

图3-18　胃滤泡性淋巴瘤

A. 肿瘤结节状，位于黏膜下层（HE，×40）；B. 肿瘤结节状，侵及肌层深部（HE，×40）；C. 滤泡结构中肿瘤细胞均匀分布，未见着色体细胞（HE，×100）；D. 肿瘤细胞呈中心细胞形态，可见少数中心母细胞（HE，×400）

表3-11　滤泡性淋巴瘤的分级

分级	定义
1~2级（低级别）	0~15个中心母细胞/HPF
1级	0~5个中心母细胞/HPF
2级	6~15个中心母细胞/HPF
3级	>15个中心母细胞/HPF
3A级	仍有中心细胞
3B级	中心母细胞实性成片

3. 免疫表型　肿瘤细胞表达B细胞抗原，CD19、CD20、CD22、CD79a等阳性，Bcl-2、Bcl-6、CD10也阳性（图3-19A~E）。CD21免疫组化染色，分布在滤泡内分散在肿瘤细胞之间的树突细胞膜阳性，可较清楚地显示滤泡结构（图3-19F）。

【鉴别诊断】

胃的滤泡性淋巴瘤具有较明显的特点，典型病例诊断不困难，但有些其他类型的淋巴瘤也可具有滤泡样结构，淋巴组织反应性增生时可有滤泡形成，应注意鉴别。滤泡性反应性增生、具有"假滤泡"的小细胞性淋巴瘤、结节性淋巴细胞为主型霍奇金淋巴瘤、套细胞淋巴瘤、MALT 淋巴瘤都需要在诊断滤泡性淋巴瘤时加以鉴别。具体鉴别点见表 3-12 和表 3-13。

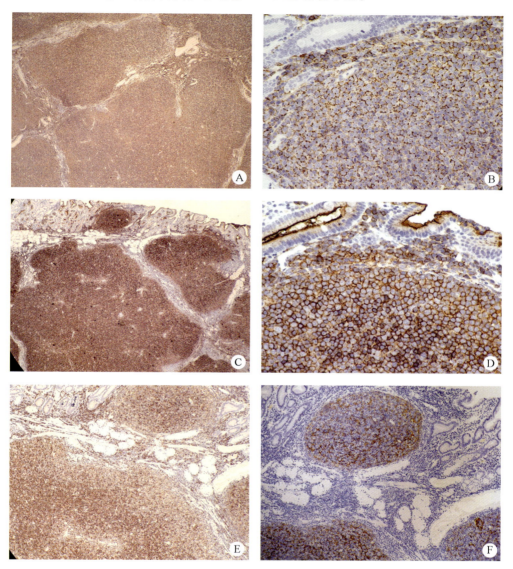

图 3-19　胃滤泡性淋巴瘤免疫表型

A. 肿瘤细胞 CD20 阳性(S-P 法,×40);B. 肿瘤细胞 CD20 阳性(S-P 法,×400);C. 肿瘤细胞 CD10 阳性(S-P 法,×40);D. 肿瘤细胞 CD10 阳性表达(S-P 法,×400);E. 肿瘤细胞 Bcl-2 阳性(S-P 法,×40);F. CD21 阳性树突状细胞清楚显示滤泡结构(S-P 法,×40)

表 3-12　胃滤泡性淋巴瘤的鉴别诊断

鉴别要点	滤泡性淋巴瘤	套细胞淋巴瘤	边缘区淋巴瘤	小淋巴细胞淋巴瘤
滤泡结构	有	可有	可有	无(有)
淋巴上皮病变	无(有)	无(有)	有	无(有)
细胞学	生发中心细胞	生发中心样细胞	生发中心样细胞	小淋巴样细胞
免疫球蛋白	M−/+、D−/+	M+、D+	M+、D−	M+、D+
CD20	阳性	阳性	阳性	阳性
CD5	阴性	阳性	阴性	阳性
CD10	阳性	阴性	阴性	阴性
Cyclin D1	阴性	阳性	阴性	阴性

表 3-13　胃滤泡性淋巴瘤的鉴别诊断

主要肿瘤	临床特点	病理特点	免疫表型
滤泡性淋巴瘤	平均发病年龄 60 岁。女性稍多见。淋巴结发生为主,可见于胃。半数存在骨髓受累	滤泡生长模式,滤泡结构边界不清,套区变薄或消失,中心细胞、中心母细胞随机分布,缺乏可染小体巨噬细胞	CD21、CD23 显示滤泡结构；CD19、CD20、CD79a 阳性,Bcl-2 阳性
滤泡反应性增生	为黏膜相关淋巴组织对 Hp 感染的反应,患者多有胃炎表现	淋巴滤泡增生,边缘区不明显,滤泡周围见浆细胞、T 淋巴细胞等混合性炎细胞浸润,滤泡附近见淋巴上皮病变,不引起腺上皮的嗜酸性变或破坏。增生的淋巴细胞处于不同分化阶段	淋巴滤泡套细胞层外缺乏弥漫浸润的 IgM 阳性、IgD 阴性的 B 淋巴细胞
小淋巴细胞性淋巴瘤	多见于成人,可无明显症状,可有疲劳、贫血、感染、肝脾大、淋巴结大	肿瘤细胞弥漫分布,可有假滤泡生长模式。瘤细胞小,核圆形,可有块状染色质,偶见核仁。可有小到中等大小的幼淋巴细胞、较大的副免疫母细胞	肿瘤细胞膜表达 IgM/IgD,CD20、CD22、CD5、CD79a 阳性
套细胞淋巴瘤	表现一般的消化道症状,如腹痛、腹泻、体重下降、缺铁性贫血、肠梗阻、黑粪等,常有多发性息肉样病变	由弥漫性或结节性增生的淋巴瘤细胞构成。淋巴瘤细胞小到中等大小,胞质较多,核型稍不规则,可有小裂,染色质簇状分布,核仁不明显,类似生发中心的小裂样中心细胞	表达全 B 细胞标志物及 CD5、CD43、cyclin D1 核阳性。CD21 标记可显示滤泡树突细胞网

（续　表）

主要肿瘤	临床特点	病理特点	免疫表型
MALT淋巴瘤	几乎占所有胃原发性淋巴瘤的50%。通常表现为非特异性消化不良、腹痛。腹部可扪及肿块，梗阻和贫血较少见，预后较好	病变可为溃疡型、结节型、弥漫浸润型。反应性淋巴滤泡周围和保存的套区外侧见肿瘤细胞浸润，肿瘤细胞在固有层弥漫分布或围绕生发中心呈环形分布。肿瘤细胞显示边缘区B细胞形态，类似生发中心的中心细胞，还可呈单核细胞样。肿瘤中可见少量散在、转化的母细胞。形成淋巴上皮病	CD20、CD79a、CD21、CD35、PAX-5阳性，CD5、CD23、CD10阴性
结节性淋巴细胞为主型霍奇金淋巴瘤	男性多见，发病年龄为30－50岁。胃发生者罕见	结节状或弥漫性病变，小淋巴细胞、组织细胞、上皮样组织细胞中混杂少数肿瘤细胞，肿瘤细胞大、核大、重叠或分叶，爆米花样，多个核仁，嗜碱性，较经典霍奇金细胞核仁小	肿瘤细胞CD20、CD79a、Bcl-6、CD45阳性，偶尔表达CD30；浸润淋巴细胞可有CD4、CD57阳性的T细胞

【诊断思路】

滤泡性淋巴瘤（FL）是一类起源于淋巴结滤泡中心细胞的非霍奇金淋巴瘤，可以发生于任何年龄，但成人多见，男性为主；主要累及淋巴结，也可见于脾脏、骨髓、韦氏环等部位及胃肠道、软组织等非造血系统的结外部位，多与广泛播散的结内病变有关。原发于胃肠道等结外部位的FL少见，大多数发生在胃肠道的原发性FL位于小肠，十二指肠是最常见的胃肠道受累部位，主要发生在十二指肠的第二节段，表现为多发性小息肉，无明显临床症状，常因其他原因内镜检查时偶然发现；发生于胃的滤泡性淋巴瘤罕见。

FL免疫表型在其诊断和治疗中起着非常重要的作用，Bcl-2、Bcl-6、CD10阳性表达可见于大部分滤泡性淋巴瘤，可用于反应性淋巴滤泡增生与滤泡性淋巴瘤的鉴别；Ki-67阳性率的表达能反映肿瘤细胞增殖活性，是判断肿瘤侵袭及预后的有效指标，高Ki-67表达提示预后不良，但临界值目前无明确定论。

滤泡性淋巴瘤在我国的发病率逐年上升，其病理分级与治疗选择、预后密切相关；以免疫治疗联合化疗是目前国内外最常选用的治疗FL模式，但缺乏统一的标准治疗方案。脾大、贫血、骨髓受累及较高Ki-67表达是影响患者生存率的预后因素，多因素分析显示骨髓受累是其独立预后影响因素。结外FL多数处于临床Ⅰ～Ⅱ期，对治疗敏感，联合化疗使大部分患者可以治愈；原发性胃肠道FL大多数为局限性，预后较好。

1. 临床诊断思路　消化道霍奇金淋巴瘤极少见，绝大部分消化道淋巴瘤是非霍奇金淋巴瘤，而且大部分是B细胞型，以黏膜相关淋巴组织（mucosa-associated lymphoid tissue，MALT）淋巴瘤和弥漫大B细胞淋巴瘤（DLBCL）最常见，多发生于胃；其次是T细胞型，常见于小肠，另外伯基特淋巴瘤、套细胞淋巴瘤、滤泡性淋巴瘤也较常见。胃的淋巴瘤占胃恶性肿瘤的2%～5%，可为原发性，也可为全身病变的一部分。好发部位是胃窦和胃体。消化道的淋巴瘤并非罕见疾病，在发现消化道肿块时，要考虑到淋巴瘤的可能。消化道的滤泡性淋巴瘤主要见于肠，特别是十二指肠,胃发生的比肠要少。仅检查消化道不足确定肿瘤是否消化道原发,细致的临床分期对于推断原发还是继发是重要参考。尽管胃淋巴瘤在内镜和影像学检查中具有某些特征,但仅依靠内镜和影像学诊断胃原发性淋巴瘤的正确率极低,内镜活检病理检查是胃淋巴瘤诊断的最佳手段。

2. 病理诊断思路　滤泡性淋巴瘤首先必须与淋巴组织反应性增生做好鉴别。淋巴瘤的瘤细胞较淋巴组织反应性增生的瘤细胞数量多,浸润范围广,并以连续蔓延方式生长,反应性增生的淋巴组织只局限在黏膜层内,有时可以穿越黏膜肌,在腺体间呈不连续分布且不引起腺上皮的嗜酸性变或破坏。最关键的是,淋巴瘤的瘤细胞大小一致形态单一,反应性增生的淋巴细胞是处于不同分化阶段,在大小、形态、核染色质、胞质多少及着色情况都不一样,并常常混有中性粒细胞、成熟浆细胞、嗜酸性粒细胞等。淋巴瘤细胞是单克隆性,而反应性增生的细胞是多克隆性,用κ、λ染色可鉴别诊断。胃的淋巴瘤中,最常见的还是黏膜相关边缘区淋巴瘤,几乎占到50%以上,所以在胃诊断其他类型的淋巴瘤,应该首先排除边缘区淋巴瘤。边缘区淋巴瘤的一个容易掌握的重要特点是淋巴上皮病变,但许多淋巴瘤,包括滤泡性淋巴瘤也可能浸润上皮,显示淋巴上皮病变样改变,所以要全面观察,综合分析,不能仅根据一个特征性病变就轻率诊断。滤泡性淋巴瘤的特征是存在滤泡结构,但也有少数病例部分区域呈弥漫生长方式,多取材,可以减少因观察片面而误诊的机会。正常淋巴滤泡内的中心细胞、中心母细胞分布有极性,即依照主要由中心细胞组成的暗区、由中心母细胞组成的明区、套区、边缘区方向指向边缘窦或表面黏膜,即抗原来源的方向,但在滤泡性淋巴瘤,中心细胞、中心母细胞随机分布,不存在极性。CD21标记滤泡树突状细胞是诊断的重要依据。滤泡型淋巴瘤整个滤泡内均有CD21阳性的滤泡树突细胞,随着滤泡扩大和级别提高,滤泡树突细胞网会越来越稀疏。在边缘区淋巴瘤,滤泡树突细胞只出现于生发中心内,生发中心往往萎缩变小,而肿瘤细胞的范围内无论如何变化都不会出现CD21阳性的滤泡树突细胞。

【临床意义】

滤泡性淋巴瘤的病理报告必须包括组织学分级。滤泡性淋巴瘤的组织学分级与预后关系密切,分级时应至少选择不同滤泡的10个高倍视野进行中心母细胞计数,这些滤泡应有代表性,而不是只选择大细胞多的进行观察。在诊断报告中,应该对生长模式加以说明,滤泡性指滤泡结构＞70%;滤泡和弥漫性指滤泡结构为25%～75%,并说明各自大约百分比;局灶滤泡性,滤泡结构＜25%;弥漫性,没有明显滤泡结构。当活检组织很小时,应考虑到取样会造成误差。

(温　黎　杨　竞　战　扬　余小蒙　侯　刚)

参考文献

[1] 胡亦钦,陈环球,须霆,等.血清甲胎蛋白升高胃癌的临床分析.临床肿瘤学杂志,2007,12:447-449.

[2] 孔大陆.胃肝样腺癌的研究进展.国际肿瘤学杂志,2011,38:545-547.

[3] 陈远钦,林慧,康锶鹏,等.胃淋巴上皮瘤样癌12例临床病理分析.诊断病理学杂志,2014,2(4):211-214.

[4] 莫超华,温宗华,莫祥兰,等.胃原发性淋巴上皮瘤样癌6例临床病理观察.临床与实验病理学杂志,2015,31(2):154-160.

[5] 李杰,陈薇,张啸波,等.胃原发性绒毛膜癌3

例临床病理观察.诊断病理学杂志,2014,2(12):730-733.

[6] 李新功,姜辉,董艳光.胃腺癌伴绒毛膜癌分化一例.中华病理学杂志,1998,27(1):72.

[7] 王艳芬,丁永玲,刘爽,等.胃血管球瘤8例临床病理分析.诊断病理学杂志,2011,18(3):190-193.

[8] 邹亮,高慧淳,张芸,等.胃血管球瘤3例临床病理分析.诊断病理学杂志,2012,19(5):370-376.

[9] 王振军,韩加刚,韦萍,等.胃血管球瘤43例诊治分析.现代肿瘤医学,2013,21(5):1097-1099.

[10] 郜红艺,赖日权,杨志,等.会阴部丛状神经鞘瘤临床病例分析.临床与实验病理学杂志,2009,25(4):426-427.

[11] 王湛博,石怀银,袁静,等.胃神经鞘瘤的临床病理学特点.中华病理学杂志,2012,41(2):97-101.

[12] 伍健,陶祥,叶龙珍.胃神经鞘瘤1例.诊断病理学杂志,2010,17(1):77.

[13] 李焕萍,沈勤,夏秋媛,等.肺外炎性肌纤维母细胞瘤的临床病理分析.中华病理学杂志,2014,43(6):370-374.

[14] 魏建国,许春伟,孙爱静.ALK阴性的胃炎性肌纤维母细胞瘤一例.中华病理学杂志,2015,44(6):418-419.

[15] 中国CSCO胃肠间质瘤专家委员会.中国胃肠间质瘤诊断治疗专家共识.2011.中华胃肠外科杂志,2012,15(3):301-307.

[16] 王东关.结外淋巴瘤病理诊断学.天津:天津科学技术出版社,2012.

[17] 何松,郭燕,卑陈芳,等.胃肠道B细胞性淋巴瘤形态学和免疫组织化学分析.中华病理学杂志,2010,39(12):814-818.

[18] Liu X,Cheng Y,Sheng W,et al. Analysis of clinicopathologic features an d prognostic factors in hepatoid adenocarcinoma of the stomach.Am J Surg Pathol,2010,34:1465-1471.

[19] Metzgeroth G,Strsbel P,Baumbusch T,et al. Hepatoid Adenocareinoma-review of the literature illustrated by a rarecase originating in theperitoneal cavity. Onkologie,2010,33:263-269.

[20] Vlachostergios PJ,Voutsadakis IA,Barbanis S,et al.AFP,producing hepatoid adenocarcinoma of the stomach:a case report.Cases J,2009,2:296-298.

[21] Park S,Choi MG,Kim KM,et al.Lymphoepithelioma-like carcinoma:a distinct type of gastric cancer.J Surg Res,2015,194(2):458-463.

[22] Watanabe H,Enjoji M,Imai T.Gastric carcinoma with lymphoid stroma. Its morphologic characteristics and prognostic correlations. Cancer,1976,38(1):232-243.

[23] Bittar Z,Fend F,Quintanilla-Martinez L.Lymphoepithelioma-like carcinoma of the stomach:a case report and review of the literature.Diagn Pathol,2013,8:184-191.

[24] Chen JN,He D,Tang F,et al.Epstein-Barr virus-associated gastric carcinoma:a newly defined entity.J Clin Gastroenterol,2012,46(4):262-271.

[25] Unverd H,Savaş B,Ensar A,et al. Unusual tumor:primary gastric choriocarcinoma.Turk J Gastroenterol,2011,22(4):437-439.

[26] Takahashi K,Tsukamoto S,Saito K,et al. Complete response to multidisciplinary therapy in a patient with primary gastric choriocarcinoma.World J Gastroenterol,2013,19(31):5187-5194.

[27] Waseda Y,Komai Y,Yano A,et al.Pathological complete response and two-year disease-free survival in a primary gastric choriocarcinoma patient with advanced liver metastases treated with germ cell tumor-based chemotherapy:a case report.Jpn J Clin Oncol,2012,42(12):1197-1201.

[28] Yoon JH,Kim MS,Kook EH,et al. Primary gastric choriocarcinoma:two case reports and review of the literatures. Cancer Res Treat,2008,40(3):145-150.

[29] Guilford P,Hopkins J,Harraway J,et al. E-cadherin germline mutations in familial gastric cancer.Nature,1998,392(6674):402-405.

[30] Park JG, Yang HK, Kim WH, et al. Report on the first meeting og the internatinal collaborative group on hereditary gestric cancer. J Natl Cancer Inst, 2000, 92(21):1781-1782.

[31] Jemal A, Bray F, Center MM, et al. Global cancer statistics. CA Cancer J Clin, 2001, 61(2):69-90.

[32] Carneiro F, Oliveira C, Seruca R. Pathology and genetics of famillal gastric cancer. Int J Surg Pathol, 2010, 18(S3):33-36.

[33] Chan AO. E-cadherin in gastric cancer. World J Gastroenterol, 2006, 12(2):199-203.

[34] Pharoah PD, Guilford P, Caldas C. Incidence of gastric cancer and breast cancer in CDH1(E-cadherin) mutetion carriers from hereditary diffuse gastric cancer families. Gastroenterology, 2001, 121(6):1348-1353.

[35] Fitzgerald RC, Hardwick R, Huntsman O, et al. Hereditary diffuse gastric cancer: updated consensus guidelines for clinical management and directions for future research. Med Genet, 2010, 47(7):463-444.

[36] Miettinen M, Paal E, Lasota J, Sobin LH. Gastrointestinal glomus tumors: a clinicopathologic, immunohistochemical, and molecular genetic study of 32 cases. Am J Surg Pathol, 2002, 26(3):301-311.

[37] Wilde B K, Senger J L, Kanthan R. Gastrointestinal schwannoma: an unusual colonic lesion mimicking adenocarcinoma. Can J Gastuoenterol, 2010, 24(4):233-236.

[38] Abe N, Takeuchi H, Yanagida O, et al. Endoscopic full-thickness resection with laparoscopic assistance as hybrid NOTES for gastric submucosal tumor. Surg Endosc, 2009, 23(8):1908-1913.

[39] Hong H S, Ha H K, Won H J, et al. Gastric schwannomas: radiological features with endoscopic and pathological correlation. Clin Radiol, 2008, 63(5):536-542.

[40] Qiu JF, Shi YJ. High fever as an initial symptom of primary gastric inflammatory myfibroblastic tumor in an adult woman. Int J Clin Exp Med, 2014, 7(5):1468-1473.

[41] Makhlouf HR, Sobin LH. Inflammatory myofibroblastic tumors (inflammatory pseudotumors) of the gastrointestinal tract: how Closely are they related to inflammatory fibroid polyps. Hum Pathol, 2002, 33(3):307-315.

[42] Dousek R, Tuma J. Inflammatory myofibroblastic tumor of the esophagus in childhood: a case report and a review of the literature. J Pediatr Hematol Oncol, 2015, 37(2):121-124.

[43] Sudarski S, Apfahrer P, Nance JW, et al. Objective and subjectrive image quality of liver parenchyma and hepatic metastases with virtual monoenergetic dual-source dual-energy CT reconstructions: an analysis in patients with gastrointestinal stromal tumor. Acad Radiol, 2014, 21:514-522.

[44] Vassos N, Agaimy A, Hohenberger W, et al. Coexistence of gas-trointestinal stromal tumours (GIST) and malignant neoplasms of different origin: Prognostic implications. Int J Surg, 2014, 12:371-377.

[45] Miettinen M, Lasola J. Gastrointestinal stromal tumors definition, dinical, clinical histological immunohistoeh-emical, and molecular genetic feature sand differential diagnosis. Virchows Arch, 2001, 438(1):1-12.

[46] Gupta P, Tewari M, Shukla HS. Gastrointestinal stromal tumor. Surg Oncol, 2008, 17(2):129-138.

[47] Al-Taie O, Al-Taie E, Fischbach W. Patients with Helicobacter pylori negative gastric marginal zone b-cell lymphoma (MZBCL) of MALT have a good prognosis. Z Gastroenterol, 2014, 52(12):1389-1393.

[48] Fischbach W. Gastric MALT lymphoma-update on diagnosis and treatment. Best Pract Res Clin Gastroenterol, 2014, 28(6):1069-1077.

[49] Sena Teixeira Mendes L, D Attygalle A, C Wotherspoon A. Helicobacter pylori infection in gastric extranodal marginal zone lymphoma of mucosa-associated lymphoid tissue

[50] Xu X, Wang Z, Yu Y, et al. Evaluation of the clinical characteristics and prognostic factors of gastrointestinal mucosa-associated lymphoid tissue (MALT) lymphoma. J Gastroenterol Hepatol, 2014, 29(9): 1678-1684.

[51] Takahashi T, Suzumiya J. Marginal zone B-cell lymphoma of mucosa-associated lymphoid tissue type (MALT lymphoma). Nihon Rinsho, 2014, 72(3): 493-498.

[52] Norimura D, Fukuda E, Yamao T, et al. Primary gastric follicular lymphoma manifesting as a submucosal tumor-like lesion. Dig Endosc, 2012, 24(5): 389-392.

[53] Misdraji J, Harris NL, Hasserjian RP, et al. Primary follicular lymphoma of the gastrointestinal tract. Am J Surg Pathol, 2011, 35(9): 1255-1263.

第4章

肠道肿瘤

第一节 大肠广基（无蒂）锯齿状腺瘤/息肉

【临床特征】

广基（无蒂）锯齿状腺瘤/息肉（sessile serrated adenoma/polyp,SSA/P）是2003年由Torlakovic等首先发现的一种锯齿状病变,因其具有独特的形态学特点、生物学行为和分子遗传学改变,2010年WHO消化系统肿瘤分类中将其列为锯齿状病变中独立于增生性息肉（HP）及传统锯齿状腺瘤（TSA）的一种类型,占所有锯齿状息肉的15%～25%。SSA/P好发于中老年男性,临床常无明显症状,多在查体或其他疾病内镜检查时偶然发现。

目前研究认为,SSA/P是结直肠癌的癌前病变,与增生性息肉（HP）和普通腺瘤相比,具有相对较高的癌变率,尤其是病变较大、形态学具有不典型者,发生于右半结肠的SSA/P具有更高的恶性潜能,它可通过"广基锯齿状通路"进展为锯齿状腺癌。

临床上,SSA/P的治疗和随访计划尚无规范化的指导,国外一般对于SSA/P不伴有异型增生的病例建议内镜下完整切除,无法一次切除干净者建议在短期内再次内镜下切除;对于病变数目<3个,直径<1cm的病例建议随访间隔期为5年;数目>3个,或任一直径>1cm的病例,随访间隔期3年;对于SSA/P伴异型增生者建议内镜下或手术彻底切除,随访间隔期为1～3年。

【病理特征】

1. 肉眼观察　病变位于乙状结肠和右半结肠,可表现为黏膜面扁平或宽蒂息肉,可呈多发性,表面光滑、柔软,约半数>5mm,15%～20%>10mm,一般不超过20mm,表面颜色与周围肠黏膜相同或呈红色,常有黏液覆盖。

2. 显微镜检查　显微镜下SSA/P锯齿状结构明显（图4-1A）,隐窝拉长,整个拉长的隐窝内均可见明显的锯齿状结构,并累及隐窝的下1/3区域（图4-1B）,隐窝底部经常扩张,形成L形或倒T形异常形状（图4-1C）,宽底扩张的锯齿状腺体常与黏膜肌紧密相邻（图4-1D）,并向黏膜肌方向突出成"疝"样结构,易被误认为是浸润性生长方式,是SSA/P的重要形态特征。基底部隐窝细胞有成熟杯状细胞或胃小凹细胞分化（图4-1E）,缺乏未分化细胞和神经内分泌细胞,常产生过多的细胞外黏液,充满隐窝,使之明显膨胀,横切面中形成蜂窝状结构,黏液可覆盖于息肉的表面。SSA/P的细胞核常显示轻微不典型性（图4-1F）,表现为核增大,呈卵圆形,泡状核,核仁明显,核分裂可见于隐窝的任何位置,包括上1/3。一些区域可能表现为与微泡性增生性息肉类似的直隐窝,但常常不足病变的 1/2,增殖区一般不在隐窝基底部,常在其他部位,且为非对称性,增殖区发生改变,可使正常结构完全扭曲。但并非所有隐窝均出现变化,如果观察到 2~3 个典型隐窝具有这些特征,就可诊断为 SSA/P;部分 SSA/P 不伴有细胞异型增生,只出现少数隐窝的扩张和畸形,极易漏诊。非复合性 SSA/P 通常不出现细胞异型增生,但同时发生 MLH1 基因甲基化或 MSI 时可向癌进展。它可显示与普通型腺瘤类似的异型增生特征,包括核变窄、拉长、深染,胞质嗜碱,但更多出现的是具有嗜酸性胞质的立方细胞,泡状核、核仁明显(图 4-1E),可诊断为"伴细胞异型增生的 SSA/P",与普通型腺瘤相比,具有更强的侵袭性。

3. 免疫表型　可标记 CDX2、p53、CEA 及 Ki-67,在正常结直肠黏膜中,p53 和 CEA 阴性;CDX2 在正常结直肠黏膜上皮散在阳性;Ki-67 标记结果包括部位异常和数量异常,在 HP 中,Ki-67 阳性表达主要位于隐窝下 1/3,且阳性指数<25%,而 SSA/P 的 Ki-67 阳性表达范围增大,大部分上移至隐窝中 1/3,基底及侧壁均见阳性增殖细胞,少数呈弥漫分布,阳性指数可达 40%。有文献报道 MUC6 阳性也有助于 SSA/P 的诊断。

【鉴别诊断】

SSA/P 无明显临床特征,通常不引起肠道症状,显微镜下可见显著的锯齿状结构,需要与其他类型大肠息肉鉴别以明确诊断(表 4-1)。

表 4-1　广基(无蒂)锯齿状腺瘤/息肉的鉴别诊断

主要肿瘤	临床特点	病理特点
SSA/P	好发于中老年男性,常位于近端结肠及乙状结肠,直径大多为 5~20mm,肉眼为扁平状或无蒂(广基)的轻微隆起性息肉,表面光滑、柔软,可多发。很少引起临床症状。是结直肠癌的癌前病变	显微镜下整个伸长的隐窝内均可见明显的锯齿状结构,并累及隐窝的下 1/3 区域,与黏膜肌层相邻的隐窝基底部有扩张及分支,出现 L 形或倒 T 形隐窝,可有黏膜肌层假浸润,隐窝中上部可出现核不典型性,核增大,可见核仁,出现核分裂象
增生性息肉	是最常见的锯齿状病变,占结直肠锯齿状病变的 80%~90%,一般位于远端结肠和直肠,无蒂或蒂较小,1~5mm,常见多发,扁平或轻微隆起,表面光滑,一般无临床症状	镜下可见拉长而直的管状隐窝,隐窝上部 1/3~1/2 呈锯齿状轮廓,下 1/2 多呈非锯齿状结构,纵切面隐窝大小一致,排列整齐,横切面上呈星芒状,无隐窝的扩张或畸形、分支、出芽现象;细胞形态温和,排列整齐,核小而一致,靠近基底
传统锯齿状腺瘤	不常见,占所有锯齿状病变的 1%~6%,很少引起临床症状,多位于远端结肠,有蒂或绒毛状,体积比其他类型的锯齿状息肉要小得多,内镜下颜色更红、更加突出	具有整体复杂结构与纤维状生长方式,表现明显的锯齿状腺腔、绒毛状结构、明显的细胞异型和嗜酸性的胞质,并出现异位隐窝的特点
普通型腺瘤	常见,大多数无明显临床症状,大小一般<1cm,呈息肉状凸向肠腔,有蒂或无蒂广基状,少部分平坦或凹陷。可恶变	分为管状腺瘤、绒毛状腺瘤及管状绒毛状腺瘤,管状腺瘤最常见,细胞具有异型性,表现为核大、深染,不同程度核异性、复层并缺乏极向

消化系统疑难肿瘤诊断解析

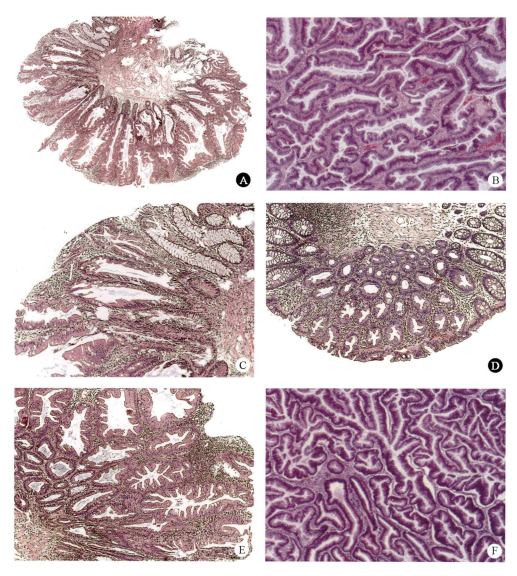

图 4-1　大肠广基(无蒂)锯齿状腺瘤/息肉

A. 锯齿状结构明显（HE,×40）；B. 拉长的隐窝明显锯齿状（HE,×200）；C. 腺体隐窝呈"锚"状（右下）（HE,×100）；D. 扩张的锯齿状腺体与黏膜肌紧密相邻（HE,×100）；E. 基底部隐窝细胞有成熟杯状细胞（HE,×100）；F. 瘤细胞具有异型性，核杆状，染色深（HE,×200）

【诊断思路】

SSA/P是结直肠锯齿状息肉样病变的一种独立类型，结直肠的锯齿状病变是具有锯齿状结构的一组异质性上皮性病变。锯齿状结构的形成，缘于病变细胞凋亡的抑制，导致细胞数量不断增多，排列拥挤，使表面黏膜上皮失去平滑的排列形态而出现皱褶，形成锯齿样结构。锯齿样病变所以受到重视，是因为其与结直肠癌的发生关系密切，有10%～15%的散发性结直肠癌源于锯齿状病变。研究证明，结直肠癌除传统认识的肠黏膜细胞异型增生-癌变的途径外，还存在锯齿状病变通路,即增生性息肉-锯齿状腺瘤-癌的途径。SSA/P 是具有微卫星不稳定(MSI)特征的散发性癌的前驱病变,也可能是具有 CpG 岛甲基化微卫星稳定(MSS)特征的癌的前驱病变,可通过锯齿状通路进展为锯齿状腺癌。锯齿状息肉样病变包括增生性息肉、广基锯齿状腺瘤/息肉、传统锯齿状腺瘤。一般认为增生性息肉为良性病变,而广基锯齿状腺瘤/息肉和传统锯齿状腺瘤具有癌变危险。显微镜下主要表现为隐窝基底部出现锯齿状结构异常,腺体扩张扭曲,隐窝基底部扩张膨大,并且底部扩张的腺体与黏膜肌紧邻,细胞可有非典型性,隐窝中部可见核分裂,上皮与间质比值>50%。

1. 临床诊断思路　SSA/P 好发于中老年男性,很少引起临床症状,与其他发生于大肠的息肉样病变不易区分,但病变的位置和大小有时可以提示诊断。在内镜下观察 SSA/P 的平均体积大于 HP,表现为平坦、无蒂、柔软、表面光滑,当发现病变直径较大(>1cm)、扁平或宽蒂息肉,且位于右半结肠或乙状结肠的,则应更多考虑为 SSA/P,当病变直径<5 mm,且位于左半结肠和直肠时,则多为 HP。SSA/P 的确诊有赖于术后病理检查。在确诊 SSA/P 后,应根据一些推荐的规范进行治疗和处理,并加以随访观察。

2. 病理诊断思路　由于发生癌的危险性不同,需要准确鉴别不同类型的锯齿状息肉样病变。SSA/P 具有 HP 的结构和腺瘤的细胞学特点,其基本病理形态特征包括隐窝结构的异常和细胞形态的变化,前者为其主要表现形式。由于内镜活检组织易受到诸多因素影响,如取材较局限、组织破碎或石蜡包埋面不准确而发生诊断困难,或因病变本身变化轻微而发生漏诊,尤其是 SSA/P 与 HP 及 TSA 的鉴别诊断。①当看到隐窝扩张的锯齿状腺体,但没有隐窝结构异常,即无畸形、分支或出芽现象,且无细胞的异型增生,核分裂象在隐窝基底部的病例,应诊断为 HP;②当隐窝扩张的锯齿状腺体伴有隐窝结构的异常,如畸形、分支和出芽现象或出现细胞的不典型性,但又排除了 TSA 的典型绒毛状、锯齿状结构、异位隐窝和嗜酸性胞质时,就应考虑 SSA/P 的诊断;③在锯齿状病变中,局部见到一片隐窝膨胀的腺腔伴明显黏液分泌,间质极少,应警惕是否为 SSA/P 的可能;④分类实在难以判定时,可观察是否伴有异型增生来评估,诊断为未分类的锯齿状病变伴或不伴有异型增生以提示临床处理。

第二节　遗传性非息肉病性结直肠癌

【临床特征】

遗传性非息肉病性结直肠癌(hereditary nonpolyposis colorectal cancer,HNPCC)或称为 Lynch 综合征,占全部结直肠癌的 6%～15.8%,是一种不伴有大量结肠腺瘤的家族性结肠癌综合征,呈常染色体显性遗传,是最常见的遗传性结直肠癌类型,患者一级亲属结肠癌的发病率比一般人群高 7 倍。与散发性结肠癌比较,遗传性非息肉病性结直肠癌发病年龄较早,男性平均发病年龄为 39 岁,女性为 37 岁,发病年龄高峰为 45 岁。遗传性非息肉病性结直肠癌的其他临床特点包括肿瘤好发于结肠近端至脾曲,有多发倾向,常合并其他部位的肿瘤,特别是子宫内膜癌、尿路上皮癌、胃癌。对于已经确诊或可疑为本病的患者,应进行结直肠癌和相关肿瘤的随访。对于所有发现的肠道息肉都要彻底切除,对存在高级别腺瘤的患者,可选择预防性治疗措施。患者预后较好,5 年生存率可达 65%。

【病理特征】

遗传性非息肉病性结直肠癌的病理学表

现与其他散发性结直肠癌,特别是存在高频度微卫星不稳定性的癌相似或仅有细微差别,从病理形态学难以分辨。

1. 肉眼观察　肿瘤多发生于近端结肠,包括盲肠、升结肠、结肠肝曲、横结肠,常为息肉状、斑块状、结节状,或溃疡型,界限较清楚,很少有弥漫浸润型或缩窄型。肿瘤体积可以很小,甚至仅有 4mm 大小。肿物灰白色,质地脆,常有黏液光泽。

2. 显微镜检查　肿瘤常有膨胀性边缘,界限较清楚(图 4-2A)。肿瘤组织常为高-中分化的黏液腺癌或印戒细胞癌,也可为几乎没有腺体结构的低分化腺癌(图 4-2B、C)。低分化癌的肿瘤组织呈不规则小梁状、条索状、片状分布,纤维性间质少,被描述为"髓样癌"或"未分化癌"。肿瘤组织中常见浸润的淋巴细胞,被描述为肿瘤浸润淋巴细胞(图 4-2D)。近癌处可能看到管状绒毛状腺瘤或绒毛状腺瘤结构,腺瘤中可能存在高级别上皮内肿瘤改变(图 4-2E)。肿瘤周围也可见较多淋巴细胞聚集环绕,并可有淋巴滤泡形成,呈 Crohn 病样淋巴细胞反应(图 4-2F)。

3. 免疫表型　遗传性非息肉病性结直肠癌常存在高频度微卫星不稳定性,错配修复蛋白免疫组化检测可用于筛选具有微卫星不稳定的遗传性非息肉病性结直肠癌(表 4-2)。识别 MSH2-MSH6 和 MLH1-PMS2 杂合性二聚体有助于发现遗传性非息肉病性结直肠癌患者突变类型(图 4-3)。

表 4-2　遗传性非息肉病性结直肠癌的错配修复蛋白表达

微卫星状态	结直肠癌类型	MLH1	MSH2	MSH6	PSM2
高频度微卫星不稳定性（MSI-H）	遗传性非息肉病性结直肠癌	−/+	−/+	−/+	−/+
	散发性结直肠癌	−/+	−/+	−/+	−/+
低频度微卫星不稳定性（MSI-L）微卫星稳定（MS-S）	MSI-L 或 MSS 结直肠癌	+/−	+/−	+/−	+/−

4. 遗传学检查　遗传性非息肉病性结直肠癌以常染色体显性遗传方式遗传,受累人群携带 DNA 错配修复基因(MMR)的胚系突变。最常见的是 3 号染色体短臂的 MLH1 基因和 2 号染色体短臂的 MSH2 基因。遗传性非息肉病性结直肠癌家族 43%～63% 发生 MLH1 基因突变,25%～45% 发生 MSH2 基因突变。其他突变概率较低。推荐使用 5 个微卫星重复序列检测结直肠癌中的微卫星不稳定,5 个标记物为 BAT25、BAT26、D2S123、D5S346、D17S250。其中 2 个或以上不稳定,为 MSI-H,仅 1 个不稳定为 MSI-L,全部稳定为 MS-S。

【鉴别诊断】

遗传性非息肉病性结直肠癌与散发性结直肠癌比较,除了具有家族遗传性外,在临床表现、病理改变上并无太大区别(表 4-3)。需要了解,虽然名为非息肉病性结直肠癌,实际上,患者发生肠腺瘤者也非少见,这时需要与家族性腺瘤性息肉病鉴别(表 4-4)。

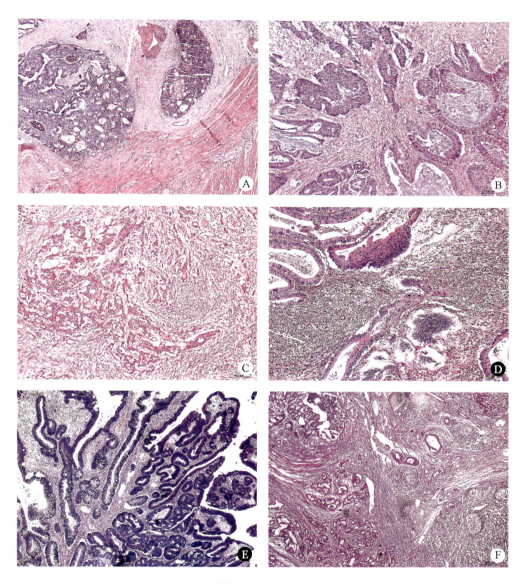

图 4-2 遗传性非息肉病性结直肠癌

A. 肿瘤边缘呈推挤性浸润方式(HE,×40);B. 肿瘤表现为分化好的黏液腺癌(HE,×100);C. 肿瘤表现为分化差的腺癌,可见淋巴细胞浸润(HE,×100);D. 癌组织间见大量淋巴细胞浸润(HE,×100);E. 癌瘤边缘见残留的绒毛状腺瘤结构,部分呈上皮内肿瘤(HE,×100);F. 肿瘤外围见淋巴组织增生,并有生发中心形成(HE,×40)

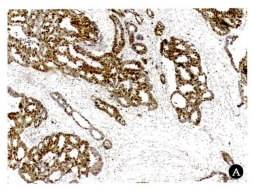 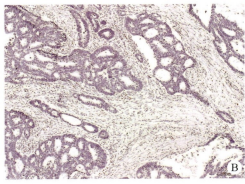

图 4-3　遗传性非息肉病性结直肠癌免疫表型

A. 肿瘤细胞 MSH2 阳性表达(SP,×100);B. 与图 4-2A 同一肿瘤,瘤细胞缺乏 MLH1 表达,浸润淋巴细胞部分阳性(SP,×100)

表 4-3　遗传性非息肉病性结直肠癌与散发性结直肠癌的鉴别

主要肿瘤	临床特点	病理特点
HNPCC	发病年龄较早,男性平均发病年龄为 39 岁,女性为 37 岁,发病年龄高峰为 45 岁。肿瘤好发于结肠近端至脾曲,有多发倾向,常合并其他部位的肿瘤	多发生于近端结肠,常为息肉状、斑块状、结节状,或溃疡型,界限较清楚,很少有弥漫浸润型或缩窄型。镜下常见膨胀性边缘,肿瘤组织常为高-中分化的黏液腺癌或印戒细胞癌,也可为几乎没有腺体结构的低分化腺癌。常见肿瘤浸润淋巴细胞。周围也可见较多淋巴细胞聚集环绕,并可有淋巴滤泡形成
散发性结直肠癌	发病年龄较大,平均发病年龄 65 岁。患者无结直肠癌家族史,临床可有直肠出血、腹痛、腹泻、黏液便等,较少伴有其他部位肿瘤	可随机发生于结肠各段,可为结节型、溃疡型、弥漫浸润型,可伴肠腔缩窄。肿瘤界限不清,组织学可为不同分化的腺癌、黏液腺癌、乳头状腺癌等,一般不见肿瘤淋巴细胞浸润改变

表 4-4　遗传性非息肉病性结直肠癌与家族性腺瘤性息肉病的鉴别

鉴别要点	遗传性非息肉病性结直肠癌	家族性腺瘤性息肉病
发生年龄	早	早
腺瘤数目	一般＜10 个	常＞100 个
腺瘤的类型	绒毛状腺瘤、锯齿状腺瘤、混合型腺瘤	管状腺瘤
腺瘤癌变比例	高	低
腺瘤的分布	主要右半结肠	左侧或全结肠
癌的分布	主要位于右半结肠	随机分布,主要在直肠
其他部位肿瘤	子宫内膜癌、乳腺癌、胃癌、小肠癌、输尿管/肾盂癌、胰腺癌、胆管癌、多形性胶质母细胞瘤等	脑肿瘤、垂体腺瘤、颅骨骨瘤、甲状腺癌、胃癌、肝母细胞瘤、肝细胞癌、胆管癌、壶腹周围癌、胰腺肿瘤、肾上腺瘤、膀胱癌、睾丸胚胎性癌等

【诊断思路】

遗传性非息肉病性结直肠癌呈常染色体显性遗传,家族中的易感人群一生都具有发展成癌的危险性。发生结肠癌、直肠癌的危险度为70%～85%,发生子宫内膜癌的危险度为50%,其他一些癌的危险度为15%。结直肠外的病变以子宫内膜癌、输尿管癌、肾盂癌及小肠癌危险度最高,也是遗传性非息肉病性结直肠癌最特异的表现。临床上,出于对腺瘤最终会发生癌变的认识,更加关注家族性腺瘤性息肉病,但是遗传性非息肉病性结直肠癌发病率是家族性息肉病的5倍,是一个更加值得密切关注的疾病。确诊遗传性非息肉病性结直肠癌的一个重要意义是对高危遗传家族成员进行医学监控,以早期发现癌或及早进行预防性干预。临床做出遗传性非息肉病性结直肠癌诊断的难点在于如果不是整个家族的结直肠癌发生率明显升高,就很难发现单个个体所患的是这个遗传性肿瘤。以前确诊这个疾病需要对可疑患者的整个家系进行遗传学调查,十分繁杂。现在,通过遗传学方法检测特定基因突变,使遗传性非息肉病性结直肠癌的个体患者确诊成为可能。

1. 临床诊断思路　肠道的许多类型的腺瘤、息肉与肠癌有关。遗传性非息肉病性结直肠癌名为"非息肉病性",其含义仅是指本病患者肠道息肉的发生一般与遗传无关,并不除外患者会患有肠道息肉,实际上,遗传性非息肉病性结直肠癌患者常有肠息肉存在。因此,决不能以有无肠道息肉来确定或排除遗传性非息肉病性结直肠癌的诊断。对于患有其他部位肿瘤的患者,特别是符合遗传性非息肉病性结直肠癌相关性肿瘤的类型的患者因肠道占位就诊时,需要首先考虑遗传性非息肉病性结直肠癌的可能性。尽管这种判断对患者的治疗影响可能不大,但对于其家族中潜在患者的发现却具有重要意义。

对于已经认定为遗传性非息肉病性结直肠癌家族的成员,在临床应特别注意,从20—25岁即应开始肠镜观察,一般2年1次,持续到40岁,然后每年检查1次。对肠道发现的所有息肉、腺瘤都应予以切除。女性患者25或35岁后应每年检查子宫内膜情况。另外,对于胃及泌尿道也应给予必要的观察。

2. 病理诊断思路　结直肠癌是常见的消化道恶性肿瘤,根据组织学形态可分为腺癌(包括筛状粉刺型腺癌、髓样癌、微乳头状癌、黏液腺癌、锯齿状腺癌、印戒细胞癌等亚型)、腺鳞癌、梭形细胞癌、鳞状细胞癌、未分化癌,以及神经内分泌癌。遗传性非息肉病性结直肠癌并没有太特异的形态表现,微细的差别在于肿瘤细胞常分泌大量黏液,肿瘤组织中有浸润的淋巴细胞,肿瘤周围常有显著淋巴细胞浸润。发现这些特点,应考虑遗传性非息肉病性结直肠癌的可能。其他提示诊断的依据为发病年龄较低、病变部位多位于右半结肠、病变数量可多灶、常伴有结直肠外肿瘤,特别是子宫内膜癌、尿路上皮癌等。做出诊断前应仔细了解患者的家族史,并试用免疫组化检测错配修复蛋白,根据MLH1、MSH2、MSH6、PSM2的不同表达情况识别MSH2-MSH6和MLH1-PMS2杂合性二聚体,确定遗传性非息肉病性结直肠癌患者的可能性。最终的确诊最好使用遗传学技术。

【诊断标准】

至少3名亲属具有遗传性非息肉病性结直肠癌相关性癌(结直肠癌、子宫内膜癌、小肠癌、输尿管/肾盂癌)。

(1)其中1人是另外2人的一级亲属。

(2)至少2代人连续受累。

(3)至少1人在50岁前被确诊患遗传性非息肉病性结直肠癌的相关癌性癌。

(4)已排除外家族性腺瘤性息肉病。

(5)肿瘤应经病理组织学证实。

第三节　肠道平滑肌肿瘤

【临床特征】

肠道平滑肌肿瘤（smooth muscle tumors of the intestine）包括平滑肌瘤（leiomyoma）及平滑肌肉瘤（leiomyosarcoma），发病率极低，以往诊断的胃肠道平滑肌肿瘤绝大部分为胃肠道间质瘤，而近年许多胃肠道平滑肌肿瘤又常被误诊为胃肠道间质瘤。肠道平滑肌肿瘤多发生于中老年人，发病高峰年龄在40—60岁，以男性为多，男女性别比为2∶1。肠道平滑肌瘤通常较小，出现并发症之前常无症状，常为老年人进行内镜检查时偶然发现。平滑肌肉瘤早期可表现为一般的消化系统疾病症状，如腹部不适、腹痛等，体积较大的进展期平滑肌肉瘤表面肠黏膜可发生溃疡，临床上有血便、排便困难、体重减轻、贫血等症状。

肠道平滑肌肿瘤的治疗以局部手术切除为主，起源于黏膜肌层的较小平滑肌瘤可选择内镜下切除，而发生于肠壁固有肌层的平滑肌瘤可导致肠穿孔等并发症，则需完整手术切除。对于平滑肌肉瘤，应按照恶性肿瘤规范行根治性手术，并及时术后化疗或放疗。

肠道平滑肌肿瘤的预后与多种因素有关，其中肿瘤的发生部位、大小、分期及肿瘤是否完整切除是影响预后的主要因素，平滑肌瘤临床上表现为惰性，单纯切除后预后好；平滑肌肉瘤局部复发率较高，达86%，并可发生血行转移、种植转移，但极少有淋巴结转移，当肿瘤分化较好，分级与核分裂活性低时，肿瘤完整切除后预后较好。

【病理特征】

1. 肉眼观察　肠道平滑肌肿瘤大体类型可分为腔内型、腔外型、混合型及壁内型（图4-4A）。结肠及直肠的平滑肌瘤多位于黏膜肌层，体积小，通常＜1cm，一般不超过2cm，类圆形，边缘清楚，大多为单发，少数多发，可息肉样；肌层内平滑肌瘤罕见，大小为1～3cm，切面质实而韧，呈灰白色编织状，肿瘤有出血时可见紫红色区。部分肿瘤可有水肿、黏液变性，切面湿润。平滑肌肉瘤体积大小不一，大者可达十数厘米，小者不足1cm，切面呈分叶状，质脆，细腻，鱼肉样，可有较清楚的界限，可有囊性变、灶性出血及坏死。

2. 显微镜检查　肠道平滑肌瘤由分化良好的平滑肌束组成，呈束状、编织状排列，与肠黏膜肌融合（图4-4B）。肿瘤细胞呈梭形，接近正常的平滑肌细胞，胞质丰富、嗜酸性，核呈棒状，两端钝圆，核分裂罕见，无病理性核分裂。平滑肌肉瘤根据分化程度不同，分为高、中、低分化。高分化平滑肌肉瘤与平滑肌瘤相似，但梭形细胞较丰富，排列较为密集，轻度异型，可见核分裂，但较少；低分化平滑肌肉瘤，肿瘤细胞异型明显，呈梭形或多形性，细胞大小不等，可见瘤巨细胞，核分裂多见，常伴有出血和肿瘤性凝固性坏死；中分化平滑肌肉瘤，细胞异型性和核分裂活跃程度介于高分化与低分化肉瘤之间（图4-4C～G）。

3. 免疫表型　肠道平滑肌肿瘤免疫组化表达平滑肌细胞标记SMA、desmin阳性（图4-5A，B），CD117（图4-5C）、CD34、DOG-1及S100蛋白阴性。

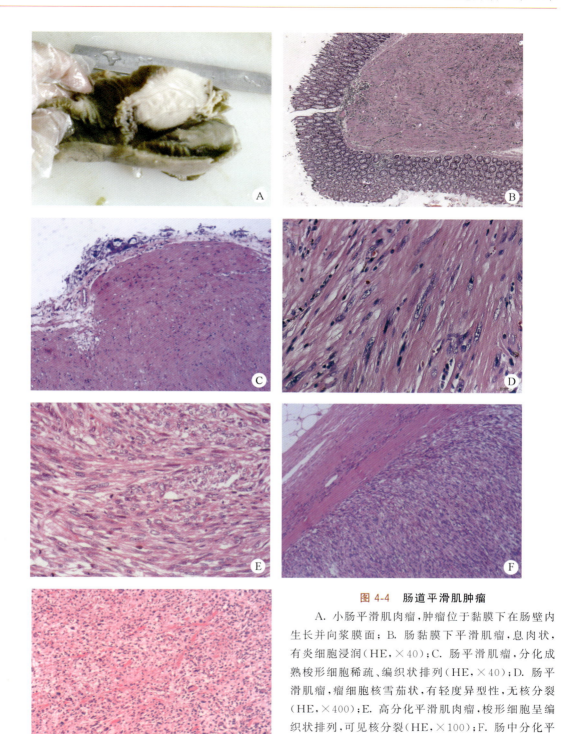

图 4-4　肠道平滑肌肿瘤

A. 小肠平滑肌肉瘤,肿瘤位于黏膜下在肠壁内生长并向浆膜面;B. 肠黏膜下平滑肌瘤,息肉状,有炎细胞浸润(HE,×40);C. 肠平滑肌瘤,分化成熟梭形细胞稀疏、编织状排列(HE,×40);D. 肠平滑肌瘤,瘤细胞核雪茄状,有轻度异型性,无核分裂(HE,×400);E. 高分化平滑肌肉瘤,梭形细胞呈编织状排列,可见核分裂(HE,×100);F. 肠中分化平滑肌肉瘤,肿瘤细胞较致密(HE,×40);G. 低分化多形性平滑肌肉瘤(HE,×40)

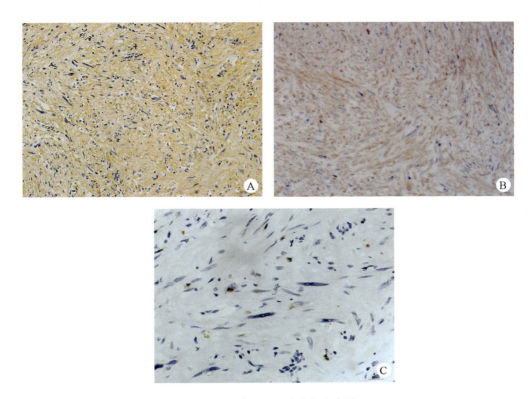

图 4-5 肠道平滑肌肿瘤免疫表型

A. 肠平滑肌瘤 SMA 阳性（EliVision 法，×100）；B. 肠平滑肌瘤，Desmin 阳性（SP 法，×100）；C. 肠平滑肌瘤 CD117 阴性（EliVision 法，×400）

【鉴别诊断】

肠道平滑肌肿瘤是较少见的间叶性肿瘤，临床缺乏特异性表现，易误诊漏诊，显微镜下也常常与胃肠道间质瘤、神经鞘瘤等梭形细胞肿瘤不易鉴别（表 4-5）。

表 4-5 肠道平滑肌肿瘤的鉴别诊断

主要肿瘤	临床特点	病理特点	免疫组化
肠道平滑肌肿瘤	多发生于中老年男性，表现为一般消化系统症状，平滑肌瘤体积常较小，常在内镜检查时偶然发现，临床表现为惰性；平滑肌肉瘤进展期可有贫血和体重减轻表现，术后易复发，并可发生转移	平滑肌瘤瘤体积较小，一般不超过 2cm，切面编织状，是由分化良好的平滑肌束组成，与黏膜肌融合，局部可能会出现不典型核，但无核分裂活性；平滑肌肉瘤大小不一，切面细腻，可有出血、坏死，肉瘤细胞同时具有核不典型性与核分裂活性	SMA 和 desmin 阳性，CD34、CD117、DOG-1、S100 蛋白阴性

(续 表)

主要肿瘤	临床特点	病理特点	免疫组化
胃肠间质瘤	多见于老年患者,中位年龄60－65岁;临床表现腹部不适与肿瘤溃疡相关症状,急性和慢性出血伴或不伴贫血。较小病变一般偶然被发现;恶性胃肠道间质肿瘤最常转移至肝脏	肿物大小及切面颜色差异较大,常见出血及囊性变;显微镜下所见:大部分肿瘤细胞为梭形细胞型,约1/3为上皮样型,肿瘤细胞编织状、束状、栅栏状排列;恶性肿瘤细胞有显著的核不典型性,易见核分裂	免疫组化表达CD117、DOG-1及CD34;少量表达SMA;极少表达结蛋白、CK或S100蛋白
平滑肌瘤病	男性是女性2倍	多灶性、境界不清的平滑肌增生。腊肠样或U形肿块,累及长段胃肠道,可延伸达浆膜。黏膜肌层、固有肌层多发融合或不融合平滑肌结节,分化好,可浸润神经丛,伴胶原增生	Actin、Vimentin阳性,CD117、CD34、S100蛋白阴性
肠道神经鞘瘤	多见于中年人,30－50岁多发;临床症状通常不典型;影像学表现为胃肠道黏膜下或肌壁间,边界清楚的软组织肿瘤	肿瘤大小2~10cm,边界清楚,实性。显微镜下见肿瘤边缘常有多少不等的淋巴细胞,呈带状分布;梭形肿瘤细胞束状排列,常在胶原背景下形成微小梁状,无典型的栅栏状结构,核分裂少见,一般无出血、坏死和囊性变	S100蛋白弥漫阳性、Vimentin、GFAP阳性,CD117、CD34阴性
单向性间皮肉瘤	老年人多见,平均发病年龄63岁,男性多发	结节状或弥漫性浸润。有多个组织学类型,其中多形性、肉瘤样变性需要与平滑肌肉瘤鉴别。由梭形细胞或多形性细胞构成,核分裂多见,编织状排列	Calretinin、CK5/6、WT-1阳性,SMA阴性
炎性肌纤维母细胞瘤	常见于儿童和年轻成人;临床表现类似于胃肠道间质瘤;大部分为良性,极少恶性病例	大小差异大;肿瘤细胞为肥胖或梭形肌纤维母细胞,疏松排列,伴有多少不等的淋巴、浆细胞浸润和纤维化	ALK阳性表达,SMA表达不一,S100蛋白阴性

【诊断思路】

发生于消化道的真正平滑肌肿瘤非常少见,在明确认识胃肠道间质瘤以前所诊断的"平滑肌"肿瘤,在回顾性研究中经免疫组化标记后,大部分被证实为胃肠道间质肿瘤,但这并不意味着胃肠道不可以发生平滑肌肿瘤。发生于消化道的平滑肌肿瘤以食管较多见,而胃及肠道均相对较少发生。在肠道中,发生于小肠的平滑肌肿瘤罕见,其发病率仅为胃肠道间质瘤的1/100。2010年WHO消化系统肿瘤分类根据核分裂和肿瘤直径对胃肠道间质瘤进行预后判断分组,明确提出肿瘤可根据预后分组分为良性、恶性潜能未定和恶性,这种分类体系不同于平滑肌肿瘤的分类,所以对于内镜考虑胃肠道间质瘤的病例应进行病理学检查确诊,以免将平滑肌肿瘤误诊为胃肠道间质瘤。

1.临床诊断思路 平滑肌肿瘤是肠道

少见的间叶性肿瘤,好发于中老年男性,无典型临床症状,仅根据症状、体征诊断较困难。以往多采用气钡双重造影检查,平滑肌肿瘤表现为钡剂充盈缺损、肠腔狭窄,多无黏膜改变。随着内镜技术的发展,内镜检查已经成为诊断肠道平滑肌肿瘤最常用的技术。肠道平滑肌肿瘤可呈腔内型、腔外型、混合型及壁内型生长,内镜表现也不同。直肠、结肠的平滑肌瘤,多为黏膜肌平滑肌瘤,位置较浅,在内镜检查可查见黏膜下改变,黏膜表现为充血、苍白等改变,肠腔可外压性改变,显示为表面黏膜光滑的丘状隆起,也可息肉状,与腺瘤或癌明显不同,但难以与胃肠道间质瘤鉴别。对于直肠、肛管的病变,作为传统的检查技术,指检是最简单有效的检查方法。位于直肠的平滑肌肿瘤,指检在黏膜下可触及质韧肿物,如为肉瘤,一般活动性差但表面黏膜尚光滑;如果肿瘤侵犯黏膜出现溃疡,则与癌难以区别,但癌的肿块较硬,肉瘤相对较软。肠道平滑肌肿瘤的确诊依赖病理检查。因肿瘤来源于黏膜肌层或固有肌层,所以活检时取材必须足够深,且多处取材。即使如此,良恶性平滑肌肿瘤在活检病理仍可能难以鉴别。如果术前或术中怀疑为肉瘤,应行快速冰冻病理检查,根据病理报告情况决定手术方式和切除范围。

2. 病理诊断思路　肠道的梭形细胞肿瘤首先需要考虑胃肠道间质瘤,因为胃肠道间质瘤是胃肠道最多见的间叶肿瘤,只有排除了胃肠道间质瘤才考虑其他类型梭形细胞肿瘤。其他梭形细胞肿瘤主要包括神经源肿瘤、平滑肌肿瘤、肌纤维母细胞肿瘤、纤维性肿瘤、纤维组织细胞瘤等,都各有组织学特点。肠道平滑肌瘤由分化成熟的平滑肌细胞组成,瘤细胞为梭形,编织状排列,核呈棒状,局部可有细胞致密区及细胞轻度异型性,但无病理性核分裂,平滑肌瘤肉瘤则在平滑肌瘤的基础上出现不同程度的核不典型性与核分裂活性,伴出血及坏死。由于具有肌源性特点,胞质相对红染,成为重要诊断依据。当依据常规形态学难以与其他梭形细胞肿瘤鉴别时,可通过应用相关的免疫组化及组织化学染色帮助诊断。平滑肌肿瘤肌源性标记 SMA、desmin 呈阳性表达,而胃肠道间质瘤标记 CD117、CD34、DOG-1 阳性,神经鞘瘤、神经纤维瘤 S100 蛋白阳性。平滑肌肿瘤包括平滑肌错构瘤、平滑肌瘤和平滑肌肉瘤。平滑肌错构瘤仅发生于躯干、四肢近端的皮肤,没有发生于肠道的报道。平滑肌瘤形成境界清楚的结节,细胞密度低-中等,由纵横交错,温和的平滑肌束构成,核可有栅栏状排列。需要注意,十二指肠的平滑肌瘤常有显著的核非典型性,但核分裂少于 1/50HPF。肠道平滑肌瘤与平滑肌肉瘤的鉴别不同于发生于子宫的肿瘤,一般认为肿瘤较大、能见到核分裂,要考虑为恶性。近年文献报道了 EBV 相关平滑肌肿瘤,是发生于免疫抑制患者,尤其是儿童 AIDS 患者或器官移植受者的罕见病变,多见于小肠,常多发,多数直径几毫米。镜下见许多小病灶的肿瘤看似起源于血管壁,肿瘤内可见较多 T 细胞和灶状分布的原始小圆细胞。

第四节　小肠上皮样血管内皮瘤

【临床特征】

上皮样血管内皮瘤(epithelioid hemangioendothelioma)是一种少见的血管源性肿瘤,具有转移的潜能。以前曾被认为属于中间型血管内皮肿瘤,2002 年 WHO 软组织肿瘤分类将其归为低度恶性的血管肉瘤,2013 年新版 WHO 分类继续沿用了这种认识。上皮样血管内皮瘤主要见于四肢浅部或深部的软组织,少数发生于外阴、口腔,在肺、肝、脑、骨、甲状腺、淋巴结等器官也可发生,但发生于小肠者非常罕见。上皮样血管内皮瘤可发生于任何年龄,但以成年人为多,婴幼儿罕见。发病无性别差异。肠的上皮样血管内皮瘤无特异性症状,可有食欲减退、腹胀、腹痛、便血等。部分患者可因发生肠梗阻、肠套叠出现急腹症就诊,在诊治中被发现。部分患者在肠镜检查时被发现。肿瘤常为息肉样,数厘米至十数厘米大小,也可在肠壁形成节段性肿胀隆起,界限不清。超声检查可见肠壁局限性增厚或息肉样隆起,回声异常。CT检查见肠壁低密度影,增强动脉期明显强化,静脉及延迟期强化减退,有些病例可见不规则钙化区。上皮样血管内皮瘤为低度恶性肿瘤,多数病例进展缓慢,一般选择手术治疗,术后复发率10%～15%,转移17%,病死率3%左右。采用抗血管新生治疗患者可能获益。

【病理特征】

1. 肉眼观察 上皮样血管内皮瘤可为肠壁局限性增厚,也可呈息肉状。肿瘤表面被覆肠黏膜光滑或糜烂,暗红色,质地较软。息肉样肿瘤可有蒂与肠壁相连,蒂粗细不一,也可为广基性。肿瘤切面实性,灰白色,暗淡无光泽。肠壁局限性增厚区肿瘤界限不清,周边常可见较大血管。典型肿瘤显示为梭形血管内结节,类似血栓样。

2. 显微镜检查 肿瘤表面被覆黏膜完好或坏死(图4-6A),肿瘤弥漫浸润或推挤性生长,边界不清,肿瘤内血管结构模糊,可见灶性出血(图4-6B)。瘤细胞上皮样,呈圆形或多边形,部分细胞短梭形,散在分布或呈短索状或小巢状排列(图4-6C)。瘤细胞胞质丰富,稍嗜伊红染色,常见核偏位,胞质内管腔或空泡形成,似印戒细胞样,有时管腔或空泡内见单个或多个红细胞(图4-6D、E、F)。瘤细胞核空泡状,核仁不明显,不见或少见核分裂。肿瘤可见由扩张的血管内发生的情况(图4-6G)。间质淡蓝色黏液样或均匀的软骨基质样(图4-6H)。少数病例可显示细胞异型性,核分裂>1/10HPF,出现梭形细胞实性区和坏死。

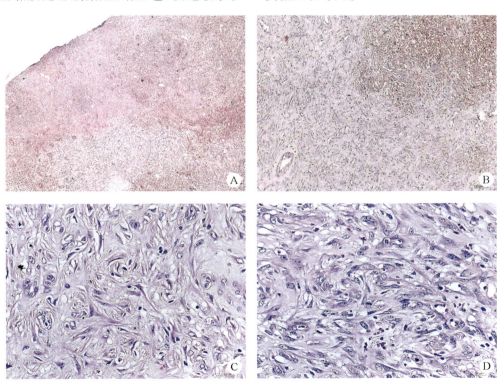

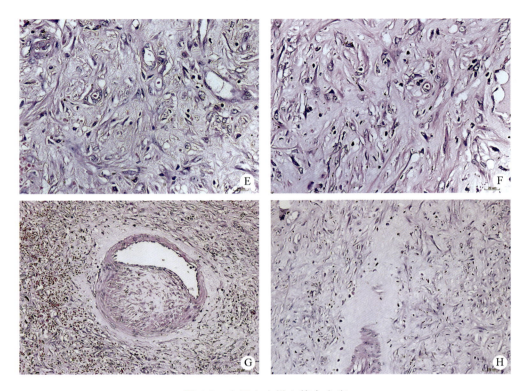

图 4-6 小肠上皮样血管内皮瘤

A. 肿瘤表面黏膜坏死(HE,×40);B. 肿瘤组织见灶性出血(HE,×100);C. 肿瘤组织显示短索状结构(HE,×400);D. 肿瘤细胞形成的腔隙中见红细胞(HE,×400);E. 肿瘤细胞形成小管腔或空泡,其中见红细胞(HE,×400);F. 肿瘤细胞胞质空泡内见单个红细胞(HE,×400);G. 肿瘤位于小静脉腔内,向周围蔓延(HE,×200);H. 肿瘤间质黏液样(HE,×200)

3. 免疫表型 瘤细胞表达 CD31(图4-7A)、CD34、F8、UEA-1,约 1/4 病例表达 CK 或 EMA(图4-7B)。

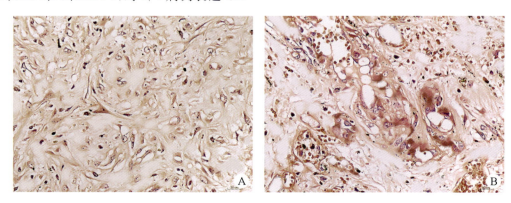

图 4-7 小肠上皮样血管内皮瘤免疫表型

A 肿瘤细胞 CD31 阳性表达(EliVision 法,×400);B. 肿瘤细胞 EMA 阳性表达(EliVision 法,×400)

【鉴别诊断】

肠上皮样血管内皮瘤瘤细胞呈梭形或上皮样,具有胞质空泡、空腔,容易误为腺癌,同时也需要与血管内皮细胞增生的病变及肿瘤鉴别(表4-6)。

表4-6 肠上皮样血管内皮瘤的鉴别诊断

主要肿瘤	临床特点	病理特点	免疫组化
上皮样血管内皮瘤	成年人多见,婴幼儿罕见,发病无性别差异。无特异性症状,可有食欲减退、腹胀、腹痛、便血等。部分患者可因发生肠梗阻、肠套叠就诊	肠壁局限性增厚,也可呈息肉状。瘤细胞上皮样,部分细胞短梭形,散在分布或呈短索状或小巢状排列,胞质丰富,常见胞质内管腔或空泡形成,似印戒细胞样,有时管腔或空泡内见单个或多个红细胞,间质淡蓝色黏液样	瘤细胞表达CD31、CD34、F8、UEA-1,约1/4病例表达CK或EMA
腺癌	影像学及内镜检查见溃疡、结节、肠壁弥漫浸润增厚变硬等肿瘤性病变	肿瘤细胞上皮样,呈腺管、片巢排列,腺管腔内可有黏液,侵袭性生长	上皮标记阳性,血管内皮标记肿瘤细胞阴性
上皮样血管肉瘤	中老年多发,男性为多。肿瘤多见于四肢深部,极少见于肠	常多结节性。由上皮样瘤细胞构成,异型性明显,核大、不规则,空泡状,核仁明显,核分裂较多。可见形成不规则分支血管	CD31、CD34等血管内皮标志物阳性,也可表达CK
上皮样肉瘤	多见于青少年,男性多见。好发于四肢远端,也可发生于躯干	结节状分布,中央坏死,由上皮样细胞和梭形细胞构成,轻度异型性,间质为胶原纤维。其血管瘤样型显示出血和扩张血管样	CK、EMA、vimentin样型,一般不表达CD31
胎儿血管内皮瘤	良性,90%发生于6月内婴幼儿,可单发、多发,可伴全身皮肤、黏膜血管瘤	紊乱毛细血管构成,衬覆单层扁平内皮细胞,血管腔较大,不呈侵袭生长	CD31、CD34等血管内皮标志物阳性
炎症或反应性病变	多见于肠溃疡性病变,临床呈肠炎表现,影像学及内镜检查不见肿瘤性病变	有较多新生毛细血管形成,有较多炎细胞浸润,间质成纤维细胞增生	血管表达CD31,间质细胞表达Vimentin

【诊断思路】

上皮样血管内皮瘤少见,曾有血管球样瘤、黏液样血管网状细胞瘤病、组织细胞样血管内皮瘤、硬化性内皮样肉瘤、硬化性间质血管肉瘤、假软骨肉瘤等名称,发生于肺者还被称为血管内支气管肺泡肿瘤,这些名称都表明以往对这个肿瘤来源和性质的模糊认识。由于罕见,所以迄今尚无关于上皮样血管内皮瘤准确发生率的资料。1982年Weiss首先对具有上皮样细胞特征的血管源肿瘤采用了上皮样血管内皮瘤的名称,1994年、2002年和2013年版WHO软组织肿瘤分类也均采用上皮样血管内皮瘤的名称,列入血管肿瘤。由于上皮样血管内皮瘤约2/3为女性患者发生,被认为其病因可能与口服避孕药、妊娠、接受激素治疗相关。也有肝脏上皮样血管内皮瘤发生于氯乙烯密切接触者、HSV或HCV感染者、肝外伤患者的报道。上皮样血管内皮瘤曾归类于中间型血管肿瘤,但其可以发生转移,复发率、转移率引人关注,在2002年WHO分类中被归为血管肉瘤,属于低度恶性,2013年WHO分类继续沿用了这一认识。

1. **临床诊断思路**　肠发生的肿瘤最多见的是上皮性肿瘤,包括腺瘤、腺癌、神经内分泌肿瘤,淋巴瘤也是肠道常见的肿瘤,特别是在小肠,淋巴瘤占原发肿瘤的30%～50%,而间叶性肿瘤比较少见。肠间叶性肿瘤中最受关注的是胃肠道间质瘤。其实,各种间叶性肿瘤都可能在肠道发生,如脂肪肿瘤、平滑肌肿瘤、神经鞘膜肿瘤、血管肿瘤、淋巴管肿瘤等。所以在临床对于肠道肿瘤诊治中,不仅要考虑常见的上皮性肿瘤,也应考虑到其他肿瘤的可能性。肠道非上皮性肿瘤可以有多种生长方式,可以位于腔内、肠壁间,也可外生突出于肠壁外,所以临床表现各不相同。肠的上皮样血管内皮瘤与一般常见血管瘤富于血管腔隙,质地柔软不同,是一个实性肿瘤,质地感更像纤维性、平滑肌性肿瘤,可以息肉状,也可在肠壁弥漫浸润,与其他肠道肿瘤的临床表现类似,以肠道出血、肠梗阻多见。影像学检查具有重要诊断价值,内镜检查也可以明确肿瘤的生长方式。内镜活检对多数肠上皮性肿瘤、淋巴瘤及间叶性肿瘤的确诊有帮助,但由于取材位置、大小的局限,对于上皮样血管内皮瘤的诊断常常帮助不大。最后的确诊多在对手术切除标本进行细致的病理检查之后。由于肿瘤复发概率较高,手术应该尽量彻底切除肿瘤。手术后是否采取后续治疗,应参考病理检查的结果。对于提示更高级别恶性组织学特点的肿瘤,应考虑辅助化疗。

2. **病理诊断思路**　上皮样血管内皮瘤是一个血管中心性血管肿瘤,由上皮样瘤细胞短索状排列构成,在细胞水平具有形成血管的特点,胞质出现空泡样幼稚血管腔,其中可见单个红细胞,间质为玻璃样变或软骨间质样,具有一定特点。但是,上皮样血管内皮瘤发生在肠是非常少见的情况,所以当遇到富于幼稚小血管形成的病变,应该首先考虑是否肠溃疡、黏膜糜烂及其他肠的炎症性病变所致的肉芽组织形成,肉芽组织中更富于各类炎细胞,血管形成常有方向性,多垂直于黏膜表面,仅肉芽新鲜表面出现穹隆样弧形弯曲,极少可能见到单个内皮细胞胞质形成血管的情况。当考虑上皮样血管内皮瘤诊断时,应使用高倍显微镜观察,仔细寻找具有单个红细胞的胞质空泡,这种图像具有诊断价值。具有胞质空泡的肿瘤细胞呈印戒样,需要与印戒细胞癌鉴别。文献有使用细针穿刺吸取细胞学活检诊断上皮样血管内皮瘤的报道,但用于肠道肿瘤的诊断有相当困难。诊断中要注意观察肿瘤有无非典型形态,当瘤细胞具有明显异型性,核分裂＞1/10HPF,出现灶性梭形细胞实性区和坏死时,应向临床说明,因为这种肿瘤具有更高的恶性潜能。

第五节　十二指肠节细胞性副神经节瘤

【临床特征】

十二指肠节细胞性副神经节瘤是一种极为罕见的肿瘤。患者平均年龄56岁,男性多见。临床以上消化道出血为主要症状,有时伴有无明显诱因的间歇性中上腹隐痛、不适,可伴背部放射痛,有病例伴恶心、呕吐,极少有肠梗阻。约95%的患者肿瘤位于十二指肠第二部分(降部),尤其是壶腹周围区,也可见于空肠、幽门和胰腺,偶尔可见于鼻咽、阑尾和支气管。个别病例发生于马尾。内镜检查可见十二指肠黏膜变形,肿物由黏膜表面隆起呈广基结节,也可为有蒂的息肉状肿物悬垂于十二指肠腔内。肿瘤位于黏膜下,影像学检查见肿瘤信号均匀一致,密度较低。

根据文献报道,绝大多数病例为非功能性肿瘤,患者无神经内分泌异常表现。临床显示良性病程,个别文献报道有病例可发生复发和淋巴结转移。此肿瘤预后好,采取局部完整切除肿瘤治疗即可。

【病理特征】

1. 肉眼观察　肿物主要位于十二指肠黏膜下,其他部位发生的肿瘤也位置较浅,处于黏膜下层。肿瘤结节状或息肉状,3～13cm,平均6.5cm,实性,质地略硬,边界清楚,表面黏膜光滑、无破坏。切面肿物灰白色,编织状纹理,质地中等。一般无出血坏死。

2. 显微镜检查　瘤组织位于十二指肠黏膜下或肌层,呈结节状,界限清楚(图4-8A、B)。瘤组织由上皮样细胞、节细胞样细胞

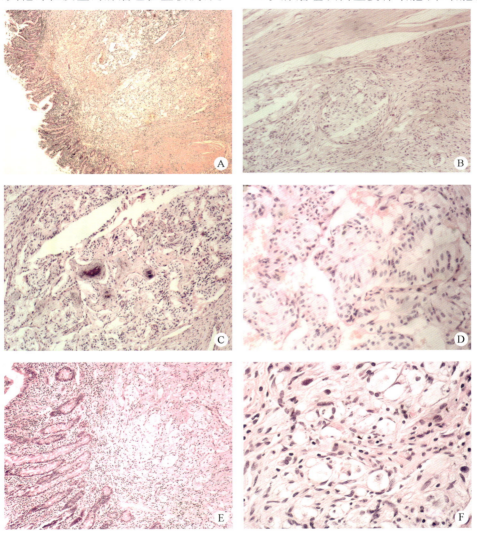

图4-8　十二指肠节细胞性副神经节瘤

A. 肿物位于十二指肠黏膜下,未破坏黏膜(HE,×40);B. 肿瘤界限清楚,梭形瘤细胞间见上皮样细胞巢(HE,×40);C. 肿瘤组织中见灶性钙化(HE,×100);D. 上皮样瘤细胞呈条索状排列,类似癌结构(HE,×400);E. 黏膜下肿瘤组织见较多节细胞(HE,×100);F. 各类型肿瘤细胞均无异型性(HE,×400)

和梭形细胞构成。上皮样细胞形成大小不等的细胞巢(图4-8C),部分区域似节细胞瘤样及类癌样结构(图4-8D)。梭形细胞呈束状或片状分布于上皮样细胞巢之间并与上皮样细胞移行,节细胞样细胞以单个或小团散在分布于以上两种细胞之间,局部见钙化(图4-8E)。每一结节内3种细胞的含量不等,但均无明显的异型性,未见核分裂(图4-8F);无坏死及血管浸润,可见少量的淋巴细胞呈灶状浸润。

3. 免疫表型　上皮样细胞表达CgA、Syn等神经内分泌标记物(图4-9)和细胞角蛋白(CKpan),有些病例也可有数量不等的胰多肽、生长抑素、亮啡肽、5-羟色胺(5-HT)、胰高血糖素、血管活性肠肽、胰岛素、胃泌素的表达。神经节细胞样细胞则表达NSE、NF、Syn,梭形施万细胞表达NF、S100蛋白、NSE。

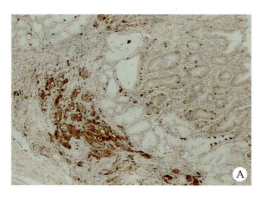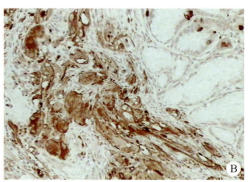

图4-9　十二指肠节细胞性副神经节瘤免疫表型
A. 上皮样细胞 CgA 阳性(En Vision 法,×100);B. 肿瘤细胞 Syn 阳性(En Vision 法,×400)

【鉴别诊断】

十二指肠节细胞性副神经节瘤虽然少见,但形态特征明显,需要鉴别的病变包括类癌、节细胞神经瘤、肾上腺外交感神经副神经节瘤、上皮样胃肠道间质瘤、恶性副神经节瘤(表4-7)。

表4-7　十二指肠节细胞性副神经节瘤的鉴别诊断

主要肿瘤	临床特点	病理特点	免疫组化
节细胞性副神经节瘤	罕见,几乎全部位于十二指肠降部黏膜下,无神经内分泌异常表现	位于黏膜下或肌层,由器官样、梁状上皮细胞和梭形施万细胞构成,见散在神经节细胞	上皮样细胞CK阳性,节细胞 Syn、NSE 阳性,施万细胞 S100 蛋白阳性
肠道节细胞神经瘤病	30岁以下多见,可合并其他部位黏膜神经瘤	黏膜下、肌层间神经丛均增生,不规则神经束扭曲增生,可见增生的节细胞成分	S100 蛋白阳性

（续　表）

主要肿瘤	临床特点	病理特点	免疫组化
肾上腺外交感神经副神经节瘤	临床常有Horner综合征、Cushing综合征、男性化及Carney三联征	可见粗大梁状结构，其间为纤血管网，围成腺泡样，细胞可有异型性，少数有色素	Syn、CgA阳性，CK阴性
上皮样胃肠道间质瘤	40—70岁多发，多见于胃	上皮样细胞巢状、片状分布，胞质透亮、空泡状、深嗜伊红着色，可见瘤巨细胞，细胞间有纤细胶原纤维	表达CD117、CD34、DOG-1，可表达SMA，S100蛋白阴性
高分化神经内分泌癌	胃肠道肿瘤常偶尔发现，预后良好，可出现类癌综合征	肿瘤呈巢状、束状、条索状排列，细胞形态较一致，异型性小，胞质可细颗粒状，瘤细胞巢外围绕薄壁血管网	Syn、CgA阳性，CK阳性
恶性副神经节瘤	出现转移	一般副节瘤的形态，出现坏死、核分裂多、有血管侵犯	Syn、CgA阳性，CK阴性

【诊断思路】

十二指肠节细胞性副神经节瘤极为罕见，自1957年Dahl等首次报道后，文献陆续有个案报道。所报道病例的肿瘤几乎全部位于十二指肠降部，特别是壶腹周围区。在其他部位（空肠、幽门、胰腺、鼻咽、阑尾、支气管等）发生更为罕见。这个特征性的发生部位成为节细胞性副神经节瘤的重要特征。在诊断十二指肠肿瘤时，十二指肠节细胞性副神经节瘤应该列入诊断医师思考和需要鉴别诊断的疾病目录。

联系肿瘤发生部位、大体形态和镜下特点，做出正确诊断应不困难。问题只是因为十二指肠节细胞性副神经节瘤罕见，病理科医师及临床医师缺乏对该病的认识而可能误诊。

十二指肠节细胞性副神经节瘤的发生机制和影响因素都还不清楚。由于肿瘤中被发现存在胰腺样的导管，而且许多肿瘤还有胰腺多肽的表达，有作者认为其发生可能与异位的胰腺组织有关。

1. 临床诊断思路　十二指肠节细胞性副神经节瘤常呈广基或有蒂息肉状，这也是重要的形态特征。内镜或影像学检查在十二指肠部位遇到息肉样肿瘤，应考虑到十二指肠节细胞性副神经节瘤的可能。

2. 病理诊断思路　十二指肠节细胞性副神经节瘤具有较独特的组织学特点，由上皮样细胞、节细胞样细胞及梭形施万细胞3种细胞组成。上皮样瘤细胞的排列类似高分化的神经内分泌癌（类癌），梭形细胞呈束状或片状分布于上皮样细胞巢之间，并与上皮样细胞移行，节细胞样细胞以单个或小团散在分布于以上两种细胞之间，3种细胞比例不一。免疫组化见病变周围的支持细胞和神经鞘膜细胞表达S100蛋白，神经节和副神经节瘤细胞表达NSE、Syn、CgA，瘤细胞还不同程度表达生长抑素、5-HT和人胰多肽等。掌握这些特点并不困难。

第六节 阑尾低级别黏液性肿瘤

【临床特征】

阑尾黏液性肿瘤在临床并不罕见,但对于其性质的认识一直不明确,曾笼统地称为阑尾黏液囊肿。Deans等报道其发病率为0.2%~0.3%,占阑尾肿瘤的8%~10%。此病有较明显的性别差异,男女比例为3~4:1;有报道近年来女性发病率有上升趋势,发病年龄为51—60岁,占55%。阑尾黏液性肿瘤通常没有特征性的临床症状,25%~50%的患者是由于体检或其他手术被"意外"发现,其他临床表现包括反复发作的右下腹隐痛、右下腹包块、肠梗阻、急性腹膜炎、腹腔积液等,术前确诊率很低。B超是本病的主要诊断方法,但误诊率较高;影像学检查对于阑尾黏液性肿瘤有一定诊断价值,只是缺乏特异性。肿瘤一旦穿孔或破溃,囊内黏液及黏膜上皮进入腹腔,将形成腹膜假黏液瘤等,并引起腹腔脏器广泛粘连,引起肠梗阻等并发症。

阑尾黏液性肿瘤一般采用手术切除。如为腺瘤,仅行阑尾切除即可。但低级别黏液性肿瘤可反复复发,需定期复查。对于低级别腹膜假黏液瘤,应行手术减瘤并腹腔局部化疗。伴有高级别腹膜假黏液瘤患者应采用全身化疗。手术治疗中应尽最大可能防止肿瘤破裂和黏液溢出,以免引起腹膜假黏液瘤等并发症。

【病理特征】

1. 肉眼观察　阑尾黏液性肿瘤多具有黏液形成的囊肿,可为全阑尾型或末端型,可形成圆形、椭圆形、腊肠样外观(图4-10A),通常限于阑尾远端或累及体部,大小差异大,多数<1cm,大者可超过10cm,切面管腔显著扩张,内容物为白色或黄色胶冻样物(图4-10B),由于囊肿形成,阑尾壁变薄,内壁光滑。也有部分病例阑尾壁增厚,黏液物质在阑尾壁浸润,界限不清。

2. 显微镜检查　阑尾腔内可见内衬多少不一的黏液上皮(图4-10C、D),黏膜上皮高柱状,分泌黏液,核长圆形或圆形,位于细胞的基底部,无明显核仁,罕见核分裂。肿瘤细胞也可因挤压呈单层立方形或扁平形,部分区域上皮脱落消失(图4-10E),肿瘤性上皮细胞无明显异型性或仅有轻度异型性,显示低级别细胞学特征,阑尾壁可增厚,肌层内无孤立的黏液湖及异型上皮细胞,少数黏液囊肿也可能继发感染,形成阑尾积脓。在部分病例,可见扩张的阑尾腔内充满0.3~1cm大小的半透明球状小体,珍珠样、白色透明,部分可钙化(图4-10F);显微镜下小球外周为层状黏液凝结物,中心散在由细胞碎片、含铁血黄素等组成的嗜酸性颗粒状物,称为阑尾黏液球状体病(myxoglobulosis),是阑尾黏液性肿瘤的一种变异型。

3. 免疫表型　阑尾低级别黏液性肿瘤CDX2、CK20阳性(图4-11),一般CK7阴性。

【鉴别诊断】

阑尾低级别黏液性肿瘤通常无临床症状或症状不典型,术前诊断较困难,常出现误诊及漏诊,约60%的患者是因其他疾病而行手术时发现,经病理检查后得到确诊。在诊断中需要与黏液腺癌、阑尾炎进行鉴别,也需要注意发现腹膜假黏液囊肿(表4-8)。

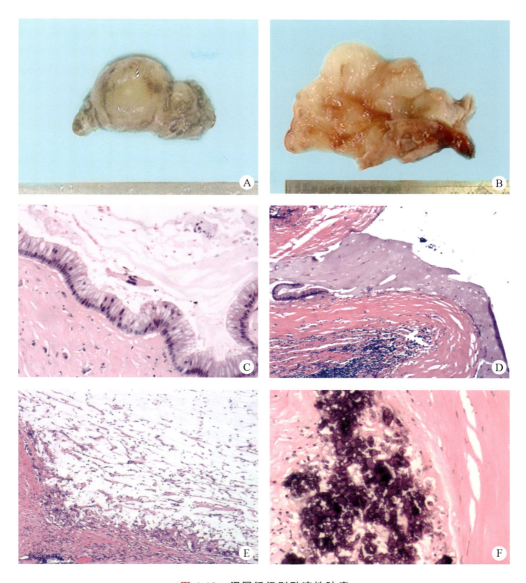

图 4-10 阑尾低级别黏液性肿瘤

A. 阑尾低级别黏液性肿瘤,阑尾中段扩张呈圆球形肿物; B. 阑尾低级别黏液性肿瘤,切面见阑尾腔内充满胶冻样物; C. 阑尾低级别黏液性肿瘤,腔内壁附有黏液上皮(HE,×100); D. 阑尾低级别黏液性肿瘤,部分腔内壁附有黏液柱状上皮,大部分囊壁无上皮衬附(HE,×100); E. 阑尾低级别黏液性肿瘤,囊肿无衬附上皮(HE,×100); F. 阑尾黏液球状体病,右侧为外周层状黏液凝结物,图左侧大片钙化(HE,×200)

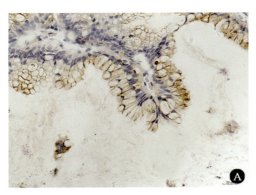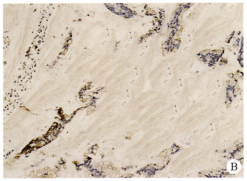

图 4-11　阑尾低级别黏液性肿瘤免疫表型

A. 阑尾低级别黏液性肿瘤上皮细胞 CK20 阳性（S-P 法，×400）；B. 黏液中漂浮的上皮细胞 CK20 阳性（S-P 法，×100）

表 4-8　阑尾低级别黏液性肿瘤的鉴别诊断

主要肿瘤	临床特点	病理特点
阑尾低级别黏液性肿瘤	高发年龄在 40 岁以上，临床症状及体征无特殊性，可表现腹痛和腹腔包块，少数发生穿孔或囊肿破裂可表现为急腹症、腹水等症状	肿瘤常位于阑尾远端或累及体部，大小差异大，多数<1cm，切面管腔显著扩张，内容物为白色或黄色胶冻样物，黏膜面光滑或有少量黏液附着；显微镜下见阑尾腔内黏液聚集，壁内有黏液组织，黏液突破黏膜肌，可在外膜附着，未见腹膜假黏液瘤形成
阑尾黏液腺癌	发病中位年龄在 50～70 岁，表现为右下腹疼痛或腹部肿块，易穿孔向腹腔、盆腔内播散转移，直接浸润、播散种植是主要转移途径，肿瘤标记物 CEA、CA19-9 升高	阑尾增粗、变形或完全破坏，管腔内有胶冻样黏液，显微镜下黏液腺体有不同程度异型性，浸润阑尾管壁，突破黏膜肌层，浸润至腹腔内可形成腹膜假黏液瘤
腹膜假黏液瘤	起病缓慢，临床表现为腹胀、腹部包块及腹围增加，腹部触诊呈揉面感，可触及边界不清、表面不平、质韧包块，叩诊有移动性浊音	黏液上皮细胞在腹膜增生，并在腹膜、肠系膜及大网膜等处形成黏液湖样结节性病变。显微镜下分为低级别和高级别，低级别细胞形态温和、漂浮在黏液中，细胞稀少，部分黏液内似乎无细胞成分；高级别细胞显著异型，细胞数目多，有核分裂象
急性阑尾炎	最常见的急腹症，20～30 岁为高发年龄，典型症状为脐周腹痛，伴恶心呕吐，随后疼痛转向右下腹，局部压痛、反跳痛，多伴随发热及外周血白细胞增多。小儿及老人的症状常不明显或不典型，易误诊或漏诊	阑尾浆膜面血管充盈、渗出，管腔扩张，腔内可见脓液，当脓液大量集聚时，管壁变薄，可致穿孔，如管壁血供严重障碍，引起广泛的出血坏死，可导致坏疽

【诊断思路】

阑尾肿瘤占全部胃肠道肿瘤的 0.4%，在所有阑尾切除标本中占 2%。对于阑尾黏液性肿瘤的性质认识一直不明确。1842 年，Rokitanski 首先报道了阑尾的黏液性囊肿性病变，认为是由于阑尾腔内异常的黏液积聚而引起的慢性阑尾管腔扩张，是一种潴留性囊肿。以后有阑尾胶样囊肿、阑尾黏液囊肿、阑尾潴留囊肿等不同名称，但仅为描述性用语，并未反映病变的真正性质。2010 年版 WHO 消化系统肿瘤分类中关于阑尾肿瘤的内容变化很大，使用了阑尾黏液性肿瘤的概念，并提出了分类。病变组织仅局限于阑尾黏膜内，没有不典型细胞学特征，阑尾腔被黏液充盈者为黏液性囊腺瘤；肿瘤细胞具有低级别细胞学特征，黏液突破黏膜肌，或阑尾表面出现少量黏液，未见腹膜假黏液瘤形成，为低级别黏液型肿瘤；病变呈浸润性，至少在局部存在高级别细胞学特征，有促纤维间质反应，为阑尾黏液型囊腺癌；阑尾内外肿瘤细胞均具有低级别细胞学特征，结构较简单，黏液湖内上皮细胞稀少，为起源于阑尾的低级别腹膜假黏液瘤；浸润性病变，伴促纤维间质反应，至少在局部存在高级别细胞学特征，甚至出现印戒细胞，为起源于阑尾的高级别腹膜假黏液瘤。以往曾认为阑尾的潴留性囊肿是在先天性异常或后天阑尾的慢性炎症、阑尾腔粪石等诸多因素的影响下，使阑尾远端逐渐阻塞，阑尾黏膜不断分泌的黏液积存于阑尾腔内，造成部分或全部阑尾膨胀而形成的囊肿。现在认为，阑尾黏膜下层淋巴组织丰富，肿瘤累及黏膜下层可导致淋巴组织增生，阑尾腔狭窄、梗阻，远端黏液潴留，形成囊肿样改变。

1. 临床诊断思路　由于阑尾黏液性肿瘤可因为阑尾腔狭窄、梗阻激发感染，表现为阑尾炎症状，多以右下腹疼痛或右下腹部包块入院，尤其是中老年患者，临床症状无特异性，极易与急性阑尾炎或阑尾脓肿相混淆，诊断困难，手术前误诊率高达 94.6%。对既往有急慢性阑尾炎病史合并右下腹包块的患者，应高度怀疑本病的可能。对于手术中偶然发现的阑尾黏液性肿瘤，单凭外观不能区别良恶性，不能辨别是否有微小的穿孔时，为防止肿瘤破裂溢出的黏液进入腹腔发生种植性腹膜假黏液瘤，宜常规行术中冰冻切片病理检查，术中应注意将肿瘤完整切除，必要时可扩大切除范围。阑尾黏液性肿瘤及阑尾黏液囊腺癌直径多数>2cm，这在手术过程中可以为手术医师给予一定的提示，但是阑尾尺寸的大小与可能恶性程度没有直接关系，仍需病理检查进一步确诊。

2. 病理诊断思路　阑尾黏液性肿瘤肉眼所见一般呈囊性扩张，直径 1~10cm，阑尾腔内容物为黏稠的胶冻样物，阑尾壁变薄，内壁光滑，大体形态与一般阑尾炎明显不同，在肉眼检查时一般可以判断为黏液性肿瘤。但低级别、高级别黏液性肿瘤或黏液性囊腺癌的鉴别，只能通过充分取材在显微镜下观察阑尾黏膜上皮有无异型性、有无黏膜肌层浸润，并结合其他组织学改变来确定（表 4-9）。低级别黏液性肿瘤上皮细胞单层柱状或扁平状，部分可脱落，上皮细胞无明显异型性或仅有轻度异型性，黏液成分广泛累及黏膜层、黏膜下层，甚至肌层和外膜。阑尾黏液腺癌的肿瘤细胞有不同程度的异型性，至少在局部具有高级别细胞学特征，肿瘤细胞及黏液浸润阑尾各层，并出现促纤维性间质反应。另外，阑尾黏液性肿瘤也可能继发感染，形成阑尾积脓，诊断中注意不要仅注意炎性改变而忽略黏液性肿瘤。

表 4-9　阑尾黏液性肿瘤的分类

分类依据	黏液性囊腺瘤	低级别黏液性肿瘤	黏液腺癌
组织结构	病变组织仅局限于阑尾黏膜内,没有不典型细胞学特征,阑尾腔被黏液充盈	类似腺瘤,见绒毛状、锯齿状结构,浸润黏膜下层和肌层,缺乏促纤维组织反应	浸润生长,有促纤维组织反应
核分裂	不见	罕见	常见,可见病理性核分裂
细胞学	上皮细胞柱状、立方或扁平,外观温和,无异型性	上皮细胞柱状、立方或扁平,外观温和,异型性小	异型性明显,广泛或局灶性
细胞内黏液	柱状细胞内见黏液分泌,核位于细胞基底部	柱状细胞内见黏液分泌,核位于细胞基底部	黏液量多少不等,可见印戒细胞

第七节　肛管直肠恶性黑色素瘤

【临床特征】

肛管直肠恶性黑色素瘤(anorectal malignant melanoina,ARMM)是一种罕见的恶性肿瘤,占人体全部恶性黑色素瘤的0.2%~3.0%,预后极差;首例肛管直肠恶性黑色素瘤1857年由Moore报道,该病发生于成年人,发病年龄跨度较大;大多发病隐匿,临床缺乏特异性症状和体征,主要症状为便血、局部肿块,也可出现程度不同的排便习惯改变、里急后重、疼痛等;易误诊为痔、息肉、癌等。目前诊断ARMM的主要检查方法为指诊、直肠镜检查、超声内镜等,以及其他数字成像检查如MRI、CT。ARMM多位于齿状线和肛管内,且大多肿瘤距肛缘在5cm以内,因此直肠指诊和直肠镜检查对于ARMM的诊断相当重要,可大致确定肿瘤的位置及大小。由于其对放射治疗和化学药物治疗均不敏感,目前外科手术切除仍是治疗本病的首选方法;肿瘤的完整切除和获得阴性切缘应作为外科手术治疗的基本原则。ARMM由淋巴管转移至区域淋巴结,并经血液传播至肝,然后再到其他器官;也可早期即发生血行转移,主要转移至肝、肺、脑、骨等处,很多患者往往以转移灶的出现为首发症状就诊,与其他部位恶性黑色素瘤相比,ARMM预后更差,这可能与肛管、直肠下段有极丰富的血管和淋巴管,加上粪便的反复机械刺激而易发生转移有关。ARMM的5年存活率仅为10%~15%。

【病理特征】

1. 肉眼观察　ARMM多位于肛管直肠交界处的齿状线周围,大多为单发,少数可因肿瘤在黏膜下播散而形成卫星结节,从而呈多灶表现,肿瘤多突出于黏膜,有蒂或无蒂,呈息肉状、结节状或菜花状生长,以肿瘤内含黑色素的多少不同而呈黑色、褐色或灰白色,可伴出血坏死,肿瘤体积大时常呈菜花样,表面有糜烂和溃疡形成。

2. 显微镜检查　与发生于皮肤或其他部位的恶性黑色素瘤一样,ARMM的组织结构及细胞形态变异较大(图4-12),可表现为癌、肉瘤或癌肉瘤样结构,肿瘤细胞可呈单一上皮样、梭形,也可为多形性或各种类型混合存在;细胞异型性明显,核大,核仁明显,分裂象易见,细胞质多少不一;小细胞型ARMM可呈淋巴细胞样,细胞大小较一致,胞质较少；肿瘤细胞可排列成巢状、片状、乳头状、假腺样及弥漫型，排列松散，间质较少，约70%的病例标本中可见到色素，常表现在胞质内数量不等的黑色素颗粒，甚至肿瘤细胞被色素完全覆盖；而且转移至淋巴结内的肿瘤细胞也可见到多少不等的黑色素；无色素病例，可通过组织化学及免疫组织化学染色证实色素的存在。

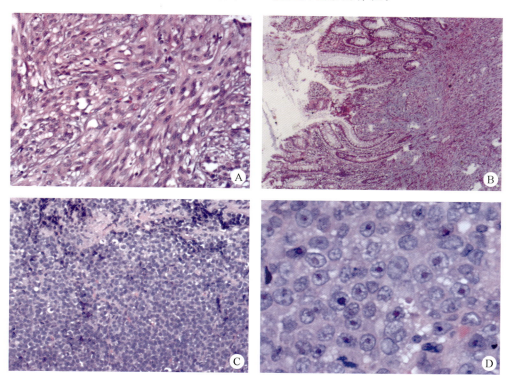

图 4-12 肛管直肠恶性黑色素瘤

A. 恶性黑色素瘤双向分化（HE，×200）；B. 大肠黏膜下见梭形瘤细胞（HE，×200）；C. 小细胞型恶性黑色素瘤（HE，×200）；D. 恶性黑色素瘤，细胞核内见明显体积大、红染核仁（HE，×400）

3. 免疫表型　HMB45、Melan-A 是恶性黑色素瘤的特异性标记（图 4-13A、B），S100 蛋白（图 4-13C）和 Vimentin 是恶性黑色素瘤较为敏感的免疫标记，其阳性率均在 90% 以上；EMA 灶状阳性；其他细胞角蛋白如 CK18、CK7 等以及 CEA、Desmin、SMA 等均为阴性。

【鉴别诊断】

ARMM 的发病率很低，临床症状不典型、无特异性，因此常被误诊为痔或其他类型良、恶性肿瘤，有报道误诊率最高可达 87.5%（表 4-10）。

消化系统疑难肿瘤诊断解析

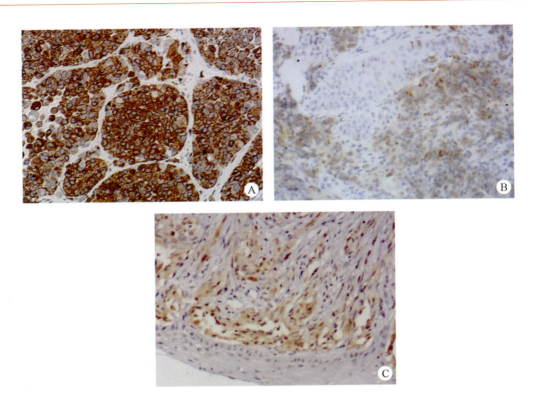

图 4-13　肛管直肠恶性黑色素瘤免疫表型

A. 恶性黑色素瘤：肿瘤细胞 Melan A 阳性(SP，×200)；B. 肛管恶性黑色素瘤 HMB45 阳性，肿瘤细胞间见残存肛管鳞状上皮组织(SP，×200)；C. 肛管恶性黑色素瘤：表面鳞状上皮下，肿瘤细胞 S100 阳性(SP，×200)

表 4-10　肛管直肠恶性黑色素瘤的鉴别诊断

主要肿瘤	临床特点	病理特点
肛管直肠恶性黑色素瘤	罕见，多见于 50 岁以上老年女性，无典型临床症状；早期有大便习惯改变及大便带血；恶性程度高，预后极差，早期可出现血行转移，放疗及化疗均不敏感	细胞形态与组织学结构、类型多样，肿瘤细胞上皮样、梭形、多形性等，核大、异型、核仁明显；免疫组化 HMB45、Melan-A、S100 阳性；VIM、EMA 部分阳性；CK 阴性
直肠肛管低分化癌	多发生于老年人，表现腹部包块、大便带血及体重减轻等症状，大体表现为隆起型、溃疡型、浸润型，预后较差，大部分对化疗较敏感	肿瘤细胞大部分呈弥漫性生长，可有少量原发癌类型分化，如腺癌、鳞状细胞癌等，免疫组化根据不同类型癌，可表达相应上皮性标记，如高、低分子量 CK、p63、p40 等；腺癌 CDX2、Villin 等阳性；不表达 HMB45、melan-A、S100

(续　表)

主要肿瘤	临床特点	病理特点
痔	任何年龄都可发病,最常见的肛肠疾病,表现为便血、肛门脱出肿块、疼痛等,通过非手术或手术治疗可治愈	内痔及外痔表面分别被覆腺上皮及鳞状上皮,混合痔两者兼有,可见出血性溃疡,急慢性炎症,上皮下见多量扩张血管,血管内可有血栓形成;无恶性肿瘤细胞成分
淋巴瘤及其他淋巴造血系统肿瘤	少见;局部肿块、便血等临床症状;根据不同组织学类型,选择放、化疗	需与小细胞型恶性黑色素瘤鉴别;细胞较一致、类圆形,弥漫排列;免疫组化CD20、CH79a、CD3、CD5、MPO等相关淋巴造血标记阳性
胃肠道间质肿瘤	主要发生于老年患者,包括良性到恶性,恶性GIST病程发展较快,良性或早期者一般无症状,大约30%的GIST临床表现为恶性GIST的预后很大程度上依赖于核分裂率、肿瘤大小、浸润深度及是否存在转移	需与梭形细胞为主的恶性黑色素瘤鉴别;以不同分化程度的梭形细胞为主,束状、编织状排列;上皮型胃肠道间质肿瘤,以胞质淡红染或有核空晕的上皮样细胞为主;免疫组化:CD117、DOG-1、CD34阳性

【诊断思路】

恶性黑色素瘤是由源于外胚层神经嵴黑色素细胞恶变形成的高度恶性肿瘤,预后极差;占恶性肿瘤的1%～3%;最常发生于皮肤,肛管直肠部位是仅次于皮肤、眼睛恶性黑色素瘤的第三好发部位,临床较为少见,易误诊,需与发生于肛管直肠的癌、痔等其他类型肿瘤鉴别。该病在病程、预后及治疗方案上均有其自身特点。

1. 临床诊断思路　ARMM好发于老年人,临床表现常无特异性,由于肿瘤多距肛管齿状线3cm内,位于血管丰富的肛管直肠交界处周围,因此主要表现为大便带血及肛门区肿物。多数肿瘤突出于肠黏膜,早期肿瘤较小时,可出现直肠肿物脱出,并可自行还纳。晚期患者肛门部可见巨大溃疡肿物,出现下腹疼痛,腹股沟有肿大的淋巴结,同时伴体重减轻、重度贫血等。少数患者首发症状为腹股沟淋巴结大。临床上发现肛管直肠肿物时应常规行肛门指诊或肠镜检查,如发现肿物表面有黑色素沉着,应高度警惕ARMM,需要特别注意的是,如行切取活检或咬取活检,不仅活检确诊率低,更可能导致医源性播散,因此应行完整的肿瘤切除后确诊。

2. 病理诊断思路　ARMM多数为突出于黏膜表面的单发肿物,小者如息肉样,晚期可为菜花样肿物,显微镜下组织形态与发生于皮肤的恶性黑色素瘤无明显差别,细胞呈上皮样、梭形、不规则多型性等多种细胞成分,单一或多种成分混合存在,排列成腺泡状、乳头状、巢状或弥漫性,若肿瘤细胞胞质内含有黑色素则诊断并不困难,但对于缺乏黑色素的病例,仅凭组织学形态很难做出准确诊断,往往优先考虑低分化癌、淋巴瘤或肉瘤等较常见类型,因此当免疫组化显示上述相关标记阴性、不支持诊断时,应考虑恶性黑色素瘤这一罕见肿瘤的可能性,免疫组化HMB45、melan-A、S100阳性可确定恶性黑色素瘤的诊断;对于不典型病例,通过免疫组化恶性黑色素标记与上皮性、间叶性、淋巴瘤等抗体联合应用,以提高恶性黑色素瘤病理诊断的准确性。

第八节　肠多发性淋巴瘤性息肉病/套细胞淋巴瘤

【临床特征】

肠多发性淋巴瘤性息肉病是一种独特的胃肠道淋巴瘤,约占胃肠道原发淋巴瘤的9%,发病年龄为21～79岁,大部分患者在50岁以上,平均63岁,60%以上的患者为男性。临床表现缺乏特征性,仅表现一般的消化道症状,如腹痛、腹泻、体重下降、缺铁性贫血、肠梗阻、黑粪等,但很少伴有吸收不良的症状,约40%的患者在下腹可扪及肿块。钡餐影像学检查或内镜检查可见回肠多发性息肉样病变,无蒂或有蒂,密集或较稀疏,累及一段或多段肠管。大的回盲部息肉可结节状,常形成表面溃疡。回肠多发性淋巴瘤息肉病具有侵袭性生物学行为,绝大多数患者就诊时已有广泛扩散,局部肠系膜淋巴结受累肿大,较快出现肝、脾、骨髓受累,预后较差。化疗应选择针对中高级别恶性淋巴瘤的联合方案。多数患者接受化疗初期对治疗反应尚敏感,但最终难以控制,确诊后平均生存期仅20～30个月。

【病理特征】

1. 肉眼观察　息肉样病变可发生于各段胃肠道,以回盲部最为多见。病变范围较广泛,可累及较大一段肠管,也可累及多段肠管。肠黏膜表面以不同密度散布数量不一,但一般数目较多的息肉样病变,息肉可为有蒂或无蒂,灰白色,较软,直径0.2cm至数厘米,也可能更大,呈结节状。外观与其他息肉样病变难以区分。肠系膜淋巴结可肿大,较硬,切全面均质、细腻,灰白色。

2. 显微镜检查　肠淋巴瘤样息肉病变位于黏膜固有层,由增生的淋巴瘤细胞弥漫散布构成(图4-14A)。极小的病灶可仅为一个被淋巴瘤细胞弥漫取代的淋巴小结(图4-14B),有时还可见残存的生发中心。较大息肉样病灶可由弥漫性或分叶状、结节性增生的淋巴瘤细胞构成。淋巴瘤细胞小到中等大小,胞质较多,染色浅淡或透明,核型稍不规则,可有小裂,染色质簇状分布,核仁不明显,类似生发中心的小裂样中心细胞,明显缺乏转化的中心母细胞(图4-14C)。由于肿瘤聚集成结节,类似于滤泡性淋巴瘤样形态。特征性病变是在弥漫增生的肿瘤细胞中见到"裸露"的残存生发中心(图4-14D)。肠固有腺体可被破坏消失。常见淋巴结受累,淋巴结结构破坏,肿瘤组织结节状分布(图4-14E)。

3. 免疫表型　肿瘤细胞表达全B细胞标记物及CD5及CD43,CD10和CD23阴性(图4-15)。cyclin D1核阳性也是肠淋巴瘤样息肉病的重要特点。CD21标记可显示阳性的滤泡树突细胞网。

【鉴别诊断】

肠多发性淋巴瘤性息肉病是以小到中等大小淋巴瘤细胞构成的肿瘤,需要与黏膜相关结外边缘区淋巴瘤、滤泡性淋巴瘤、小淋巴细胞性淋巴瘤等鉴别(表4-11)。

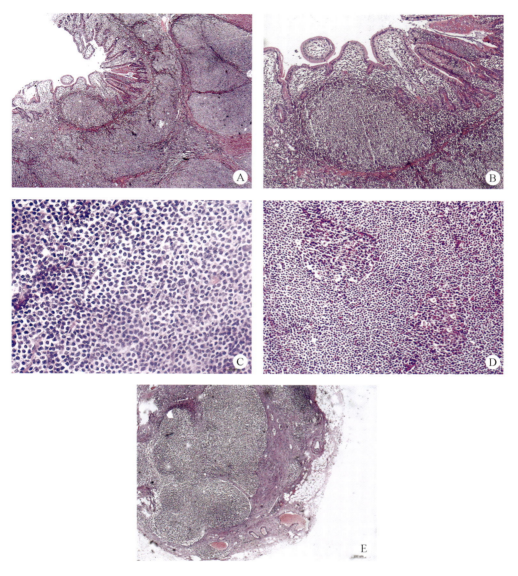

图 4-14 肠多发性淋巴瘤性息肉病/套细胞淋巴瘤

A. 肿瘤位于黏膜固有层及黏膜下,结节状(HE,×20);B. 肿瘤组织结节状,未破坏表面黏膜(HE,×100);C. 结节内肿瘤细胞形态一致(HE,×400);D. 淋巴瘤组织中见残存生发中心(HE,×200);E. 肿瘤累及肠系膜淋巴结(HE,×40)

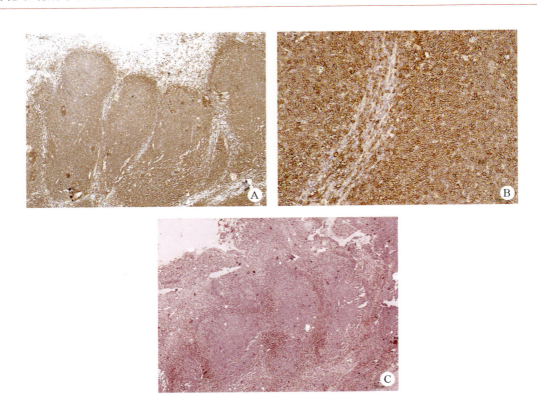

图 4-15 肠淋巴瘤样息肉病变免疫表型

A. 结节状肿瘤组织显示 CD20 阳性（EliVision 法，×20）；B. 肿瘤细胞 CD79a 阳性（EliVision 法，×400）；C. 结节内肿瘤细胞 CD3 阴性（EliVision 法，×40）

表 4-11 肠多发性淋巴瘤性息肉病的鉴别诊断

主要肿瘤	临床特点	病理特点	免疫组化
多发性淋巴瘤性息肉病	发病年龄为 21~79 岁，平均 63 岁。临床表现缺乏特性，仅表现一般的消化道症状，如腹痛、腹泻、体重下降、缺铁性贫血、肠梗阻、黑粪等，但很少伴有吸收不良的症状，约 40% 的患者在下腹可扪及肿块。息肉样病变可发生于各段胃肠道，以回盲部最为多见	肠黏膜表面多发性息肉样病变，有蒂或无蒂，由弥漫性或结节性增生的淋巴瘤细胞构成。淋巴瘤细胞小到中等大小，胞质较多，核型稍不规则，可有小裂，染色质簇状分布，核仁不明显，类似生发中心的小裂样中心细胞	表达全 B 细胞标记物及 CD5、CD43，cyclin D1 核阳性。CD21 标记可显示滤泡树突细胞网
黏膜相关结外边缘区淋巴瘤	多见于成人，平均 61 岁，女性稍多，发展较慢，多为 I/II 期病例	由边缘区 B 细胞构成，小到中等大小，核轻度不规则，有散在的染色质，核仁不清，胞质淡染、丰富，呈单核细胞样，常见典型淋巴上皮病变	CD19、CD20、CD79a 阳性，CD5 阴性

(续　表)

主要肿瘤	临床特点	病理特点	免疫组化
滤泡性淋巴瘤	平均发病年龄60岁。女性稍多见。淋巴结发生为主,可见于小肠,以回盲部和十二指肠多见。半数存在骨髓受累	滤泡生长模式,滤泡结构边界不清,套区变薄或消失,中心细胞、中心母细胞随机分布,缺乏可染小体巨噬细胞	CD21、CD23显示滤泡结构;CD19、CD20、CD79a阳性,Bcl-2阳性
小淋巴细胞性淋巴瘤	多见于成人,可无明显症状,可有疲劳、贫血、感染、肝脾大、淋巴结大	肿瘤细胞弥漫分布,可有假滤泡生长模式。瘤细胞小,核圆形,可有块状染色质,偶见核仁。可有小到中等大小的幼淋巴细胞、较大的副免疫母细胞	膜表达IgM/IgD,CD20、CD22、CD5、CD79a阳性
小细胞神经内分泌癌	少见,患者发病年龄25～40岁,非多发性	肿瘤细胞小,形态较一致,核染色深,胞质少,细胞黏附性差	CK可阳性,S100蛋白、Syn、CgA常阳性,LCA阴性
消化道淋巴组织增生	多见于成人,男性多于女性,内镜检查可表现为消化道溃疡	黏膜溃疡,大量炎细胞浸润,出现淋巴滤泡及纤维化。增生的淋巴组织为成熟小淋巴细胞	B细胞、T细胞标志物均可阳性

【诊断思路】

多发性淋巴瘤性息肉病（mulitiple lymphomatous polyposis）由Crones在1961年提出,后经研究确认大多数是套细胞淋巴瘤（mantle cell lymphoma,MCL）。其病因尚不清楚,其起源假定为淋巴滤泡套区内的外周B细胞,主要是原始的生发中心前细胞类型。套细胞淋巴瘤的肿瘤细胞类似中心细胞,可转化为类似中心母细胞、免疫母细胞、副免疫母细胞,但一般不会转化为典型的大细胞淋巴瘤。肿瘤可表现为一个形态学谱系,以此划分为母细胞样变形、多形性变形和小细胞变形、边缘区样变形。其中母细胞样变形、多形性变形为侵袭性变形,预后差。较高核分裂率（＞10～37.5/15HPF）、较高Ki-67阳性指数（＞40％或＞60％）、母细胞样/多形性形态表现、12号染色体三体、核型复杂性、TP53突变/过表达/缺失等被认为是套细胞淋巴瘤的负性预后指标。目前出现的一些新的治疗方法,对于肠多发性淋巴瘤性息肉病/套细胞淋巴瘤的疗效尚不确定。

1. 临床诊断思路　肠的多发性息肉样病变类型很多,如多发性腺瘤性息肉、家族性腺瘤性息肉病、Peutz-Jeghers息肉综合征等,在临床检查中难于区分。检查中发现肠道的多发性息肉样病变,必须注意了解病史,特别是家族患病史,有助于提示诊断方向。多发性淋巴瘤性息肉病是套细胞淋巴瘤,进展快,多累及肠系膜淋巴结、肝、脾、骨髓等,如果发现患者存在这些强侵袭性生物学表现,应该考虑多发性淋巴瘤性息肉病的诊断,及时活检确诊。

2. 病理诊断思路　肠的息肉样病变显示为淋巴组织增生,应该首先考虑淋巴瘤,因为无论是多发性淋巴瘤性息肉病,还是黏膜相关淋巴瘤、滤泡性淋巴瘤、小淋巴细胞性淋巴瘤/白血病,都可以呈多发性息肉样,而良性的淋巴细胞结节样增生多为斑片、斑块或粟粒样病变,较少显示为息肉样,特别是有蒂的息肉样。显微镜下显示形成滤泡或结节样结构的淋巴瘤有滤泡性淋巴瘤和套细胞淋巴瘤,其中套细胞淋巴瘤是围绕残存的生发中心分布,滤泡性淋巴瘤是形成滤泡样结构而无真正的生发中心。对于淋巴瘤类型的判定,除依靠组织结构外,还要依靠对瘤细胞的细致观察。套细胞淋巴瘤瘤细胞一致,小到中等大小,胞质较多,核型稍不规则,可有小裂,染色质簇状分布,核仁不明显,类似生发中心的小裂样中心细胞;滤泡性淋巴瘤的瘤细胞为中心细胞、中心母细胞随机分布,不同形态的细胞混杂分布。免疫组化有助于鉴别诊断。

3. 关于 cyclin D1 套细胞的特征是存在 t(11;14)(q13;q32)易位,引起 CCND1 基因在 IgH 增强子驱动下表达上调,导致 cyclin D1 蛋白过表达。在免疫组化检测中,cyclin D1 阳性被认为是套细胞淋巴瘤的特征,多发性淋巴瘤性息肉病表达 cyclin D1。但并非所有病例全显示为 cyclin D1 阳性,原因可能为目前 cyclin D1 染色对石蜡包埋组织处理,特别是组织固定的要求较高,有可能存在部分因组织处理不当而导致的假阴性病例。也有学者认为并非所有多发性淋巴瘤性息肉病/套细胞淋巴瘤都有 cyclin D1 表达增加,存在部分不表达 cyclin D1 的病例。这些病例具有与 cyclin D1 阳性病例同样的免疫表型、基因表达谱,cyclin D2 和 cyclin D3 高表达。cyclin D1 阳性多发性淋巴瘤性息肉病患者 5 年生存率为 30%,而 cyclin D1 阴性患者 5 年生存率为 86%。

第九节 肠病相关性 T 细胞淋巴瘤

【临床特征】

肠病相关性 T 细胞淋巴瘤(enteropathy-associated T cell lymphoma)好发于 50～70 岁老年人,较少发生于年轻人和儿童。男女均可发病,无性别优势。绝大部分患者具有乳糜泻相关的人类白细胞抗原(HLA)DQA1 和 DQB1 基因型。在乳糜泻多发地区,如北欧,肠病相关性 T 细胞淋巴瘤也较多见;而在我国、东亚、东南亚等很少发生乳糜泻的地区,肠病相关性 T 细胞淋巴瘤则罕见。肠病相关性 T 细胞淋巴瘤最主要的临床特点就是患者在成年期或儿童期曾有乳糜泻病史,或者既往对无谷胶饮食有反应者再次出现吸收不良,而且伴有腹痛。患者可有腹水、乏力、体重减轻,可伴有鱼鳞癣、杵状指。少数患者可能无既往史,突然出现严重的、非谷胶敏感性腹泻。也常出现小肠穿孔、肠出血等急腹症。病变发展快,就诊时常已累及多段肠管甚至扩散至肠系膜淋巴结、肝、脾、肺、骨髓等器官和组织。影像学、内镜检查可见肠管多发性溃疡、肠管狭窄、肠壁增厚、多发息肉样等改变。患者预后很差,多因腹部并发症死亡。手术治疗如果能够完整切除肿瘤,患者可能长期缓解。如肿瘤范围广泛、累及多个部位,无法手术切除,只能采取化疗。联合骨髓移植可使患者病情获得暂时缓解。

【病理特征】

1. 肉眼观察 肠病相关性 T 细胞淋巴瘤可累及小肠的任何一段,也可发生于胃、结肠,但多数发生于空肠。肿瘤常为多灶性,间断累及多段肠管,肠黏膜面污秽,灰绿色,可形成溃疡、结节、斑块,可导致肠管狭窄,可为多发息肉样,也可形成巨大肿块。切面灰白色,常侵犯肠壁全层及肠系膜,致肠管粘连、肠襻扭曲,有时见出血、坏死。肠系膜淋巴结可受累肿大。

2. 显微镜检查 小到中等大小的淋巴样肿瘤细胞浸润肠壁全层(图 4-16A),侵入肌层的瘤细胞使肌层分离,部分瘤细胞有亲上皮性,出现类似"淋巴上皮病变"的图像,侵入上皮的瘤细胞多为单个分布,也可为小簇分布,瘤细胞周围常显示空晕,与黏膜相关淋巴瘤不同(图 4-16B)。可见局部肠壁全层坏死。瘤细胞形态单一,小至中等大小,核圆形或椭圆形(图4-16C)。核膜有凹陷或略呈分叶状,一个或多个明显的核仁。胞质量中等,淡染,嗜碱性或透明(图4-16D)。肿瘤组织内血管丰富。多数病例肿瘤伴有大量炎细胞浸润,包括中性粒细胞、嗜酸性粒细胞、浆细胞等,常掩盖数量较少的肿瘤细胞(图4-16E)。有时可出现裂隙状溃疡及肉芽肿结构。邻近肠黏膜可有绒毛萎缩、隐窝异常增生、炎细胞浸润等改变。有10%~20%的病例肿瘤中等大小的单形性细胞构成,这种单形性变型T细胞淋巴瘤被称为Ⅱ型肠病相关性T细胞淋巴瘤,与一般肠病相关性T细胞淋巴瘤的区别见表4-12。

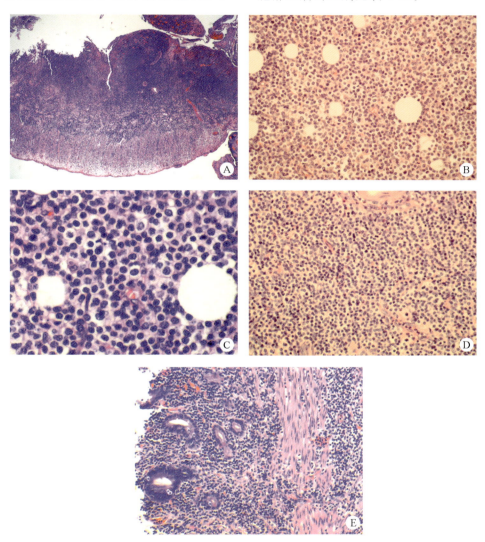

图4-16 肠病相关性T细胞淋巴瘤

A. 肿瘤组织累及肠壁全层,黏膜面溃疡形成(HE,×20);B. 肿瘤细胞弥漫浸润(HE,×100);C. 肿瘤细胞形态单一,中等偏小,核圆形核膜有凹陷或略呈分叶状,有一个或多个小核仁,胞质量中等,淡染或透明(HE,×400);D. 肿瘤组织中见较多嗜酸性粒细胞浸润(HE,×100);E. 肿瘤细胞亲上皮性,可见单个或小簇侵入上皮细胞(HE,×100)

表 4-12　肠病相关性 T 细胞淋巴瘤与 II 型肠病相关性 T 细胞淋巴瘤的区别

区别要点		肠病相关性 T 细胞淋巴瘤	II 型肠病相关性 T 细胞淋巴瘤
构成比		80%～90%	10%～20%
瘤细胞形态学		中等至大细胞,可有多形性核和多核细胞	单形性小至中等大小细胞
免疫组化	CD8	多呈阴性	多呈阳性
	CD56	阴性	阳性
	HLA-DQ2/DQ8	阳性	约30%阳性
遗传学	+9q31.3 或 -16q12.1	多见	多见
	+1q32.2-q41	较多见	少见
	+5q34-q35.2	多见	少见
	+8q24（MYC）	少见	较多见

3. 免疫表型　CD3（图 4-17）、CD7、CD43、CD103 及 Granzyme B 阳性,CD4、CD8 常阴性。

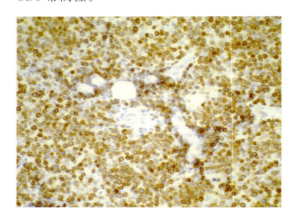

图 4-17　肿瘤细胞 CD3 阳性表达（SP,×400）

【鉴别诊断】

肠病相关性 T 细胞淋巴瘤需要与黏膜相关边缘区淋巴瘤、多发性淋巴瘤性息肉病、间变性大细胞淋巴瘤、结外 NK/T 细胞淋巴瘤、Crohn 病相鉴别,鉴别要点见表 4-13。

【诊断思路】

1937 年,Fairley 和 MaChie 首次报道吸收不良脂肪痢与肠道淋巴瘤有关。1962 年明确了"谷胶过敏性肠病"是肠淋巴瘤及其他一些肿瘤的并发症。由于该病与乳糜泻相关,1985 年 Isaacson 首先提出肠病相关性 T 细胞淋巴瘤（enteropathy-associated T cell lymphoma）的概念。2001 年 WHO 对淋巴瘤进行新的分类,将其定义为肠病型 T 细胞淋巴瘤（enteropathic type T-cell lymphoma）及不伴肠病的 T 细胞淋巴瘤。2008 年,WHO 分类延续了这种分类。肠病性 T 细胞淋巴瘤是一种来源于上皮间 T 淋巴细胞的肿瘤,表现为不同程度转化阶段的细胞,但通常表现为大淋巴样细胞组成的肿瘤。发病与肠病有明确的关系,但发病机制尚不清楚。在欧美国家,肠病相关性 T 细胞淋巴瘤多与乳糜泻有关,中国、日本报道的病例中未见伴有乳糜泻史,常常是在淋巴瘤诊断前数月出现腹痛腹泻等症状,最后因腹腔肿块、肠穿孔、梗阻等手术,不伴乳糜泻是亚洲国家黄种人群的发病特点,应属于"不伴肠病的 T 细胞淋巴瘤"。因此,有人认为在我国宜直接诊断为"肠道 T 细胞淋巴瘤"。国外包括 WHO 分类里对该病镜下描述多为"肿瘤表现为炎性细胞浸润,包括大量的组织细胞和嗜酸性粒细胞。有的炎性细胞的数量较多以至于掩盖了数量相对较少的肿瘤细胞。在许多病例中可见隐窝上皮的浸润。有些病例肿瘤细胞较小、形态单一、核染色深、胞质较窄。肿瘤

表 4-13 肠病相关性 T 细胞淋巴瘤的鉴别诊断

主要肿瘤	临床特点	病理特点	免疫组化
肠病相关性T细胞淋巴瘤	好发于 50~70 岁老年人，男女均可发病。最常见的临床特点是患者曾有乳糜泻病史。患者可有腹水、乏力、体重减轻。少数患者可突然出现严重的、非谷胶敏感性腹泻，也常出现小肠穿孔、肠出血等急腹症	小到中等大小的淋巴样肿瘤细胞浸润肠壁全层，部分瘤细胞有亲上皮性，瘤细胞周围常显示空晕，可见局部肠壁全层坏死。瘤细胞形态单一，小至中等大小，核圆形或椭圆形。核膜有凹陷或略呈分叶状，核仁明显，一个或多个。多数病例肿瘤伴有大量炎细胞浸润，常掩盖数量较少的肿瘤细胞	CD3、CD7、CD43、CD103 及 Granzyme B 阳性，CD4、CD8 常阴性
黏膜相关结外边缘区淋巴瘤	多见于成人，平均 61 岁，女性稍多，发展较慢，多为Ⅰ/Ⅱ期病例	由边缘区 B 细胞构成，小到中等大小，核轻度不规则，有散在的染色质，核仁不清，胞质淡染、丰富，呈单核细胞样，常见典型淋巴上皮病变	CD19、CD20、CD79a 阳性，CD5 阴性
多发性淋巴瘤性息肉病	发病年龄为 21~79 岁，平均 63 岁。临床表现一般消化道症状，如腹痛、腹泻、体重下降、缺铁性贫血、肠梗阻、黑粪等，但很少伴有吸收不良的症状，约 40% 的患者在下腹可扪及肿块	肠黏膜表面多发性息肉样病变，有蒂或无蒂，由弥漫性或结节性增生的淋巴瘤细胞构成。淋巴瘤细胞小到中等大小，类似生发中心的小裂样中心细胞	表达全 B 细胞标记物及 CD5、CD43，cyclin D1 核阳性。CD21 标记可显示滤泡树突细胞网
间变性大细胞淋巴瘤	成人和儿童均可发生，多见于男性。进展快，可表现 B 症状，特别是高热	可表现广泛形态学谱系。肿瘤细胞大，具有马蹄形、肾形细胞核，可见嗜酸性核周区，可见核内假包涵体	细胞膜和高尔基区 CD30 阳性时特征，CD3、CD2 等 T 细胞标志物阳性，CD8 多为阴性
结外 NK/T 细胞淋巴瘤	成人多见，男性多见。小肠发生者常发生穿孔，可累及多部位	黏膜广泛溃疡，瘤细胞中等大小，常具有不规则折叠的核，染色质颗粒状，核仁不清或较小，胞质淡染或同名，弥漫浸润，伴较多炎细胞	CD2、CD56 阳性
Crohn 病	可累及各段消化道，患者常有免疫性疾病。临床表现极性化脓性腹泻、便血	病变节段性分布，早期溃疡浅小，发展为纵行或短横行裂隙状溃疡，溃疡间黏膜表面鹅卵石样。肠壁全层炎，可见淋巴组织增生及可见肉芽肿	浸润淋巴细胞显示为混合性，多克隆性

旁黏膜常表现为肠病性的绒毛萎缩、腺管上皮增生、固有层淋巴细胞和浆细胞增多、上皮细胞间淋巴细胞增多。"在我国报道的一些病例和一些网站上提供的病例也有类似的描述，但均无长期乳糜泻的病史。在我国该病发病年龄在 16-81 岁，中位年龄在 50 岁左右，男女比例 2.2:1，病程凶险，几乎均在诊断后 5 个月内死亡。

1. 临床诊断思路　肠病相关性 T 细胞淋巴瘤的特殊临床表现是曾有长期的乳糜泻病史，依据这点，可以提示诊断。但由于我国的病例多数并没有乳糜泻的病史，难以根据这种特殊的临床资料做出诊断。临床上,肠病相关性T细胞淋巴瘤患者很多是因为发生肠穿孔等急腹症就诊的,或者在发病前出现腹痛、腹泻等肠道症状,如果能注意到这些症状与肠病相关性T细胞淋巴瘤的关系,应该能够考虑到淋巴瘤的诊断。在手术处理不明原因的肠穿孔时,仔细探查腹腔淋巴结及肠管情况,切取组织进行必要的病理检查,是做出明确诊断的正确选择。在影像学或内镜检查时发现多节段的肠道病变,无论是溃疡型还是息肉型、结节型,都应该考虑肠病相关性T细胞淋巴瘤的可能。

2. 病理诊断思路 肠病相关性T细胞淋巴瘤通常表现为多发性、溃疡性肿块,突出黏膜,这种特殊的形态与其他炎性病变不同。另外,肠病相关性T细胞淋巴瘤的一个重要组织学特点是有较多炎细胞浸润,甚至可以掩盖肿瘤细胞的存在。所以对于炎细胞弥漫浸润的病例,要仔细观察是否存在异型的大细胞,这种大细胞常具有颗粒状胞质,有时似边缘卷曲的落叶。肠病相关性T细胞淋巴瘤进展快,往往浸润肠壁全层,可能与以肠壁全层炎症为特点的Crohn病混淆。Crohn病具有特征性的裂隙状溃疡,具有小的肉芽肿结构,黏膜具有鹅卵石样外观,没有异型大细胞。肠病相关性T细胞淋巴瘤形成的溃疡表面非常污浊,溃疡间黏膜可息肉样或粗大皱襞样,镜下可见多少不一的异型大细胞。肠病相关性T细胞淋巴瘤细胞有亲上皮性,容易与黏膜相关淋巴瘤的淋巴上皮病变混淆,但浸润上皮的T细胞常单个分布,细胞周围常出现空晕。免疫组化有助于确诊。

第十节 肠道转移性肿瘤

【临床特征】

肠道转移性肿瘤少见,国内外文献报道肿瘤来源差别较大,如1995年Washington等报道73例胃肠道转移肿瘤中,居前5位的依次为恶性黑色素瘤、卵巢癌、膀胱癌、乳腺癌和肺癌;2011年Estrella等报道的一组肠道转移性肿瘤中,以女性生殖系统最多见,其次为泌尿及男性生殖系统;2015年国内延丽雅等报道53例结直肠转移性肿瘤中以女性生殖系统最多见,其次为消化系统肿瘤。肠道转移性肿瘤患者除有原发部位肿瘤病史、症状、体征外,其肠道病变临床症状多表现为便血、大便异常、腹痛、腹胀、肠套叠、肠梗阻等。文献报道58%的皮肤恶性黑色素瘤并发小肠转移,反之,在小肠的转移性肿瘤中50%以上为黑色素瘤;肺癌肠道转移的检出率远远低于尸检,多为肺大细胞癌转移至小肠,Tomnas等认为对于发生于小肠肿瘤的患者,应该排除是否为大细胞肺癌转移。恶性黑色素瘤及肺癌小肠转移患者常以肠梗阻、肠套叠、肠穿孔等引起的急腹症为首发症状,患者术后生存期仅数周至数月,预后极差;偶见单个孤立性肠转移肿瘤患者长期存活。晚期卵巢癌初诊时70%已有转移,以肠道转移多见;国内陈洁等对102例卵巢癌肠道转移病例进行分析发现,卵巢癌结直肠转移率68.2%,小肠转移率31.8%;转移肿瘤在大、小肠具有一定特点,在小肠转移肿瘤中70%~80%病灶<2cm,病灶体积小、表浅,但浸润范围较广泛,有的呈粟粒样;而结直肠转移肿瘤中64%转移灶>2cm,其中>10cm者占40%,受侵及的结直肠与盆腔癌肿形成大团块型;并发现卵巢癌肠道转移手术的并发症较高,严重并发症包括肠漏、腹膜炎、肠梗阻等。其他类型肠道转移肿瘤罕见,多为个例报道,包括:宫颈鳞状细胞癌、腹腔或盆腔间叶来源肉瘤、淋巴造血系统肿瘤等,消化系统如胰腺、胆囊及胃癌转移至肠道,或结直肠癌转移至小肠等。

影像学检查中,腹部CT或X线造影灌

肠是常用的方法,肠镜作为一种新兴技术可检测到大部分的肠道病变,并可取得病理活检,明确病变性质及类型;胶囊内镜是一种可以检查整段肠道的成像技术,具有较好的应用前景。转移性肠道肿瘤影像学检查表现为3种类型:①局限管壁增厚型;②全周管壁增厚型;③结节肿块型;第①、②型主要表现为含气体低回声肿物,多为原发性恶性肿瘤通过血行或淋巴管途径转移至肠道,肿瘤浸润性生长,肠壁局限性或环周性增厚;多见于肺癌、胰腺癌、恶性黑色素瘤、其他类型肉瘤等,具有一定特征性,可帮助临床与肠道原发性肿瘤鉴别。第3型结节肿块型表现为低回声结节,多来源于胃癌、卵巢癌等,因肿瘤种植性播散至肠壁浆膜面,形成向肠外突起的外生性肿瘤所致;与肿瘤腹腔转移、腹腔淋巴结转移类似,不易鉴别。

对于肠转移性肿瘤应采取积极的手术治疗,选择能够解除症状、手术时间较短、创伤较小为主的手术方式。如恶性黑色素瘤推荐扩大切除术,使切除肠段近端及远端均无残余肿瘤,并切除相应的肠系膜以切除淋巴结;对于已经发生全身多发转移的患者,因不能切除远处转移病灶,手术不能改善预后,则不推荐积极的手术治疗;其他治疗包括化疗、免疫疗法和生物疗法可以作为辅助治疗。而对于肺癌孤立性肠转移的治疗,目前尚无大宗的病例报道,治疗方法也无统一标准。2007年,中国肺癌高峰论坛共识指出:对于除颅脑和肾上腺的其他部位(包括小肠)孤立性转移的患者,PS状态好,同时肺的原发病变能完全切除者,建议手术切除或适型放疗+系统性全身化疗。但是,对于肺癌肠转移的患者,特别是小肠的转移灶,易发生肠穿孔、梗阻、大出血而需紧急处理,且有报道化疗可导致胃肠道转移瘤发生坏死并最终导致穿孔;因此,对于此类患者,手术、放疗、化疗三者的组合和时机选择仍需进一步的临床经验积累和研究。卵巢癌肠道转移的治疗原则是:肠壁转移肿瘤较小、较表浅者局部切除,粟粒样多发病灶以电灼为主;对于肿瘤浸润肠壁深肌层、在某一肠段集中有多发结节、肿瘤已侵犯>1/3圈以上者行肠段切除;对于弥漫性肠转移及浆液性腺癌患者术后正规、及时、足量的化疗十分重要,是减少复发、预防肠梗阻的重要措施。

【病理特征】

1. 肉眼观察　肠道转移肿瘤常在肠壁及肠系膜形成多发肿瘤,伴有淋巴结转移,也可为单个孤立性肿瘤,体积大小不一;不同来源、不同部位转移肿瘤在侵及部位及肿瘤大小、形状、浸润方式等方面有所差别,如卵巢癌肠道转移具有一定特点:小肠转移肿瘤病灶体积小(<2cm)、表浅,但范围较广泛,部分呈粟粒样;而结直肠转移肿瘤体积较大,受侵及的结直肠与盆腔癌肿形成大团块型。大多数肠道转移性肿瘤表现为肿瘤中心位于肠壁肌层或浆膜/浆膜下层,在肠壁局部形成突向浆膜或黏膜腔的肿块,或由肠壁外向肠壁内浸润性生长,形成肿块或致肠壁环状狭窄,部分肿瘤浸润肠壁全层,并累及黏膜、形成溃疡,与原发肠道肿瘤不易区分;少数病例表现为多发息肉状、Crohn病样。

2. 显微镜检查

(1)根据转移肿瘤来源及类型,可表现为不同分化程度普通腺癌、浆液性或黏液性腺癌、鳞状细胞癌、神经内分泌癌、恶性黑色素瘤、间叶组织来源肉瘤及更少见的恶性淋巴瘤、白血病、浆细胞瘤等,在肠壁内浸润性生长,并侵及浆膜层或黏膜层。

(2)肠壁受累特点:转移肿瘤多表现为自浆膜面侵向黏膜面"自外向内"的生长方式,常见广泛的脉管内癌栓。

(3)肠道转移肿瘤的组织学类型与转移部位具有一定特点:如恶性黑色素瘤、肺癌易转移至小肠,转移至小肠的肺癌虽可见腺癌、鳞癌、神经内分泌癌等各种组织学类型,但最多见的类型为肺未分化大细胞癌(图4-18A、

B),部分病例可伴有神经内分泌分化;但也有部分报道肺鳞状细胞癌易转移至小肠。以卵巢浆液性癌为主的卵巢来源癌转移至结直肠更多见(图4-18C)。

(4)肠道转移癌累及黏膜面时多呈间断、跳跃分布;部分沿着肠隐窝或表面上皮"原位生长",不引起间质结缔组织增生反应,可形成类似结肠腺瘤样结构。

(5)其他少见肠道转移性肿瘤有:宫颈鳞状细胞癌(图4-18D)、腹腔及盆腔间叶组织来源肉瘤、其他消化系统肿瘤如胰腺癌(图4-18E)、胆囊癌、胃腺癌等。

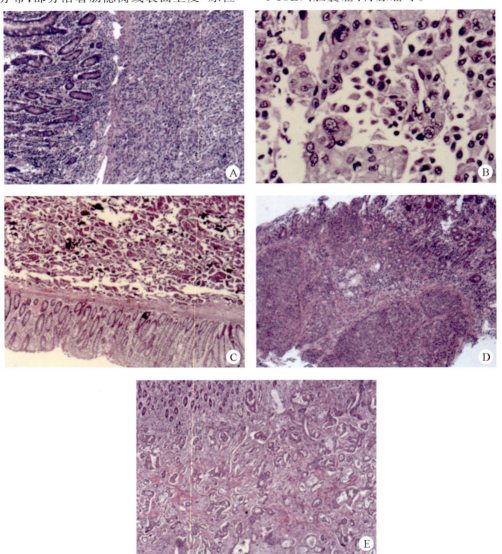

图4-18 肠道转移性肿瘤

A. 肺低分化腺癌小肠转移,肿瘤位于黏膜下(HE,×100);B. 肺大细胞癌小肠转移,肿瘤细胞黏附性差,散在,异型明显,见瘤巨细胞及多核巨细胞(HE,×400);C. 卵巢浆液性腺癌结肠转移,肿瘤位于黏膜下层(HE,×40);D. 宫颈低分化鳞状细胞癌十二指肠转移(活检),黏膜下层见鳞状细胞癌巢(HE,×20);E. 胰腺中分化腺癌小肠转移,肿瘤位于黏膜下(HE,×20)

3. 免疫表型 根据转移肿瘤来源部位及类型,肿瘤细胞表达不同标记;如转移恶性黑色素瘤表达 HBM45、Melan A、S100 等黑色素标记,肺腺癌表达 TTF-1(图 4-19A)、Napsin A、CK7 等肺腺癌标记;鳞状细胞癌表达 p63(图 4-19B)、P40、CK5/6 及其他高分子量角蛋白等标记;卵巢来源的浆液性癌表达 CA125、WT-1、CK7 等标记,而 Villin (图 4-19C,D);神经内分泌肿瘤表达 CgA、Syn、NSE 等神经内分泌标记。

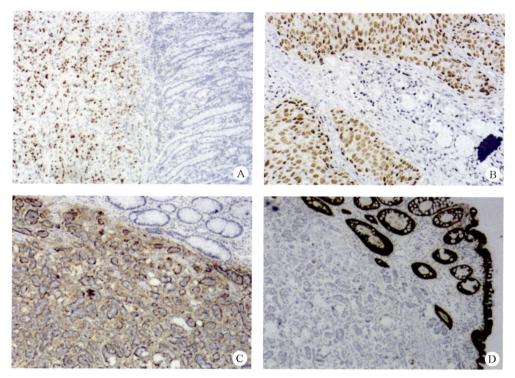

图 4-19 肠道转移性肿瘤免疫表型

A. 肺低分化腺癌肠道转移,黏膜下层见弥漫 TTF-1 阳性肿瘤细胞(SP,×100);B. 宫颈鳞状细胞癌十二指肠转移,肿瘤细胞 p63 阳性(SP,×100);C. 卵巢浆液性腺癌结肠转移,肿瘤组织 CA-125 阳性,大肠黏膜阴性(SP,×100);D. 卵巢浆液性腺癌结肠转移,肿瘤细胞浸润黏膜及黏膜下层、Villin 阴性,残存大肠黏膜阴性(SP,×100)

【鉴别诊断】

肠道转移性肿瘤少见,临床早期诊断及术前确诊困难,临床病史、症状及影像学检查等具有重要诊断价值,最终病理诊断需结合免疫组化标记等确诊。肠道转移性肿瘤除需与肠道原发性肿瘤鉴别外,还需鉴别各种不同转移性主要肿瘤,各肿瘤鉴别诊断见表 4-14。

表 4-14 肠道转移性肿瘤

主要肿瘤	临床特点	病理特点	免疫组化
肠道转移性恶性黑色素瘤	多见于50岁以上,男性多于女性;大多数患者可找到原发病变,皮肤原发病变最多见;多见于小肠;临床表现腹部不适、腹胀、疼痛等,常以肠梗阻、肠套叠、肠穿孔等急腹症为首发症状;预后极差	肿瘤常为小肠多发转移灶,并伴有淋巴结转移,也可为单个孤立性病灶;肉眼检查根据肿瘤含色素多少呈灰白、灰褐至灰黑色;显微镜检查可表现为多种形态,巢状上皮样、梭形细胞编织状、多形性等,肿瘤细胞异型明显,可见红染核仁	肿瘤细胞表达 HMB45、Melan A、S100;部分表达 EMA、Vemintin 等
肠道转移性肺癌	多见于老年男性患者,有肺癌病史或症状;多见于小肠;临床表现腹部不适、腹胀、疼痛等,常以肠梗阻、肠套叠、肠穿孔等急腹症为首发症状,预后极差	多见于小肠壁及肠系膜多发性转移灶,伴淋巴结转移,肉眼检查肿瘤物呈灰白色或灰红色、质中,肠黏膜可形成溃疡。组织学分型最常见肥大细胞未分化癌,肿瘤细胞体积大、不规则、异型明显,细胞黏附性差、排列松散,呈肉瘤样弥漫分布;可见瘤巨细胞及多核巨细胞,核分裂象多见。其他转移肺癌类型包括:鳞状细胞癌、小细胞癌、肺腺癌、神经内分泌等	肥大细胞未分化癌仅表达 CK、VIM,不表达其他腺癌、鳞癌、神经内分泌癌标记;肺腺癌表达 TTF-1、Napsin A、CK7 等;肺鳞癌表达 p63、p40 及 CK5/6 等高分子量角蛋白;神经内分泌癌表达 CD56、Syn、CgA、NSE 等神经内分泌标记
肠道转移性卵巢癌	见于各年龄段女性患者,中老年女性多见,中位年龄48岁;临床表现为腹部肿块、下腹痛、排便困难、腹水、肠梗阻等症状;常见于结直肠,其次为小肠	最多见卵巢浆液性腺癌,其次为黏液性腺癌、子宫内膜样腺癌,少见类型包括内胚窦瘤、无性细胞瘤等也偶尔可见 肉眼所见多表现为由肠壁外向肠壁内浸润性生长,肿瘤体积较大,受侵及的结直肠与盆腔癌肿形成大团块型;转移至小肠的肿瘤多体积小、病变表浅而广泛	转移的卵巢浆液性癌表达 WT-1、CA125、CK7 等;黏液腺癌表达 CK20;子宫内膜样癌表达 ER、PR、CK7 等;内胚窦瘤表达 APF;无性细胞瘤表达 CK117、PLAP 等

(续　表)

主要肿瘤	临床特点	病理特点	免疫组化
肠道转移性腺癌	肠道转移性腺癌可来源于肺、卵巢、胰腺、胆囊及肠道本身,有原发肿瘤的病史、临床症状和体征,需结合原发肿瘤病史及肠道肿瘤特点综合诊断	无特异性病理表现,需根据患者原发肿瘤部位、病理肉眼检查、显微镜下形态变化,特别重要的是要参考免疫组化标记进行鉴别、确定诊断	肺腺癌表达 TTF-1、Napsin A、CK7 等;卵巢浆液性腺癌表达 WT-1、CA125;胰腺、胆囊腺癌表达 Villin、CK7 等
肠道转移性鳞癌	肠道转移性鳞状细胞癌可来源于肺、宫颈等部位,有原发肿瘤病史、临床表现及症状,需结合原发肿瘤病史及肠道肿瘤特点综合诊断	无特异性病理表现,主要根据患者病史、原发肿瘤部位等诊断	表达鳞状细胞标记 p63、p40、CK5/6 等高分子角蛋白;但不能区分原发部位
肠道转移性乳腺癌	罕见;可出现非特异性腹痛、腹胀、黑粪等消化道症状;大部分患者有乳腺癌病史	肉眼检查肠道单发或多发肿瘤,多位于黏膜下,肠壁内实性、灰白色、边界不清肿块;组织学分型可为乳腺小叶癌、导管癌等,与乳腺原发癌组织结构一致;乳腺小叶癌肿瘤细胞体积小、散在,需与肠道低黏附性癌鉴别	肿瘤细胞表达 ER、PR、GCDFP-15、Mamma-globin;乳腺小叶癌表达 34βE12、P120;乳腺浸润性导管癌表达 E-Cadherin;肠道原发低黏附性癌表达 CDX2、Villin 等标记
肠道转移性肉瘤	罕见,可来源于腹膜后等部位,需结合原发肿瘤病史、肿瘤特点与肠道原发间叶组织来源肉瘤进行鉴别诊断	肉眼检查肿瘤质地较细腻、鱼肉状,或编织状;显微镜下可为梭形细胞肉瘤或多形性肉瘤,细胞异型明显,核分裂多见	根据不同肿瘤组织学类型,表达不同免疫组化标记;如平滑肌肉瘤表达 SMA、Desmin 等
肠道转移性淋巴造血系统肿瘤	罕见,可为淋巴瘤、白血病、浆细胞瘤等,需结合临床病史及原发肿瘤诊断	肿瘤细胞体积小、呈一致小圆形,或不规则,或浆细胞样	表达 CD20、CD79a、CD3、CD5、CD138、MPO 等淋巴造血系统肿瘤标记
肠道原发性癌	多见;多见于结直肠,无其他继发性肿瘤的原发肿瘤病史及症状;临床表现大便带血、排便习惯及大便性状改变,肠镜发现肿瘤	肉眼所见:单发肿瘤,表现为溃疡型、隆起型、缩窄型;自黏膜层发生,向黏膜下、肌层及浆膜层浸润;显微镜下大部分为不同分化程度腺癌,以及较少见的神经内分泌肿瘤、肉瘤样癌等	肿瘤组织表达 CDX2、Villin、CK20 等标记

【诊断思路】

肠道转移性肿瘤为原发恶性肿瘤细胞通过血行播散、淋巴管转移及腹腔种植在肠壁形成单个孤立性或多发性转移肿瘤，临床少见，但尸体解剖发现率明显升高，如一项对恶性黑色素瘤的尸检研究发现，胃肠道转移见于1/4的病例，但临床只有1%～4%的患者在生前确诊；Burbige等报道147例原发性肺癌中18例（12%）发生胃肠道转移，12例有症状，只有4例生前明确诊断。转移性肠道肿瘤多见于恶性肿瘤晚期，且早期转移临床无明显症状，影像学也不易发现，大多数患者预后极差、短期内死亡，是临床较少在生前发现肠道转移性肿瘤的主要原因。因此，应重视原发性肺癌、恶性黑色素瘤、卵巢癌、乳腺癌等恶性肿瘤患者的术前、术后检查及随访、复查，以早期发现肠道转移，早期治疗，延长生存时间、提高生存率。

1. 临床诊断思路　肠道转移性肿瘤早期无明显临床症状或有腹痛、腹胀、便血等非特异性症状；小肠转移性肿瘤常以肠套叠、肠梗阻、肠穿孔等急腹症为首发症状，临床容易漏诊、误诊。大部分肠道转移性肿瘤诊断时有原发肿瘤病史及症状，结合原发肿瘤及肠道病理检查、免疫组化标记，均可确定诊断。对于有皮肤恶性黑色素瘤、肺癌、卵巢癌等原发恶性肿瘤病史，近期又出现贫血及肠梗阻症状（包括便血、乏力、腹痛、腹胀、便秘改变等），特别是出现肠套叠、肠梗阻、肠穿孔等急腹症者，应首先考虑肿瘤发生肠道转移可能。

2. 病理诊断思路　肉眼检查肠道转移性肿瘤在肠壁内呈多发性病变，并常同时伴有肠系膜肿块及淋巴结转移；肿瘤自肠壁外向肠壁内浸润性生长，形成突向浆膜层/浆膜外或肠腔内的肿块，或致肠壁环状狭窄，部分肿瘤浸润肠壁全层，并累及黏膜、形成溃疡；少数病例呈多发息肉状、Crohn病样。显微镜下根据肿瘤组织学形态特点、结合原发部位肿瘤组织学特征、免疫组化标记可确定诊断。特别是对于发生于肠道的少见类型、不易确定组织学类型的肿瘤，如表现为肿瘤细胞黏附性差、异型明显、肿瘤细胞体积大和(或)伴有瘤巨细胞、多核巨细胞，肿瘤组织具有双向分化、含有色素等少见组织学类型及特点时应考虑为转移性肺癌、恶性黑色素瘤等，通过免疫组化标记确定诊断。

（杨　竞　刘晓红　欧海玲　王强修）

参 考 文 献

[1] 王斌,王鲁平,李琳.CK7/CK20、MUC6、RARa在各类结直肠锯齿状病变中的表达及意义.诊断病理学杂志,2010,17(3)212-215.

[2] 来茂德.结直肠锯齿状病变与癌.中华病理学杂志,2006,35(2):65-67.

[3] 徐从高,张茂宏,杨兴李,等.癌肿瘤学原理和实践.5版.济南:山东科学技术出版社,2001.

[4] 王强修,王新美,王启志,等.消化道肿瘤诊断病理学.上海:第二军医大学出版社,2013.

[5] 王坚,朱雄增.软组织肿瘤病理学.北京:人民卫生出版社,2008.

[6] 陈骏,丁洁,贾支俊,等.肝脏上皮样血管内皮瘤临床病理观察.临床与实验病理学杂志,2011,27(3):234-238.

[7] 陈杰.副神经节瘤.中华病理学杂志,2006,35(8):494-496.

[8] 周涛,陆红,邹冰心,等.十二指肠恶性节细胞性副神经节瘤并广泛淋巴结转移1例.中国肿瘤临床杂志,2005,32(9):540.

[9] 高虹,吴显杰,孙希印,等.十二指肠节细胞性副神经节瘤1例.临床与实验病理学杂志,2011,27(8):907-908.

[10] 周晓军,樊祥山.解读2010年消化系统肿瘤WHO分类（Ⅱ）.临床与实验病理学杂志,2011,2(7):683-688.

[11] 仲坚,周建农,尚俊清,等.肛管直肠恶性黑色

素瘤26例临床分析.中国实用外科杂志,2007,27(8):637-639.

[12] 耿建祥,黄书亮.直肠肉瘤样恶性黑色素瘤1例.诊断病理学杂志,2006,5(3):235.

[13] 赵东兵,吴永凯,邵永孚.直肠肛管恶性黑色素瘤的外科治疗及预后.中华胃肠外科杂志,2007,10(6)::540-542.

[14] 王东关,孙希印,李新功,等.回肠多发性淋巴瘤性息肉病合并早期胃癌一例.中华病理学杂志,2008,37(2):142-143.

[15] 孙健,杨堤,卢朝晖,等.肠病相关T细胞淋巴瘤的临床病理特征及研究进展.中华病理学杂志,2010,39(10):717-720.

[16] 张文燕,李甘地,刘卫平,等.肠道T细胞淋巴瘤的预后分析.中华病理学杂志,2002,31(4):295-299.

[17] 石卫东,何春年,陈琛,等.肠病相关性T细胞淋巴瘤2例报道.诊断病理学杂志,2006,13(5)377-378.

[18] 延丽雅,陈剑,张坤,等.结直肠转移肿瘤53例临床病理分析.临床与实验病理学杂志,2015,31(4):376-379.

[19] 陈洁,张志毅.102例卵巢癌肠道转移的手术疗效分析.中国癌症杂志,2000,10(2):124-126.

[20] 高永健,王静,刘晓川,等.23例恶性黑色素瘤小肠转移临床病例分析.现代肿瘤医学,2014,22(8):1901-1904.

[21] Bosman FT, Carneiro F, Hruban RH, et al. WHO classification of tumours of the digestive system. 4th ed. Lyon: IARC Press, 2010.

[22] Lu FI, van Niekerk de W, Owen D, et al. Longitudinal outcome study of sessile serrated adenomas of the colorectum: an increased risk for subsequent right-sided colorectal carcinoma. Am J Surg Pathol, 2010, 34(7):927-934.

[23] Sandmeier D, Seelentag W, Bouzourene H. Serated polyps of the colorectum: is sessile serated adenoma distinguishable from hyperplastic polyp in a daily practice. Virchows Arch, 2007, 450(6):613-618.

[24] Goldstein NS. Small colonic microsatellite unstable adenocarcinomas and high-grade epithelial dysplasias in sessile serrated adenoma polypectomy specimens: a study of eight cases. Am J Clin Pathol, 2006, 125(1):132-145.

[25] Liu F, Yang L, Zhou X, Sheng W, Cai S, Liu L, Nan P, Xu Y. Clinicopathological and genetic features of Chinese hereditary nonpolyposis colorectal cancer (HNPCC). Med Oncol, 2014, 31(10):223.

[26] Wan Juhari WK, Wan Abdul Rahman WF, Mohd Sidek AS, et al. Analysis of Hereditary Nonpolyposis Colorectal Cancer in Malay Cohorts using Immunohistochemical Screening. Asian Pac J Cancer Prev, 2015, 16(9):3767-3771.

[27] Shin SH, Yu EJ, Lee YK, et al. Characteristics of hereditary nonpolyposis colorectal cancer patients with double primary cancers in endometrium and colorectum. Obstet Gynecol Sci, 2015, 58(2):112-116.

[28] Yurgelun MB. Next-generation strategies for hereditary colorectal cancer risk assessment. J Clin Oncol, 2015, 33(5):388-393.

[29] Shiovitz S, Copeland WK, Passarelli MN, et al. Characterisation of familial colorectal cancer Type X, Lynch syndrome, and non-familial colorectal cancer. Br J Cancer, 2014, 111(3):598-602.

[30] Blanchard DK, Budde JM, Hatch GF, et al. Tumors of the small intestine. World Surg, 2000, 24(4):421-429.

[31] Bosman FT, Carneiro F, Hruban RH, et al. WHO calssification of tumors of the digestive system, fourth edition. Lyon: IARC Press, 2010.

[32] Singla SL, Rattan KN, Kaushik N. Mesenteric leiomyoma in Infancy. Indian J Pediatr, 2000, 67(11):857-858.

[33] Fletcher CD, Bridge JA, Hogendoorn PC, et al. World Health Organization classification of soft tissue and bone tumours. Lyon: IARC Press, 2013.

[34] Campione S, Cozzolino I, Mainenti P, et al. Hepatic epithelioid hemangioendothelioma: Pitfalls in the diagnosis on fine needle cytology

and "small biopsy" and review of the literature. Pathol Res Pract, 2015, pii: S0344-0338(15)00126.

[35] Alvarez Sánchez JA, Fernández Lobato R, Coba Ceballos J, et al. Epithelioid hemangioendothelioma localized in the small intestine. Gastroenterol Hepatol, 1995, 18(9): 464-467.

[36] Altavilla G, Chiarelli S, Fassina A. Duodenal periampullary gangliocytic paraganglioma: report of two cases with immunohistochemical and ultrastructural study. Ultrastruct Pathol, 2001, 25(2): 137-145.

[37] Ogata S, Horio T, Sugiura Y, et al. Duodenal gangliocytic paraganglioma with regional lymph node metastasis and a glandular component. Pathol Int, 2011, 61(2): 104-107.

[38] Misdraji J, Yantiss RK, Graeme-Cook FM, et al. Appendiceal mucinous neoplasms: a clinicopathologic analysis of 107 cases. Am J Surg Pathol, 2003, 27(8): 1089-1103.

[39] Arnason T, Kamionek M, Yang M, et al. Significance of proximal margin involvement in low-grade appendiceal mucinous neoplasms. Arch Pathol Lab Med, 2015, 139(4): 518-521.

[40] Stewart CJ, Ardakani NM, Doherty DA, et al. An evaluation of the morphologic features of low-grade mucinous neoplasms of the appendix metastatic in the ovary, and comparison with primary ovarian mucinous tumors. Int J Gynecol Pathol, 2014, 33(1): 1-10.

[41] Bosman FT, Cameiro F, Hruban RH, et al. World Health Organization classification of tumours of the digestive system. Lyon: IARC Prress, 2010.

[42] Kim KB, Sanguino AM, Hodges C, et al. Biochemotherapy in patients with metastatic anorectal mucosal melanoma. Cancer 2004, 100: 1478-1482.

[43] Elsayed AM, Albahra M, Nzeako UC, et al. Malignant melanomas in the small intestine: a study of 103 patients. Am J Gastroenterol, 1996, 91(5): 1001-1006.

[44] Alvarez-Martínez P, Pipa-Muñiz M, Ordieres-Díaz C, et al. Multiple lymphomatous polyposis of intestine as presentation of mantle cell lymphoma. Rev Esp Enferm Dig, 2012, 104(9): 491-492.

[45] Yaranal PJ, Harish SG, Purushotham B. Primary Intestinal Lymphoma: A Clinicopathological Study. Indian J Cancer, 2014, 51(3): 306-308.

[46] Rodrigues-Pinto E, Ribeiro A, Fonseca E, et al. Multiple lymphomatous polyposis due to blastoid variant of mantle cell lymphoma diagnosed by computed tomography colonography and colonoscopy. Endoscopy, 2014, 46: E359-60.

[47] Haroon S, Memon A, Pervez S. Multiple lymphomatous polyposis form of blastoid variant of mantle cell lymphoma in colon: a case report and review of literature. J Gastrointest Cancer, 2014, 45: 48-50.

[48] Xu XJ, Wu SM. Multiple lymphomatous polyposis of the gastrointestinal tract: report of three cases and literature review. J Dig Dis, 2012, 13(12): 649-653.

[49] Rodrigues S, Cardoso H, Macedo G. Mantle cell lymphoma presenting as multiple lymphomatous polyposis of the small bowel. Clin Gastroenterol Hepatol, 2013, 11(10): e71.

[50] Chisini M, Bacci F, de Propris MS, et al. Enteropathy-associated T-cell lymphoma in childhood: a case report and review of the literature. Leuk Lymphoma, 2015, 9: 1-4.

[51] Song MJ, Park CS, Hwang HS, et al. A Case of Type II Enteropathy-Associated T-Cell Lymphoma with Epstein-Barr Virus Positivity. Korean J Pathol, 2014, 48(6): 426-429.

[52] Nijeboer P, Malamut G, Mulder CJ, et al. Enteropathy-associated T-cell lymphoma: improving treatment strategies. Dig Dis, 2015, 33(2): 231-235.

[53] Rekha JS, Kar R, Jacob SE, et al. Extranodal NK/T Cell Lymphoma of the Jejunum Complicated by Hemophagocytic Syndrome: Practical Problems Encountered by a Pathologist.

Indian J Hematol Blood Transfus, 2014, 30 (Suppl 1):190-194.

[54] Jiao G, Zheng Z, Jiang K, et al. Enteropathy-associated T-cell lymphoma presenting with gastrointestinal tract symptoms: A report of two cases and review of diagnostic challenges and clinicopathological correlation. Oncol Lett, 2014, 8(1):91-94.

[55] Washington K, McDonagh D. Secondary tumors of the gastrointestinal tract: surgical pathologic findings and comparison with autopsy survey. Mod Pathol, 1995, 8(4):427-433.

[56] Estrella JS, Wu TT, Rashid A, Abraham SC. Mucosal colonization by metastatic carcinoma in the gastrointestinal tract: a potential mimic of primary neoplasia. Am J Surg Pathol, 2011, 35(4):563-572.

[57] M Lens, V Balaille, Z Krivokapic. Melanoma of the small intestine. Lancet Oncol, 2009, 10(5):516-521.

[58] E Tarcoveanu, G Dimofte, N Danila, et al. Small bowel malignant melanoma-report of three cases and review of literature. Acta Chir Belg, 2009, 109(6):763-768.

[59] Tomas D, Ledinsky M, Belicza M, et al. Multiple metastases to the small bowel from large cell bronchial carcinomas. World Gastroenterol, 2005, 11(9):1399-1402.

[60] Burbige EJ, Radigan JJ, Belber JP. Metastatic lung carcinoma involving the gastrointestinal tract. Am J Gastroenterol, 1980, 74(6):504-506.

第5章

肝胆肿瘤

第一节 假腺体型肝细胞癌

【临床特征】

假腺体型肝细胞癌是肝细胞癌的一个组织结构亚型,是5%～10%肝细胞癌中的主要结构。肝细胞癌(hepatocellular carcinoma,HCC)是原发性肝癌最常见的组织学类型,好发于40～60岁的成年人,男性多见,我国肝细胞癌的发病率和死亡率较高。大多数肝细胞癌患者有慢性肝病史,主要与乙型肝炎病毒(HBV)或丙型肝炎病毒(HCV)感染有关,另外高摄取黄曲霉毒素、吸烟、酗酒也是危险因素。各类型肝细胞癌临床症状相同,可有腹痛、恶心、呕吐、厌食,或体重下降、全身不适等,常见体征包括肝大、脾大、贫血、黄疸、腹水。有些病例以远处转移为首发表现。血清AFP水平升高(>10～20ng/ml)是重要的诊断依据。

影像学检查不仅可对肝癌的大小、范围、位置、毗邻关系等做出比较准确的判断,而且能够很好地提示是否存在腹水、门静脉高压、肝内或周围组织转移等。动态CT和MRI对肝细胞癌的诊断性能相近,在硬化的肝脏中,直径>1cm的结节,如果具有典型CT和MRI的血流动力学表现,基本可诊断为肝癌。使用肝脏特异性造影剂后的MRI扫描,对直径1～2cm的肝细胞癌诊断优势明显,对识别肝癌结节有较大帮助。超声造影技术检查效果与增强CT相似,但在检出<1cm的病灶方面灵敏度高于增强CT。

手术切除是治疗肝细胞癌首选及最有效的方法。早期发现、术后AFP 1个月内迅速转阴、肿瘤周围有完整纤维包膜、瘤体≤5cm、肝内无癌栓或残癌、无肝硬化或有轻度硬化、切缘距离>1cm,是肝癌术后长期生存的重要因素。但大多数患者就诊时病程已属中晚期,致使根治性切除率不足30%。其他治疗方法,如经肝动脉化疗栓塞、局部消融、放射栓塞术和口服多激酶抑制药索拉非尼治疗等,疗效尚不理想。近年研究发现,许多信号传导通路与肝细胞癌发生发展、增殖转移及预后密切相关,肝细胞癌的发生、进展与复发和肿瘤细胞免疫逃逸及机体免疫系统功能密切相关,肝细胞癌的分子靶向治疗和免疫治疗成为研究的热点。

【病理特征】

1. 肉眼观察　假腺体型肝细胞癌的大体形态与其他类型肝癌没有区别。Eggel分类法将肝细胞癌分为结节型(单灶或多灶)、巨块型(伴或不伴有卫星结节)和弥漫型。中国肝癌病理研究协作组1979年制定的肝细胞癌"五大型六亚型"分类方法(表5-1)至今仍在应用。

表 5-1　中国肝癌病理研究协作组肝细胞癌大体分型(1979)

分型	分型标准	亚型
弥漫型	癌结节大小与肝硬化结节相似,弥漫分布于全肝	
块状型	肿块直径在 5～10cm	单块型、融合块状型、多块型
巨块型	肿块直径超过 10cm	
结节型	癌结节直径在 3～5cm	单结节型、融合结节型、多结节型
小癌型	单个或双个癌结节,直径＜3cm	

为适应当前肝脏外科的诊治理念,国内学者达成共识,以单个肿瘤直径≤1cm 为微小癌、＞1～3cm 为小肝癌、＞3～5 cm 为中肝癌、＞5～10cm 为大肝癌、＞10cm 为巨块型肝癌、全肝散在分布小癌灶(类似肝硬化结节)为弥漫型肝癌。

大部分肝细胞癌质地较软,可呈灰白、灰黄到灰褐色,可伴有出血、坏死或胆汁淤积,肿瘤可侵犯门静脉及肝静脉。

2. 显微镜检查　假腺体型肝细胞癌具有一般肝细胞癌的共同组织学特点,侵袭性或边界较清楚,可具有围绕窦状隙的小梁状结构(图 5-1A)。特征性改变为出现多少不一的腺体结构(图 5-1B),腺腔扩张(图 5-1C),衬附肿瘤细胞具有恶性细胞学特征,体积较大或较小,核质比例增大,核圆形,染色质粗,可有显著的嗜酸性大核仁,有些肿瘤细胞可见核内包涵体(图 5-1D)。腺腔内可有胆汁或抗淀粉酶消化 PAS 阳性的嗜酸性均质分泌物,似甲状腺滤泡样。这些腺腔被认为是扩张的毛细胆管,有些可由肿瘤细胞围绕窦状隙呈栅栏状排列构成,或因肿瘤细胞小梁中心发生变性形成。毛细胆管复杂性交通可出现假乳头结构。腺腔内容物黏液卡红染色多数为阴性。肿瘤中可见其他类型肝细胞癌的组织结构,也可有不同的细胞学形态(图 5-1E)。

3. 免疫表型　假腺体型肝细胞癌与其他类型肝细胞癌一样,AFP、Glypican-3(图5-2A)可阳性。HepPar-1、pCEA、CD10、ar-ginase-1 阳性支持肿瘤的肝细胞起源,肿瘤可能表达 HBcAg、HBsAg(图 5-2B),CD34 能清楚显示肿瘤的窦状隙毛细血管化(图 5-2C),可用于鉴别诊断。CK8 和 CK18 常阳性,但 CK19、CK20、EMA 常阴性。

【鉴别诊断】

假腺体型肝细胞癌组织学形态易被误为肝原发性腺癌、胆管癌或转移性腺癌,在诊断中需要加以鉴别(表 5-2,表 5-3)。

表 5-2　假腺体型肝细胞癌的鉴别诊断

主要肿瘤	临床特点	病理特点	免疫表型
假腺体型肝细胞癌	多见于 40～60 岁,男性多见,多伴有慢性肝病史,可有腹痛、腹部包块,肝功能大多有异常	无包膜,结节可单个或多个常有坏死,常见淤胆,相邻肝组织有硬化或纤维化;肿瘤细胞有异型,核仁明显,核分裂多见,具有腺体结构,腺体结构扩张,腔内为胆汁或 PAS 阳性均质物质,似甲状腺滤泡样	GPC3、CEA、HepPar-1、CD10、AFP 可阳性,CK19、黏糖蛋白、MOC31 阴性。CD34、CD31 可显示窦状隙血管化

(续　表)

主要肿瘤	临床特点	病理特点	免疫表型
肝内胆管细胞癌	多发生在老年人,男性略多于女性,可有全身不适、腹痛等症状,肝脏增大不明显,发生在肝门周围的病变可引起黄疸,AFP 正常	有肿块型、弥漫型、浸润型,很少伴有肝硬化;镜下主要表现为分化程度不同的腺癌,可有黏液分泌,肿瘤细胞核较肝细胞癌小,核仁不明显,多伴有不同程度的纤维间质	CK7、CK19、CEA、EMA、黏糖蛋白阳性
混合性肝细胞癌-胆管癌	中老年男性多发,患者多数以上以腹部不适起病或体检发现;多数患者有 HBV 感染病史	肿瘤包含典型的肝细胞癌区域和胆管癌区域,同时具备中间型(移行区)区域。肝细胞癌成分见窦状隙样结构围绕的小梁,癌细胞胞质丰富,核大,核仁明显。胆管细胞癌细胞立方或柱状,胞质较少,嗜双色,核仁不明显,可产生黏液	肝细胞癌成分 CK8/18、HepPar-1、CEA 阳性、AFP 可阳性;CD34 显示窦状隙血管化;胆管癌成分 CK7、CK19 阳性;中间分化区 CK19、CK8/18 阳性、局灶性 HepPar-1、CK7 阳性
肝转移性腺癌	临床症状与原发肿瘤的部位、类型和肝受累程度有关,病变早期可无症状,也可有腹部不适、腹痛、肝大等表现	几乎都是多发结节或弥漫浸润,伴有出血或坏死;组织学图像同原发部位肿瘤,没有典型的窦状隙样结构	MOC31 可呈细胞质弥漫强阳性、HepPar-1 阴性、CK19 可阳性,转移癌可表达与原发肿瘤相同的特异性标志物

表 5-3　假腺体型肝细胞癌与腺癌的鉴别

鉴别要点	假腺体型肝细胞癌	腺癌(原发或转移性)
周围肝组织	存在肝硬化	肝硬化不常见
肿瘤边缘	肿瘤替代正常肝组织	见窦状隙
主要组织结构	扩张腺体及小梁	腺体扩张、管状、乳头状
纤维间质	少见	常明显
核内包涵体	常见	不常见
明显核仁	典型	可见
胞质	丰富,嗜酸、颗粒状或透明	各有特点
胆汁	偶见	无
黏液	无	多见

【诊断思路】

原发性肝癌在东亚发生率最高,是亚洲第二大常见恶性肿瘤;HCC 是原发性肝癌最常见的组织学类型,在中国、日本等东亚国家发病率最高;HCC 相关危险因素在我国及其他发展中国家为乙型肝炎病毒(HBV)及丙

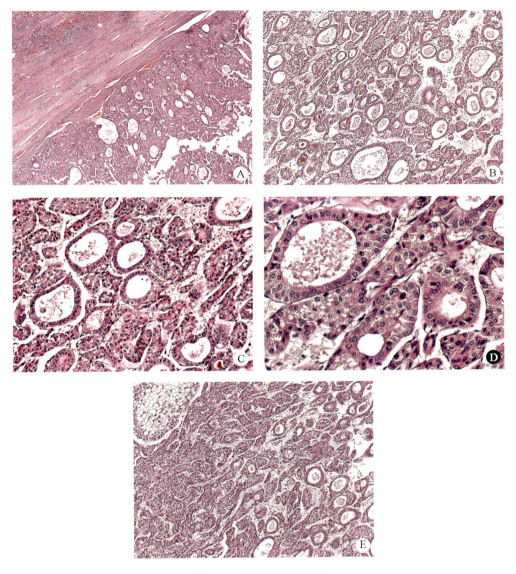

图 5-1 假腺体型肝细胞癌

A. 肿瘤边界尚清,有纤维性假包膜,肿瘤组织中见大量腺样结构(HE,×100);B. 肿瘤主要由腺体样结构构成,可见部分小梁结构(HE,×100);C. 肿瘤内腺体样结构扩张,内见红染物质(HE,×200));D. 肿瘤细胞见核内包涵体和核分裂(HE,×400);E. 肿瘤细胞主要呈肝细胞样,部分区域可见透明细胞(HE,×100)

型肝炎病毒(HCV)的慢性感染,部分地区的饮食中高摄取黄曲霉素是一种环境危险;在发达国家为吸烟及酗酒。

在病理组织学检查中,HCC 的组织结构和细胞学特征均变化多样,癌细胞可排列成梁状、假腺样/腺泡状及紧密实性结构等;大约 1/3 的 HCC 具有腺样结构,其为肿瘤细胞间异常、变形胆小管形成,而不是真正的腺体,称为"假腺体"或"假腺泡"。假腺样结构常由单层肿瘤细胞所组成,有时出现假腺体

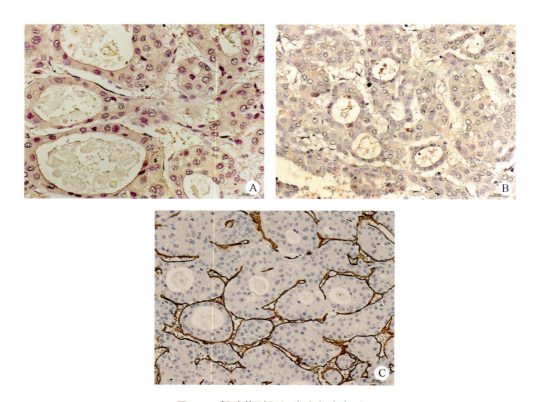

图 5-2 假腺体型肝细胞癌免疫表型

A. 肿瘤细胞 Glypican-3 阳性（EliVision 法，×400）；B. 肿瘤细胞 HBsAg 呈阳性表达（EliVision 法，×400）；C. CD34 显示围绕肿瘤组织的窦状隙毛细血管化（EliVision 法，×200）

囊性扩张；假腺样结构在高分化及中分化肝细胞癌中具有腺样结构大小的不同，高分化癌比中分化癌的腺样结构小。假腺体内常含有蛋白样液体，组织化学 PAS 染色阳性，黏液卡红及 AB 染色阴性。

假腺体型肝细胞癌是 HCC 的一种组织结构类型，除病理组织学检查具有明显腺样结构为其特点外，在流行病学、病因学、临床症状及体征、影像学检查、免疫组化标记、分子检查及肿瘤预后、治疗等方面均未发现有其他明显特殊性；其诊断、治疗与经典 HCC 相同。

1. 临床诊断思路　假腺体型肝细胞癌是一个病理学诊断，临床不可能做出这样精确的诊断，但可以笼统诊断出肝细胞癌。肝细胞癌患者大部分有慢性肝病病史，多见于 50 岁左右的成年人，男性多见，临床症状和体征可有腹痛、恶心、呕吐、食欲缺乏、黄疸、腹水等。患者血清中 AFP 显著增高，是发现 HCC 的重要线索，但也有许多病例并不伴有 AFP 增高。需要了解，一些良性病变，如急慢性病毒性肝炎、肝硬化，血清 AFP 也可增高，但一般不超过 400～500ng/ml。卵黄囊瘤、肝母细胞瘤、各部位的肝样腺癌也可伴有 AFP 升高。仅靠 AFP 检测不足确诊或排除肝细胞癌。影像学检查很重要，当肿瘤为多结节时，需排除转移性肿瘤。

2. 病理诊断思路　假腺体样结构大约在 1/3 肝细胞癌中可以或多或少出现，但以假腺体结构为主要成分的肝细胞癌并不太多见。作为一个组织结构亚型，最重要的是与各种类型的肝原发性腺癌和转移性腺癌鉴别,以免影响治疗。假腺体型肝细胞癌具有独特的假腺体结构,也具有窦状隙围绕的小梁这种肝细胞癌的共同组织学结构。需要注意,肝细胞具有异型性并不一定表明为癌,许多增生性病变都可以看到具有异型核的肝细胞。在诊断中应注意观察肝板样、小梁状结构的厚度,肝细胞癌一般>2个细胞厚度,而正常肝组织、增生结节的肝板结构厚度为1~2个肝细胞。细胞质嗜碱染色,也是高分化肝细胞癌与正常肝细胞、良性增生细胞的不同点。

肝细胞癌的组织结构、细胞形态变化很大,组织结构大部分为梁索型、假腺体型、实体型、硬化型,以及纤维板层癌、淋巴上皮瘤样癌,细胞学形态有肝细胞样型、多形性细胞型、小细胞型、透明细胞型、梭形细胞型,还有富脂型和未分化型。肿瘤细胞较常见核内包涵体,具有明显核仁。胞质内包涵体包括球形透明小体(均质强嗜酸,周围有空晕围绕,PAS染色阳性,免疫组化 $α_1$-抗胰蛋白酶阳性)、Mallory透明小体(形状不规则,中央淡染、嗜酸性,PAS染色阴性)、苍白小体(圆形或卵圆形、透亮、轻度嗜酸、常出现于纤维板层型HCC)和磨玻璃样小体(肝细胞内含有HBsAg,免疫组化抗HBsAg抗体阳性)。不同的组织结构和细胞形态往往组合存在。

病理报告应反映肿瘤的分化程度,可采用高分化、中分化、低分化和未分化四级分级法,也可采用经典的Edmondson-Steiner四级分级法(表5-4)。

表5-4 肝细胞癌 Edmondson-Steiner 分级

分级	主要依据
Ⅰ级	常见于早期小肝癌,癌细胞与正常肝细胞较为相似,呈多边形,梁索状排列,核圆而规则,脂肪变常见
Ⅱ级	癌细胞出现轻度异型,核及核质比稍增大,核分裂增多
Ⅲ级	癌细胞异型性明显,胞质嗜碱,核质比明显增大,染色质粗,核分裂多见,可见到瘤巨细胞
Ⅳ级	癌细胞形态怪异,可见梭形细胞和瘤巨细胞,核分裂明显,排列不规则

第二节 混合型肝细胞癌-胆管细胞癌

【临床特征】

混合型肝细胞癌-胆管细胞癌(combined hepatocellular and cholangiocarcinoma,cHCC-CC)是原发性肝癌中的一种少见类型,1903年由Wells首次提出,但直到1949年才由Allen和Lisa对其临床病理特征进行了详细描述,指出cHCC-CC同时含有HCC和CC两种成分为基本组织学特征。2010年WHO将cHCC-CC定义为肿瘤包含明确的、密切混合的肝细胞肝癌(HCC)和胆管细胞癌(CC)两种成分;可以相互混杂或有移行区和过渡区,但必须与同时发生于肝的独立的HCC和CC相区别。国内文献显示cHCC-CC的临床表现与HCC患者相似,好发于中老年男性,大部分患者有HBV感染史,AFP水平升高,伴有不同程度的肝硬化;而Jarnagin等报道了一组美国cHCC-CC病例显示:临床特征与肝内胆管细胞癌(ICC)相似,仅15%患者合并HCV或HBV感染,男女发病率相近;与国内报道在其临床特征、发病因素等诸多方面均有所不同,具有地域性差别。

cHCC-CC的影像学诊断比较困难,B超、CT和PET常用于发现肝内有无占位、血管受累、肝硬化评估及肝外远处转移,其图像改变因肿瘤组织内HCC和CC的比例及间质纤维化程度而有所不同。有研究认为，少数cHCC-CC病例的CT表现为平扫呈较大的等低密度边缘不清肿块，动态增强扫描同时显示以胆管细胞癌为主、边缘出现肝细胞癌的强化特征且不合并肝内胆管扩张。

cHCC-CC为高侵袭性肿瘤，其预后较HCC及ICC更差，容易出现肝内播散、微血管转移、门静脉及肝静脉癌栓、淋巴结转移、周围器官侵犯和远处转移等；影响cHCC-CC预后的因素包括肿瘤大小、数量、血管侵犯、淋巴结转移、肿瘤分期等；血清CA19-9水平升高，提示预后不良；治疗方法以手术切除为主，辅以放化疗。

【病理特征】

1. 肉眼观察　肿瘤与周围组织边界较清或不清，切面颜色、质地与肿瘤成分有关：肝细胞癌成分依据肿瘤有无出血、坏死等继发性改变及不同亚型，可表现为大小不等结节状，切面灰白、灰黄、灰褐色等，质地较软；胆管细胞癌成分为主时肿瘤灰白色、实性、质韧，根据纤维性间质成分多少呈现软硬不一质地。

2. 显微镜检查　cHCC-CC最典型的镜下形态是包含典型的HCC区域和CC区域（图5-3A），在HCC和CC成分交界处有多少不一的中间型病变（移行区）（图5-3B）。可表现为高、中、低分化及不同组织学亚型（图5-3C）；分化较好的HCC癌细胞呈典型的肝细胞分化特征，即丰富的嗜酸性颗粒状胞质，胞核圆形，核仁易见，血窦丰富，并可产生胆汁；也可为透明细胞、小细胞或多形性细胞等；呈实性、小梁状、假腺样型、腺泡状等排列方式，也可纤维组织增生呈硬化型结构；CC区常为典型的腺癌，可表现为高、中、低分化（图5-3D、E），癌细胞胞质淡染或伊红染，排列成大小不等的腺管或实性条索结构，可产生黏液，间质内多少不等纤维组织增生；中间型病变区由介于肝细胞和胆管细胞的中间型肿瘤细胞组成，细胞体积小、胞质少、核深染；呈小梁状、实性巢、带状等排列，无明确的腺体结构，癌组织间为多少不一纤维性间质。

2010年第4版WHO消化系统肿瘤分类增加了"伴干细胞特征的亚型"，即当cHCC-CC以中间型病变为主时，诊断为"混合型肝细胞癌-胆管细胞癌伴干细胞特征"；根据中间型病变的组织学表现和干细胞样肿瘤细胞的分布，分为三种亚型：①典型性亚型：巢状分布的肝细胞癌成分外周存在干细胞样细胞；②中间型细胞亚型：整体上细胞形态居于肝细胞和胆管细胞之间，部分呈干细胞样，细胞可排列成梁状、巢状或于硬性纤维组织中排列成条索状，可见腺管样结构，细胞异型性较小；③细胆管细胞亚型：组织学观察同细胆管细胞癌，表现为在大量纤维间质中，可见单一的小腺管状呈鹿角样排列，肿瘤细胞较小，立方状，胞质少，嗜伊红染色，细胞核圆，核仁明显。管腔中多数无黏液产物，这三种亚型可共存于同一病例中。

3. 免疫表型　cHCC-CC免疫组织化学呈现出双相表型的特点，与分化方向密切相关，典型的HCC区域肿瘤细胞HepPar-1弥漫阳性（图5-4A），多克隆CEA、CK8/18染色阳性，AFP表达或不表达，CD34显示大量新生毛细血管网；CC区域肿瘤细胞CK7、CK19阳性（图5-4B），淀粉酶消化过的PAS染色显示中性黏液，确定胆管上皮来源更具特异性；中间分化（移行区）细胞CK19、CK8/18阳性和（或）局灶性HepPar-1、CK7阳性（图5-4C）。

【鉴别诊断】

cHCC-CC需包含HCC及CC两种肿瘤成分，必须与同时发生于肝的独立的肝细胞癌和胆管细胞癌区别（表5-5）。

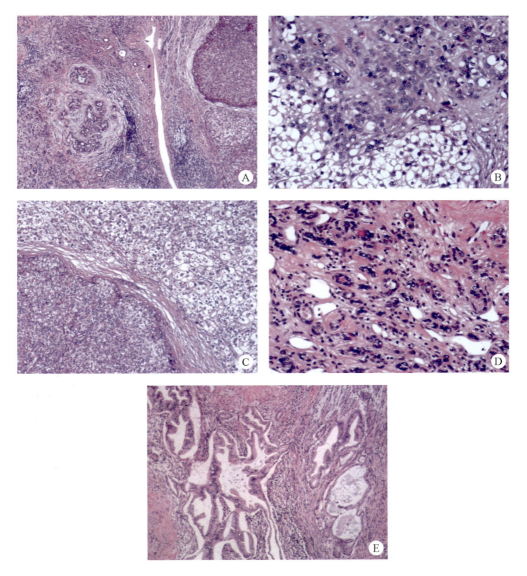

图 5-3 混合型肝细胞癌-胆管细胞癌

A. 混合型肝细胞癌-胆管细胞癌（HE,×100）；B. 左下透明细胞肝细胞癌,中上部分为移行区中间型病变（HE,×200）；C. 不同类型肝细胞癌成分（HE,×100）；D. 低分化胆管细胞癌成分（HE,×100）；E. 高分化胆管细胞癌成分（HE,×100）

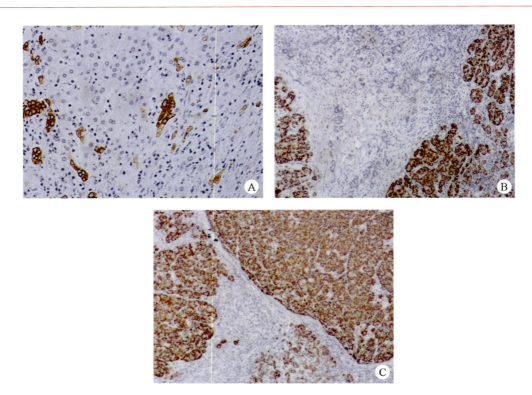

图 5-4　混合型肝细胞癌-胆管细胞癌免疫表型

A. 肝细胞癌与胆管细胞癌交界处,免疫组化 CK7 肝细胞癌阴性,胆管细胞癌阳性(SP 法,×100);B. 免疫组化 HapPar-1 肝细胞癌成分阳性,胆管细胞癌成分阴性(SP 法,×100);C. 图下方灶状中间型病变区,HapPar-1 部分细胞阳性,左上及右上肝细胞癌弥漫阳性(SP 法,×100)

表 5-5　cHCC-CC 的鉴别诊断

主要肿瘤	临床特点	病理特点
cHCC-CC	中老年男性,患者多数以上以腹部不适起病或体检发现;多数患者有 HBV 感染病史	肿瘤切面颜色和质地与肿瘤成分有关;镜下包含典型的 HCC 区域和 ICC 区域,同时具备中间型(移行区)区域;免疫组化:HCC 区 CK8/18、HepPar-1、CEA(+)、AFP(+/-)、CD34 显示大量新生毛细血管网;ICC 区 CK7、CK19(+);中间分化(移行区)CK19、CK8/18(+)、局灶性 HepPar1、CK7(+)
肝细胞肝癌	多见于 40~60 岁,男性多见,多伴有慢性肝病史,可有腹痛、腹部包块,AFP 明显升高	无包膜,结节可单个或多个,常有坏死,常见淤胆,相邻肝组织有硬化或纤维化;肿瘤细胞有异型,核仁明显,核分裂多见。免疫组化:GPC3、CEA、CK18、HepPar1、CD10、AFP、CD34(+)
肝内胆管细胞癌	多发生在老年人,男性略多于女性,可有全身不适、腹痛等症状,肝脏增大不明显,发生在肝门周围的病变可引起黄疸	有肿块型、管周浸润型、管内生长型,很少伴有肝硬化;镜下主要表现为分化程度不同的腺癌,伴有不同程度的纤维间质;免疫组化:CK7、CK19、CEA、EMA、黏糖蛋白(+)

【诊断思路】

混合型肝癌是原发性肝癌中的一种少见类型,1949 年由 Allen 和 Lisa 首次详细描述了其主要的组织病理学特征和分类;此分类包括:A 型:分离的肝细胞癌和胆管癌结节;B 型:接触型包块,两者有其不同的形态特征,但随着生长有可能混杂;C 型:单独的包块混杂了胆管癌和肝细胞癌的特征。WHO(2010)根据肿瘤起源的不同,将双结节肿瘤排除在外,把 cHCC-CC 分为经典型和伴干细胞特征的亚型,其中经典型类似于 Allen 分型的 C 型。cHCC-CC 的组织发生机制尚不清楚,归纳起来可能有以下三种途径:①一个肿瘤发生化生出现另一种肿瘤成分,通常是 HCC 向 CC 转变,或一个肿瘤先发生,另一个肿瘤后发生;②两个肿瘤同时独立发生,混合存在;③一个原始干细胞(如 HPCs)双向分化,同时形成 HCC 和 CC 两种成分。

1. 临床诊断思路　cHCC-CC 和 HCC 患者的临床表现相似,多见于中老年男性,平均年龄 60 岁左右;患者多数以上以腹部不适起病或体检发现,AFP 升高,CT 和 MRI 检查缺乏典型对比影像,因此 cHCC-CC 的术前诊断比较困难,确诊主要依靠病理学检查。

2. 病理诊断思路　肿瘤肉眼所见与肝细胞癌相似,切面颜色和质地与肿瘤成分有关,可呈灰白、灰黄、灰褐色,当以 CC 为主时,呈灰白色、实性、质韧。显微镜下形态包括典型的 HCC 区域、CC 区域及中间型(移行区)区域,上述不同结构分别或交叉分布,并有过度;HCC 区可以出现典型肝细胞癌的不同组织学类型及不同程度组织学分化,同一肿瘤内可见不同组织学类型及分化;CC 区常表现为典型的高、中、低不同分化腺癌;中间型区域表现出组织学的多样性。免疫组化呈现出双相表型的特点,HCC 区肿瘤细胞 CK8/18、HepPar-1、CEA(+)、AFP(+)或(-),CD34 显示大量新生毛细血管网;CC 区 CK7、CK19(+)、中间分化(移行区)细胞 CK19、CK8/18(+)和(或)局灶性 HepPar-1、CK7(+)。

第三节　肝母细胞瘤

【临床特征】

肝母细胞瘤(hepatoblastoma,HB)是儿童最常见的肝脏肿瘤,居儿童肝脏原发恶性肿瘤的首位;但肝脏恶性肿瘤仅占儿童恶性肿瘤的 1% 左右,因此,HB 比较少见。肝母细胞瘤多见于 3 岁以内儿童,90%<5 岁,仅有 3% 的患者>15 岁;既往文献报道的>21 岁的 HB 约 40 例,大多数专家质疑其诊断的可靠性,认为至少大部分不是 HB,可能是肝细胞肝癌、胆管细胞癌或癌肉瘤。一般认为,在出生后 6 周内发现的肝脏肿瘤,其在胎儿期就早已发生并存在,由于出生后肿瘤迅速增大,常见的临床表现为上腹部肿块,可伴有腹胀、腹痛、食欲缺乏、恶心、呕吐、黄疸、反复低热等不同症状。另外,HB 常与血液的副肿瘤综合征有关,包括贫血、血小板增多症。极少数情况下,HB 可产生绒毛膜促性腺激素,引起性早熟。90% 以上的 HB 患儿 AFP 升高,但在小细胞未分化型 HB 中 AFP 水平可正常或轻度升高。肺是 HB 最常见的转移部位,部分患者在初次诊断时已有肺转移,除此之外还可转移至骨、脑、卵巢等部位。

HB 发病原因尚不明确,目前认为其发病因素包括:①与 18-三体、21-三体、Beckwith-Wiede-mann 综合征(脐疝-巨舌-巨人症综合征)等基因缺陷有关;②与母体在怀孕期间发生过高血压、羊水过多、先兆子痫等症状有关;③母体在怀孕期间有吸烟史和孕早期肥胖可增加儿童 HB 的发生概率;④胎儿出生时极低体重(<1500g)及早产儿亦可增加

BH的发病概率。

超声检查是HB的首选影像检查方法，可较为准确地对小儿肝母细胞瘤进行定位，大多数HB在超声检查时显示高回声肿物。CT、MRI检查是较精确的方法，CT平扫时多呈低等混杂密度的圆形肿块，边缘清晰或不清，并具有如下几个特点：多为右叶单发病灶，出血坏死、囊变及钙化多，无论平扫或增强扫描，肿瘤密度与强化程度低于周围肝组织，与正常肝组织的分界明显，且肝硬化少见。MRI平扫可见肝脏内实性肿块，呈圆形、椭圆形，或分叶状，增强后肿瘤内部呈不均匀强化，部分病变可见周围呈晕环状强化，且消除迅速，肿瘤内坏死及出血灶无增强表现。CT与MRI与联合应用检查可有助于鉴别肝母细胞瘤与肝细胞肝癌、婴儿血管内皮瘤、间叶性错构瘤、肝脏未分化胚胎性肉瘤。

影响HB预后的因素包括PRETEXT（治疗前疾病进展情况）分期、患儿年龄、AFP<100 μg/L、肿瘤转移、腔静脉或肝脏静脉受累、门静脉受累、肝外周围组织肿瘤、肿瘤多灶性生长和自发性肝破裂等。在20世纪70年代，HB的生存率是30%，随着新药的推出应用（顺铂、阿霉素等）及各种手术方式（肝脏隔离、肝门血流阻断法、超声乳化刀切除、肝移植等）的改进发展，使其生存率提高到了70%～80%。并随着对HB治疗方案研究的逐步深入，目前对于外科手术指征已有了规范的界定：仅PRETEXT Ⅰ、Ⅱ级肿瘤，并且影像学需满足肿瘤与对侧门静脉、肝中静脉及肝后下腔静脉边界较清，才可行早期切除。而对于其他类型的HB，则推荐术前辅助化疗或新辅助化疗。

【病理特征】

1. 肉眼观察　HB大多为边界清楚的单发性结节或多发性病变，肿瘤直径5～20cm，有不规则假包膜将肿瘤与周围肝组织分开。肿瘤发生部位以肝右叶最多见，其次是肝左叶或左右两叶同时受累；HB颜色、质地因不同肿瘤亚型及有无出血、坏死、囊性变、钙化等而有较大变化；如单纯的胎儿型HB切面呈与正常肝脏组织相似的灰棕色；混合型HB则可呈棕色、绿色或灰白色等不同颜色；其质地也因所含成分不同而表现为质软、质中、质脆、质硬等，散在钙化区呈沙砾感；出血、坏死区常见，呈红色、棕黄色不等，质地柔软，有时呈胶状。

2. 显微镜检查　肝母细胞瘤由胎儿型及胚胎型上皮性肝细胞及分化的间叶成分如纤维结缔组织、骨骼肌、骨样组织等多种组织结构混合组成，根据肿瘤中各种成分的不同组合分为不同类型，目前应用最广泛的为WHO分类（表5-6）。

表5-6　肝母细胞瘤组织病理分型（WHO 2010版）

组织学分类	亚型
完全性上皮型	(1) 胎儿型； (2) 混合性胎儿型和胚胎型； (3) 小细胞未分化型（SCUD）； (4) 粗小梁状型
混合性上皮和间叶（MEM）型	(1) 不伴畸胎瘤特征； (2) 伴畸胎瘤特征
肝母细胞瘤（变异型）	

(1)完全上皮型:HB上皮细胞的分化是一个连续的过程,在这一过程的两端分别是单纯胎儿型及小细胞未分化型,胚胎型介于两者之间。①胎儿型:约占肝母细胞瘤的1/3,肿瘤细胞与发育过程中的胎儿肝细胞相似,呈小立方形,由于其糖原或脂质的含量不同,细胞质细颗粒状或透明状;细胞核小而圆、染色质细腻、核仁不明显,核分裂象少见;肿瘤细胞排列成小梁状,低倍镜下形成特征性的"明暗相间"区域(图5-5A、B);小梁间可见毛细胆管;可见髓外造血灶(图5-5C)。②混合性胎儿型和胚胎型:约占HB的20%,不仅有胎儿亚型的特点,还有胚胎型细胞的特点,胚胎型细胞是由分化差的单纯胎儿型向小细胞未分化型过渡的细胞(图5-5D),呈卵圆形或多角形,细胞质少,核染色深,核分裂象较胎儿型区域活跃;细胞黏附性差,形成假菊形团样、腺样、实性巢状、乳头样等结构。③小细胞未分化型:占HB的3%,是HB中最缺乏分化的一型;由片状无黏附性的小细胞构成,弥漫性生长,类似于神经母细胞瘤、淋巴瘤、Ewing肉瘤等的"小圆蓝细胞肿瘤";此型难于识别其肝脏来源,需与转移性小细胞肿瘤鉴别(图5-5E)。④粗小梁状型:约占HB的3%,结构为梁状,细胞厚度6~12层或更多,这一亚型代表肿瘤的生长方式,与肿瘤的分化方向无关,而且这种粗小梁状的结构成为肿瘤的主体时才能诊断,构成小梁的细胞可有胎儿型、胚胎型上皮细胞及类似肝细胞的大细胞。

(2)混合性上皮和间叶型:是HB中最常见的类型,占HB的44%;肿瘤中除胎儿型和胚胎型上皮成分外,还需伴有成熟或不成熟间叶来源组织成分,包括未成熟或成熟的纤维组织、骨样组织和软骨样组织,间质常常轻度黏液变性;根据其肿瘤组织成分中是否含有畸胎瘤成分再分为两个亚型:①无畸胎瘤特征的MEM型:约占混合性上皮和间叶型的80%;②伴畸胎瘤特征的MEM型:除以上所述混合性上皮和间叶组织外,约20%病例还可见到横纹肌、骨组织、黏液上皮、鳞状上皮、黑色素细胞等散在或混合于上皮及间叶组织中。

(3)肝母细胞瘤变异型:①伴胆管细胞成分的HB:可出现胆管细胞成分,伴或不伴胆管样结构,免疫组化标记CK7和CK19阳性,通常认为胆管上皮细胞分化是预后良好的标志;②移行肝细胞肿瘤(过渡型肝细胞肿瘤,TLCT):罕见,多发于年长的儿童和青少年,肿瘤呈膨胀性生长,有推进型边界,特征是细胞混杂,形态多样,可以见到3种不同类型的细胞:HB上皮细胞(大多为胎儿型上皮细胞),似肝细胞肝癌的非典型肝细胞,以及不能分类的介于两者之间的细胞,这些细胞可能是肝母细胞向肝癌细胞移行过程的细胞。

3.免疫表型 肝细胞源性标志物Hep-Par-1和GPC-3可阳性,胆管源性标志物CK8/18和CK19也可表达,除小细胞未分化型外,其他HB上皮细胞AFP均呈强阳性(图5-6A),β-catenin在胎儿型细胞表达于细胞膜,在胚胎型细胞及过渡型肝细胞表现为细胞核和胞质/胞膜混合表达;根据肿瘤分化程度不同,Ki-67在肿瘤不同区域表达相差较大,5%~80%不等(图5-6B)。

【鉴别诊断】

HB需与发生于相同年龄组的其他肝脏肿瘤和假性肿瘤相鉴别(表5-7)。

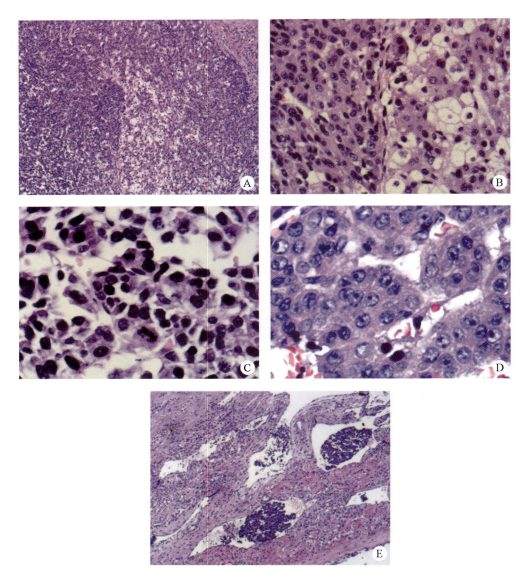

图 5-5　肝母细胞瘤

A. 肝母细胞瘤特征性"明暗相间"区域(HE,×40);B. 显示高倍镜下"明暗相间"区域(HE,×200);C. 胚胎型区域,细胞小、核染色深、核分裂易见(HE,×400);D. 小梁间可见髓外造血灶(HE,×400);E. 脉管内小细胞型肝母细胞瘤,需与转移性小细胞肿瘤鉴别(HE,×100)

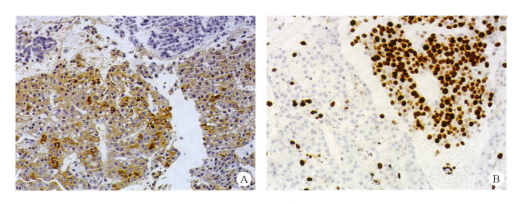

图 5-6　肝母细胞瘤免疫表型
A. 免疫组化 AFP 阳性(SP,×200)；B. 肿瘤不同区域 Ki-67 表达不一(SP,×200)

表 5-7　肝母细胞瘤的鉴别诊断

主要肿瘤	临床特点	病理特点	免疫组化
肝母细胞瘤	多发生于<5 岁儿童，临床症状以上腹部肿块为主，可伴有腹痛、纳差等症状，AFP 一般升高	多为单发肿块，或多发，肝右叶多见，可有假包膜；组织学形态多样，由上皮细胞和间叶细胞以不同比例混合，上皮细胞体积较小，形成的小梁状，可见到"明暗结构"，多形性少见，很少见到瘤巨细胞，可见到髓外造血	胎儿及胚胎型上皮细胞 AFP 几乎 100% 强阳性，HepPar-1、GPC-3、CK8/18、CK19 可(+)，β-catenin 表达于胞膜或细胞核与胞膜/胞质混合表达
间叶性错构瘤	为良性肿瘤，极少见，多发生于新生儿及 2～3 岁儿童，因可有囊性变肿瘤可迅速增大，AFP 不高	单发的球状红色结节，具有实性和囊性两种结构；显微镜下主要为含有血管的成熟结缔组织混以拉长的分支状胆管	间叶组织表达 Vimetin；残存胆管角蛋白 CK 阳性
婴儿型血管内皮瘤	几乎只见于 1 岁以内的婴儿，部分可有充血性心力衰竭、贫血、血小板减少症等症状，增强 CT 具有特殊的强化表现，少数 AFP 升高	肝脏单个或多发性肿物；显微镜下肿瘤细胞不规则增生形成裂隙状结构或不规则分支状的血管腔，血管内皮细胞单层或多层，核染色深，易见到核分裂象	表达血管性标记：CD34、CD31、Ⅷ因子、Fli-1 等
肝局灶性结节性增生	较少见，多见于 20～40 岁之间女性，也可见于婴幼儿，可无症状或有腹部不适、腹部包块表现	无包膜，大多为单个结节，常见放射状纤维化，罕见出血，无坏死；肝细胞无异型性，罕见核仁与核分裂象	免疫组化：CD34、CD31 灶状(+)，GPC3(-)

(续　表)

主要肿瘤	临床特点	病理特点	免疫组化
肝细胞腺瘤	多发生于20~40岁女性,儿童罕见	部分有包膜,大多为单个结节,直径≤10cm,多伴有出血,无坏死,肝细胞富于糖原,无异型性,罕见核仁与核分裂象	免疫组化:CD34、CD31局灶(+),GPC3(-)
肝细胞性肝癌	儿童少见,常有病毒性肝炎病史,易形成癌栓和门脉侵犯,纤维板层癌多发生在年轻人,一般无肝硬化病史	肿瘤单发或多发,无包膜,常有灶片状坏死,肿瘤体积常比HB小;显微镜下肿瘤细胞片状生长,由血管性窦隙分割,肿瘤细胞常比HB的上皮样细胞增大,细胞内常见胆汁颗粒,可见到瘤巨细胞,无髓外造血;可伴有肝硬化背景。纤维板层癌特点为大的多角形肿瘤细胞呈条索状或实性巢状排列,胞质呈嗜酸性粗颗粒状;核大、泡状,核仁明显	表达肝细胞源性标志物HepPar-1、GPC3及低分子量角蛋白CK8/18等;部分肿瘤表达AFP
未分化(胚胎性)肉瘤	发病年龄一般>5岁,肿瘤可迅速增大,血清AFP不升高	肿瘤一般较大,单发且境界清楚,可伴有大量出血、坏死及囊性变;显微镜下肿瘤细胞星形或梭形,核异型性明显,可见多核巨细胞	肿瘤组织表达间叶组织标记Vimentin,部分表达actin、Desmin、CK等
肾外横纹肌样瘤	是一种侵袭性较大的恶性肿瘤,几乎全部发生于婴儿和儿童,生存率较低	肿瘤无包膜,一般<5cm,切面质软;显微镜下肿瘤细胞呈片状或梁状排列,细胞呈球形,核大、空泡状,胞质红染、丰富,胞质内可见包涵体,常见核分裂象及坏死	肿瘤细胞表达间叶性标记Vimentin;上皮性标记CK、EMA;神经内分泌标记CD99、NSE、Syn等
其他"小圆蓝细胞"肿瘤如神经母细胞瘤、淋巴瘤、Ewing瘤、横纹肌肉瘤、促纤维结缔组织增生型小圆细胞肿瘤	可发生于肝,也可原发于其他部位转移至肝脏	无肝细胞分化倾向,很少见到髓外造血现象;根据主要肿瘤不同有不同组织学特点	神经母细胞瘤Syn、CgA(+);淋巴瘤CD20、CD3等淋巴细胞标记(+);Ewing瘤表达CD99、Syn、CgA等;横纹肌肉瘤Myoglobin、desmin(+),促纤维结缔组织增生型小圆细胞肿瘤CK、EMA、Vimentin、Desmin、NS

(续　表)

主要肿瘤	临床特点	病理特点	免疫组化
畸胎瘤	囊性或囊实性肿瘤，发生于肝脏者少见	与伴畸胎瘤特征的混合性上皮和间叶型HB鉴别；真正畸胎瘤中无HB中的胎儿型和(或)胚胎型肝母细胞瘤成分	

【诊断思路】

HB是儿童最常见的肝脏肿瘤，其病因不明，分子遗传学研究发现一些染色体的获得、缺失及信号通路的改变可能与HB的发生有关，其中较多见的是染色体三体2、8、20的改变。40%～60%的肝母细胞瘤在发现时体积可非常大或累及双侧肝叶，无法手术切除，通过术前化疗能降低肿瘤的出血倾向，同时使肿瘤组织缩小，与周围正常肝组织和血管结构形成空隙，便于手术切除，甚至能使最初无法切除和远处转移的肿瘤治愈，大大提高了生存率。目前，标准化的化疗方案已广泛应用于HB的治疗中。

1. 临床诊断思路　HB患儿年龄90%<5岁，临床多以腹部肿块为主要和首发症状，并可伴有食欲缺乏、腹部不适、贫血等症状，除小细胞未分化型患者外，血清AFP水平均升高，并可有血小板增多；影像学显示肝脏单个或多发肿块，CT和MRI联合检查可有助于HB与婴儿血管内皮瘤、间叶性错构瘤等其他肝脏肿瘤鉴别。

2. 病理诊断思路　HB大多为单发性结节，少数为多发性，多累及肝右叶，其次是肝左叶或左右两叶同时累及，肿瘤边界清楚，有假包膜；显微镜下改变根据肿瘤所含胎儿型、胚胎型肝细胞性上皮成分及间叶来源成分不同，以及有无畸胎瘤成分，依据2010年WHO分类中肝母细胞瘤的两大类型、6个亚型进行诊断、分型。免疫组化胎儿型及胚胎型上皮细胞AFP几乎100%强阳性，同时可表达HepPar-1、GPC-3、CK8/18、CK19。

肝母细胞瘤患者化疗之后，肿瘤组织形态会发生继发性改变，表现为肿瘤组织显著坏死、伴炎性纤维组织修复性反应；细胞核增大、深染、核仁突出，部分病例可见核内包涵体和胞质内嗜酸性玻璃小球，需与肝细胞肝癌鉴别。

第四节　肝内胆管细胞癌

【临床特征】

肝内胆管细胞癌(intrahepatic cholangiocarcinoma，ICC)是一种胆道上皮分化的肝内恶性肿瘤，最常见的病因包括肝内胆管结石、胆管分支(胆管树)形态异常和血吸虫等慢性感染，近来大量流行病学和实验室研究发现，HBV或HCV感染亦可能与ICC发病有关，常见于50—70岁人群，男女发病比例接近。ICC在进展期至晚期之前通常无明显临床症状，仅少数患者在肿瘤进展过程中出现乏力、消瘦、腹部隐痛等不适，所以，多数患者难以及时发现，而是在影像学检查或肝功能出现异常时意外发现肝脏占位性病变。ICC在发病早期即可直接侵犯周围的肝实质和胆管，并沿胆管浸润性生长，同时还可通过侵犯周围血管向远处脏器组织转移。在合并有肝内胆管结石的患者中，肿瘤常沿包含结石的胆管系统生长和播散，淋巴结转移率高于肝细胞癌。

影像学检查是诊断ICC并进行术前评估的重要手段。B超是初步诊断ICC的首选方法,CT扫描和MRI检查在明确ICC有无肿瘤周围侵犯、淋巴结转移等方面优于B超。磁共振胆胰管成像(MRCP)可无创性地显示肝内胆管树全貌,肿瘤阻塞部位和范围,有助于ICC病灶的定位诊断,经内镜逆行性胰胆管造影(ERCP)虽然也可观察肝内外胆管树情况,但属于有创性检查,所以多在MRCP显示不清或不适合行MRCP检查时采用ERCP诊断ICC。最近实时超声造影技术的出现使超声能像增强CT或MRI一样,连续动态地观测病灶的血流灌注情况,提高了定性诊断能力,增强时相的超声造影表现为"快进快出",增强过程中可见周边环状增强,并呈"树枝样"或"梳状"向内延伸,达峰值时则大多表现为不均匀强化,门脉期和延迟期回声减退,低于周围肝实质的回声。

目前ICC的治疗多采用以手术切除为主的综合治疗模式。对于早期及部分中期ICC患者,完成术前评估后需及时实施手术切除,常用手术方式包括肝叶切除、半肝切除、扩大半肝切除等术式,如肿瘤已侵犯肝脏内脉管分支(门静脉、胆管),必要时需同时行血管或胆管部分切除、重建。对于失去手术切除机会的中晚期ICC患者,其治疗方式主要包括局部消融、肝动脉化疗栓塞、全身化疗、靶向治疗等。ICC行根治性切除术后5年生存率为8%~47%,预后受手术切缘、淋巴结转移、卫星灶转移和血管侵犯(肝静脉或门静脉)等因素的影响,与肿瘤的大体分型、肿瘤分化情况也有关。

【病理特征】

1. 肉眼观察　ICC多发生于非硬化性肝脏,以肝左外叶多见,肿瘤直径2~15cm,多为单发肿瘤,切面灰白色,质硬,具有浸润性边界;伴有HBV/HCV慢性感染者可有肝硬化。ICC大体上可分为三型:肿块(MF)型(图5-7A)、管周浸润(PI)型(图5-7B)和管内生长(IG)型;MF型表现为肝实质中结节状或团块状病灶,质韧,与周围肝组织界限清;PI型沿门脉系统呈浸润性生长,并伴有浸润处胆管狭窄和远端胆管扩张,PI型和MF型常合并存在;IG型常发生于靠近肝门的肝内大胆管,局限在胆管内呈息肉状或乳头状生长,三种分型中以MF型最多见,根据统计,IG型是一种非浸润的管内生长模式,因此预后最好,而MF型与PI型混合的ICC的淋巴结转移率最高,5年生存率最低。

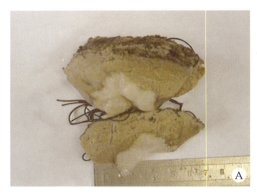
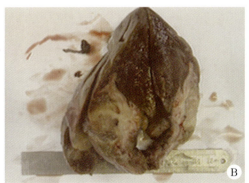

图5-7　肝内胆管癌大体标本
A. 肿块型;B. 管周浸润型

2. 显微镜检查　大多数 ICC 呈大小不一的管状生长方式(图 5-8),也可见腺泡状、条索状或微乳头状结构;根据其形态学分为高分化、中分化、低分化腺癌,以高分化管状腺癌最多,伴或不伴微乳头结构,立方上皮细胞排列呈均匀一致的小腺瘤或小腺管样结构,这些上皮细胞的细胞核呈圆形或椭圆形,细胞质弱嗜酸性,有时还可见到中性粒细胞;中分化腺癌排列呈巢状或筛板状结构,可伴有或无条索状结构;低分化癌是由变形的腺管或条索状结构组成,伴有细胞显著的多形性。

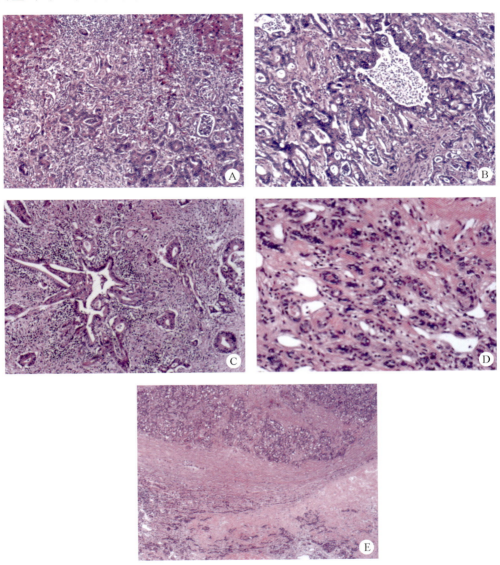

图 5-8　肝内胆管细胞癌
A. 中分化(HE,×100);B. 中分化(HE,×100);C. 胆管上皮增生、癌变(HE,×100);D. 微小腺管型(HE,×100);E. 低分化,间质纤维化(HE,×40)

ICC 的另一个重要特征是由不同程度甚至大量的纤维间质形成,一般肿瘤中心细胞密度低,以致密的、透明的间质为主,有时可见到局部钙化。ICC 还常常浸润汇管区、小叶间静脉和淋巴管及肝内神经。此外,ICC 还有一些少见亚型,如鳞癌、腺鳞癌、印戒细胞癌、黏液癌、淋巴上皮瘤样癌和黏液表皮样癌、透明细胞癌、肉瘤样癌等。

3. 免疫表型　大多数 ICC 分泌黏液,因此肿瘤细胞中可检测到 MUC(黏液核心蛋白)1、2 和 3,另外胆管细胞标志物 CK19、CK18、CK7 阳性(图 5-9),而 CEA、EMA 也可阳性,EMA 表达于具有胆管特征的肿瘤细胞的腔缘面,CEA 的表达不同于肝细胞肝癌的胆小管样着色,而是胞质及腔内着色。

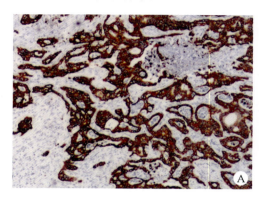 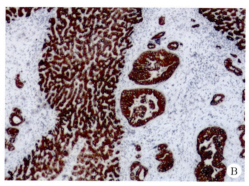

图 5-9　肝内胆管癌

A. 中分化肝内胆管癌 CK7 阳性(SP,×200);B. 残存肝组织及高分化肝内胆管腺癌 CK18 均阳性(SP,×200)

【鉴别诊断】

ICC 需要鉴别的肿瘤包括肝细胞肝癌、转移性腺癌、胆管腺瘤等疾病(表 5-8)。

表 5-8　肝内胆管细胞癌的鉴别诊断

主要肿瘤	临床特点	病理特点	免疫表型
肝内胆管细胞癌	多发生在 50~70 岁老年人,性别差异不明显,无特异临床症状,部分可有乏力、消瘦、腹痛等症状,肝脏增大不明显,发生在肝门周围的病变可引起黄疸	肉眼所见:有肿块型、管周浸润型、管内生长型,很少伴有肝硬化;显微镜下:分化程度不同的腺癌,伴有不同程度的纤维间质	表达低分子量角蛋白 CK7、CK19 等及 CEA、EMA
肝细胞肝癌	多见于 40~60 岁,男性多见,多伴有慢性肝病史,可有腹痛、腹部包块,肝功能大多有异常	肉眼所见:肿瘤大小不一、单发或多发,无包膜,常有灶片状坏死,相邻肝组织有硬化或纤维化;显微镜下:不同程度分化的异型肝细胞,梁索状、巢片状,多见核仁核分裂象易见	肝细胞源性标记 HepPar-1、GPC-3 及低分子量 CK 弥漫(+);AFP、CEA 等部分(+)

(续　表)

主要肿瘤	临床特点	病理特点	免疫表型
胆管腺瘤	由小胆管构成的良性肿瘤,主要发生于男性,较少见,无特异性临床表现	肉眼所见:肿瘤多为单发,体积小,大多直径<1cm,边界清楚,无包膜;显微镜下:由增生较小的、一致的小导管组成,内衬立方上皮,导管无管腔或管腔很小,纤维间质可有慢性炎症或胶原化	表达低分子量角蛋白 CK7、CK18 等
胆管微小错构瘤	临床较少见	肉眼所见:肿瘤体积小,直径 0.5cm 左右,灰白色,常为多发,多发生于肝被膜下;显微镜下:胆管内衬立方、扁平或单层低柱状上皮,部分可扩张呈囊状,间质为致密的胶原纤维,管腔内可见分泌物	表达低分子量角蛋白 CK7、CK18 等
弥漫性和多灶性胆管周围腺体增生	非常罕见,部分病例有家族史	肉眼及显微镜下所见:肝内、肝外扩张、增生的胆管,部分胆管呈囊性扩张	
转移腺癌	临床症状与原发肿瘤的部位、类型有关,病变早期可无症状,也可有腹部不适、腹痛、肝大等表现	肉眼所见:几乎均为多发结节或弥漫浸润,伴有出血或坏死;显微镜下:表现为原发性肿瘤的特征	免疫组化表达原发部位肿瘤相关抗体

【诊断思路】

ICC 是肝脏第二位的原发恶性肿瘤,因临床症状不特异,确诊较晚,导致生存率较低,引起 ICC 发生的具体机制仍不清楚,然而慢性炎症,不完全的胆汁流障碍(即胆汁淤积)和胆道损伤已被认为是胆道恶性转变的主要特征,基因突变和表观遗传变化(包括 DNA 甲基化、组蛋白修改、微小 RNA 等)在 ICC 病理生理中的作用也越来越引起人们的重视,如研究发现,miR214 与 ICC 的上皮-间叶细胞转换(EMT)有关,而 EMT 在 ICC 中的存在似乎论证了一个假说:即 ICC 中不同程度的纤维间质与肿瘤的浸润转移有关。国内有学者发现,通过检测一些肝癌干细胞特异性标志物 CD44、CD133 和前列腺干细胞抗原(PSCA)在 ICC 和 HCC(肝细胞肝癌)中的表达,提示 ICC 可能来源于具有干细胞标记的胆管上皮细胞,并且 PSCA 可能是 ICC 中肿瘤干细胞较为特异性的标志物。

1. 临床诊断思路　ICC 的临床症状不明显,部分仅有腹部不适、乏力、消瘦等表现,因此病变早期甚至进展期都难以发现,也缺乏特异性的肿瘤标志物,然而,CA19-9(糖抗原 19-9)和 CEA(癌胚抗原)常可与临床、影像学检查结果一起用来帮助诊断,部分 ICC 患者 CA19-9 水平>1000kU/L,高危人群的筛查是实现早期诊断 ICC 的最重要途径,对长期肝内胆管结石、胆管炎症状反复发作,多年体内寄生虫感染病史或肝病背景的高危人群,应该警惕恶变可能,定期进行相关实验室检查和影像学检查。

2. 病理诊断思路　ICC 大体上可分为肿块型、管周浸润型和管内生长型三型。镜下主要表现为不同分化程度的腺癌,伴有纤维间质的形成,常伴有脉管和神经浸润,免疫组化黏液蛋白、CK7、CK19多为阳性,与假腺管型的肝细胞肝癌鉴别需依靠免疫组化,而与胆管或胰腺来源的转移性腺癌难以区分,偶尔在邻近胆管可见不典型增生改变提示肝内来源。另外,有时可以观察到在一些ICC中存在胆管错构瘤的病变,胆管癌细胞和胆管错构瘤上皮两者之间有移行过渡,提示胆管错构瘤是ICC的癌前病变。

第五节 肝血管平滑肌脂肪瘤

【临床特征】

血管平滑肌脂肪瘤(angiomyolipoma)是一种良性间叶肿瘤,由脂肪组织、梭形或上皮样的平滑肌细胞及异常的厚壁血管3种成分以不同比例混合构成,多发生于肾脏或肾周围的软组织,肾外主要发生在肝脏,也可发生于肺、胰腺、直肠、子宫和心脏等部位。肝脏的血管平滑肌脂肪瘤发病年龄在30—72岁,平均50岁,女性多见。主要临床表现为非特异性的腹痛、腹胀,发现腹部肿块,可有压痛,少数患者可能与结节性硬化病有关。根据是否合并结节性硬化病,肝血管平滑肌脂肪瘤被分为两型:Ⅰ型伴有结节性硬化病,多为双侧多发病灶,瘤体一般较大,生长较快,常有症状,易自发出血,发病年龄稍低,为25—35岁,无明显性别差异;Ⅱ型不伴有结节性硬化病,多为单侧发生,瘤体较小,发病年龄稍高,在45—55岁,女性多见,一般没有自觉症状,常因体检或其他原因行腹部手术时偶然发现,多数患者没有肝炎病史。影像学检查具有诊断价值。对于肝血管平滑肌脂肪瘤的治疗目前仍存在争议,但大多数意见主张早期手术治疗。因为术前很难与肝细胞癌鉴别,采用保守治疗有可能造成肝细胞癌的漏诊而延误治疗,同时随时间推移,肿瘤会逐渐增大,影响肝功能,并增加肿瘤自发性破裂出血、脂肪栓塞和恶变的概率,术后并发症也会相应增加。自2000年以来陆续有血管平滑肌脂肪瘤术后复发和发生远处转移的报道,所以对肝血管平滑肌脂肪瘤治疗后一定要密切随诊。对一些瘤体巨大、无法手术切除,肿瘤发生播散或多处转移的病例,目前尚缺乏有效治疗手段,常规放疗、化疗均无明显疗效。最近有研究提示口服mTOR抑制药西罗莫司对治疗具有恶性生物学行为的血管平滑肌脂肪瘤有一定疗效,虽然还需要进一步观察,但值得期待。

【病理特征】

1. 肉眼观察 肝血管平滑肌脂肪瘤多为单发,位于肝实质内,60%位于肝右叶,30%位于左叶,20%同时累及两叶,8%位于尾叶。肿瘤结节直径3~27cm,平均6cm,边界清楚,少数病例肿瘤组织可向邻近肝组织扩展,形成"浸润性边界"。切面根据肿瘤成分不同而分别显示为灰白、暗红、淡黄或灰褐色,质地也有差别,可较硬韧,也可较软、细腻呈鱼肉样。肿瘤内出血坏死较少见,周围肝组织基本正常,多无肝硬化改变。

2. 显微镜检查 肿瘤组织与周围肝组织分界较清,也可不清,瘤周肝组织无肝硬化改变(图5-10A)。肝血管平滑肌脂肪瘤一般由厚壁血管、不同形态的平滑肌和成熟的脂肪组织成分按不同的比例构成。根据肿瘤各种成分所占比例的不同,可分几个亚型。

(1)经典型:肿瘤组织内脂肪、平滑肌和血管成分均可见,脂肪成分>10%,瘤细胞主要由梭形或上皮样平滑肌样细胞构成(图5-10B、C),血管多表现为扭曲厚壁,口径不一,管壁弹力纤维层缺失或异常,中层玻璃样变性(图5-10D)。脂肪成分多少不等,可呈片状、单个细胞或成簇分布于肿瘤组织内(图5-10E)。

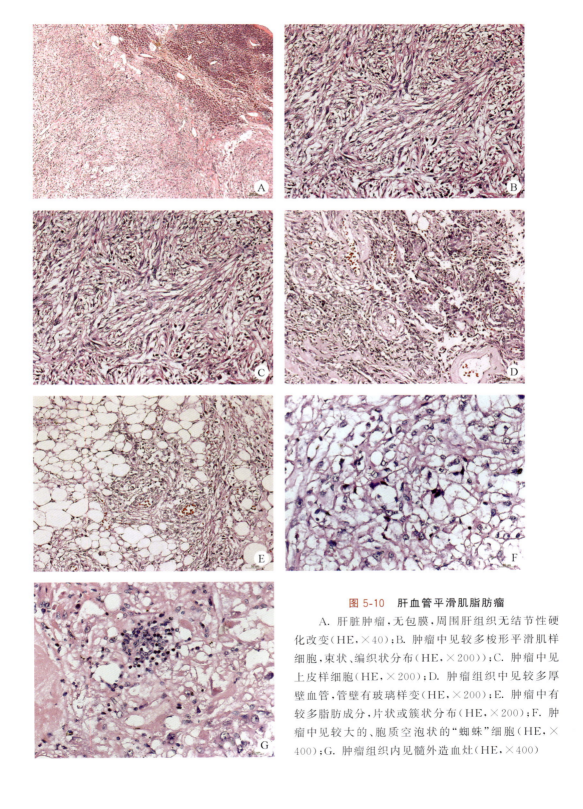

图 5-10　肝血管平滑肌脂肪瘤

A. 肝脏肿瘤，无包膜，周围肝组织无结节性硬化改变（HE，×40）；B. 肿瘤中见较多梭形平滑肌样细胞，束状、编织状分布（HE，×200）；C. 肿瘤中见上皮样细胞（HE，×200）；D. 肿瘤组织中见较多厚壁血管，管壁有玻璃样变（HE，×200）；E. 肿瘤中有较多脂肪成分，片状或簇状分布（HE，×200）；F. 肿瘤中见较大的、胞质空泡状的"蜘蛛"细胞（HE，×400）；G. 肿瘤组织内见髓外造血灶（HE，×400）

(2)肌瘤样型:肿瘤以梭形或上皮样分化的平滑肌细胞样细胞为主,有时可见较大的多形性平滑肌样细胞,胞质呈淡红染,胞核奇异,脂肪组织常较少。

(3)脂肪瘤样型:肿瘤组织内出现弥漫成片的脂肪细胞,占肿瘤成分的80%,厚壁血管散在分布,薄壁血管扩张充血,梭形平滑肌样细胞呈条束状不均匀分布。间质内可见淋巴细胞、嗜酸性粒细胞、泡沫细胞浸润。平滑肌细胞的形态变异很大,可为梭形,核长、杆状、两端钝圆,也可上皮样,多边形,类似肝细胞或蜘蛛样形态(图5-10F),胞质透亮、富含糖原,嗜酸性胞质颗粒在细胞中央聚集成块状,核居中或偏位。部分体积较大的平滑肌细胞可具有显著异型性,核大、染色质丰富,可有双核或多核、畸形核,核仁明显,易误为肉瘤细胞。另外,出现髓外造血也是一个特征性表现(图5-10G)。

3. 免疫表型　瘤细胞 Vimentin(图5-11A)、HMB-45(图5-11B)和SMA阳性(图5-11C),也可表达CD117、Melan-A,成熟的脂肪细胞 S100 蛋白局灶阳性(图5-11D),CKpan、HepPar-1阴性。

【鉴别诊断】

由于肝血管平滑肌脂肪瘤中各种成分的变异,组织形态学需要与平滑肌肉瘤、恶性纤维组织细胞瘤、肝细胞癌等鉴别(表5-9)。

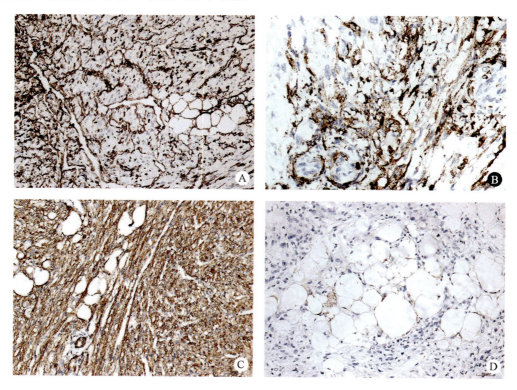

图 5-11　肝血管平滑肌脂肪瘤免疫表型

A. 肿瘤组织 Vimentin 阳性表达(EliVision 法,×200);B. 肿瘤组织 HMB-45 阳性表达(EliVision 法,×400);C. 肿瘤组织 SMA 阳性表达(EliVision 法,×200);D. 肿瘤中脂肪成分 S100 蛋白阳性表达(EliVision 法,×200)

表 5-9　肝血管平滑肌脂肪瘤的鉴别诊断

主要肿瘤	临床特点	病理特点	免疫表型
血管平滑肌脂肪瘤	发病年龄30～72岁,平均50岁,女性多见。临床表现腹痛、腹胀,腹部肿块,少数可能与结节性硬化病有关。影像学检查具有诊断价值,显示肿瘤中各种成分混杂,CT或MRI检查可见脂肪组织及小血管影,增强后病变持续强化	多为单发,位于肝实质内,60%位于肝右叶。一般由厚壁血管、不同形态的平滑肌和成熟的脂肪组织成分按不同的比例构成。平滑肌细胞形态变异很大,可为梭形、上皮样,有蜘蛛样细胞,可具有显著异型性,髓外造血也是一个特征性表现	瘤细胞HMB-45和SMA均呈弥漫性表达,S100蛋白呈局灶性表达于成熟的脂肪细胞中,CK-pan、Hep Par-1阴性
平滑肌肉瘤	多发生于中老年男性,表现为腹部肿块。进展期可有贫血和体重减轻表现,术后易复发,并可发生转移	大小不一,切面细腻,可有出血、坏死,肉瘤细胞同时具有核不典型性与核分裂活性。不见脂肪成分和异常厚壁血管	SMA和Desmin阳性,CD34、KIT、DOG-1、S100蛋白阴性
胃肠道间质瘤	多见于老年患者,中位年龄60～65岁。临床表现腹部不适与腹部肿块。恶性胃肠道间质肿瘤最常转移至肝脏	肿物常见出血和囊性变;大部分肿瘤细胞为梭形细胞型,也可上皮样型,肿瘤细胞编织状、束状、栅栏状排列;恶性肿瘤细胞有显著的核不典型性,易见核分裂。不见脂肪成分和厚壁血管	免疫组化表达CD117、DOG-1及CD34;少量表达SMA;极少表达结蛋白、CK或S100蛋白
恶性纤维组织细胞瘤	好发于50～70岁,男性较多见。多见于下肢,也可见于实质性器官	结节状,体积较大。瘤细胞呈多形性,席纹状排列或交织排列。可见泡沫状胞质的瘤细胞,较多炎细胞浸润。不见脂肪成分和厚壁血管	表达α-AT、α-ACT、CD68,不表达HMB-45
肝细胞癌	多见于40～60岁,男性多见,多伴有慢性肝病史,可有腹痛、腹部包块,肝功能大多有异常	无包膜,结节可单个或多个,常有坏死,常见淤胆,相邻肝组织有硬化或纤维化;肿瘤细胞有异型,核仁明显,核分裂多见,呈条索状排列,可具有腺体结构,窦状隙血管化	GPC3、CEA、HepPar-1、CD10、AFP可阳性,CK19、黏糖蛋白、MOC31阴性。CD34、CD31可显示窦状隙血管化

【诊断思路】

血管平滑肌脂肪瘤一直被认为是发生在肾脏的特殊肿瘤,直到1976年才由Ishak首次报道了肝的血管平滑肌脂肪瘤。血管平滑肌脂肪瘤曾被认为是一个错构型肿瘤。目前大多数学者认为,血管平滑肌脂肪瘤起源于血管周上皮样细胞,是一种具有血管周上皮样细胞分化的肿瘤。血管周上皮样细胞的概念由Bonetti等于1992年首先提出,位于血管周围,邻近血管者呈上皮样,远离血管者呈梭形,平滑肌样。免疫标记表达黑色素细胞标志物,也表达肌细胞标志物。具有血管周上皮样细胞分化的肿瘤成员除血管平滑肌脂肪瘤外,还包括肺及肺外透明细胞"糖"瘤、淋巴管平滑肌瘤或平滑肌瘤病、肝镰状韧带/圆韧带透明细胞肌黑色素细胞性肿瘤。血管平滑肌脂肪瘤是血管周上皮样细胞肿瘤中最常见的类型,是一种生长缓慢的良性肿瘤。但Dalle等2000年首次报道了恶性的肝血管平滑肌脂肪瘤,其后陆续有关于血管平滑肌脂肪瘤具有恶性生物学行为的报道,这些病例均发生了远处转移。

1. 临床诊断思路 血管平滑肌脂肪瘤好发于肾脏,临床医师已有充分的认识,但对于发生在肝脏的血管平滑肌脂肪瘤,认识还不够,考虑肝脏肿瘤的诊断时常被忽略。尽管肝血管平滑肌脂肪瘤的临床症状没有特异性,但影像学检查常能够提示比较充足的诊断依据。影像学诊断的困难来自肿瘤各种成分比例的差异。CT检查见肝脏病灶均表现为类圆形结节或肿块影,边界较清楚。血管瘤型CT可见低密度瘤体,增强后动脉期明显不均匀强化,门静脉期病灶进一步向中心填充,呈血管瘤样强化。MRI呈长T_1、稍长T_2信号,境界清楚,动态增强后明显强化并延迟强化,整体呈相对高密度信号,类似动脉瘤样强化。肌瘤型T_2WI表现为混杂高信号,T_1WI为低信号,中心见少许不规则高信号,抑脂后信号减低,增强后动脉期明显强化,并见引流血管,门静脉期、平衡期信号明显减低,但相对于肝脏实质呈不均匀稍高信号,内见扭曲小血管。脂肪瘤型CT见病灶含有丰富的脂肪密度影,MRI表现为T_1WI高信号、T_2WI中高信号,抑脂T_1WI信号明显降低,增强后动脉期轻度不均匀强化,内见强化小血管,平衡期病灶呈稍低信号。这些表现不同于肝血管瘤和血管肉瘤,也不同于肝细胞癌等其他肿瘤。肝脏血管平滑肌脂肪瘤患者,实验室检查AFP无异常,其他肿瘤标志物检测也不显示阳性结果。对于性质不明的肝脏结节使用粗针活检,病理学检查常可以做出提示性诊断。由于多数肝血管平滑肌脂肪瘤呈良性临床经过,对于没有症状、肿块<5cm、无病毒性肝炎病史,并经穿刺活检证实的病例可以采取随访观察。有临床症状的血管平滑肌脂肪瘤应采用手术治疗。手术以局部切除为主,切除范围包括肿瘤及周围部分正常肝脏组织,以避免肿瘤残留和复发。

2. 病理诊断思路 血管平滑肌脂肪瘤是一种具有特殊组织学形态的肿瘤,一般诊断不困难。病理诊断可能存在的问题与临床类似,就是对于肝脏的肿瘤常常不像对肾脏肿瘤的诊断那样经常地考虑血管平滑肌脂肪瘤的可能,从而造成漏诊误诊。具体病例的诊断困难也常是由于肿瘤各种成分所占比例不同造成。血管平滑肌脂肪瘤中平滑肌成分变异极大,可以有上皮样细胞型、中间细胞型、梭形细胞型、嗜酸细胞型和多形细胞型,所以对于平滑肌细胞的识别,有时就是诊断和鉴别诊断的难点。这些细胞特征性的免疫表型是具有黑色素细胞和平滑肌细胞的双重表达,这可以明确这些细胞是血管平滑肌脂肪瘤中的平滑肌样细胞,HMB-45和SMA在肿瘤细胞的恒定表达具有诊断意义。不过只有80%的肿瘤瘤细胞同时表达黑色素细胞和平滑肌细胞标志物,所以平滑肌标记阴性不能排除血管平滑肌脂肪瘤的诊断。肿瘤细胞呈梭形细胞形态时,SMA的阳性要强于HMB-45;肿瘤细胞以上皮样细胞形态为主时,HMB-45的阳性表达要强于SMA;当肿瘤细胞胞质呈现空泡化,则表现出一些脂肪细胞的特点。当肿瘤细胞呈上皮样型时,常出现一种较大的细胞,胞质内可见大量空泡,有放射状细丝与细胞核黏附,形成所谓"蜘蛛细胞",也具有诊断意义。上皮样血管平滑肌脂肪瘤被认为是具有恶性潜能的肿瘤,其诊断标准未统一,有人提出上皮样细胞应在40%～50%以上。肿瘤最大直径>5cm,周边浸润性生长,核分级和细胞密度高,核分裂≥1/50HPF,出现肿瘤性坏死,出现血管侵犯,这些都被视为可能恶性的指标。当肿瘤具有2个或更多上述指标时,应视为恶性。

第六节　肝内胆管肉瘤样癌

【临床特征】

肝内胆管肉瘤样癌(sarcomatoid intrahepatic cholangiocareinoma,SICC)是一种侵袭性肿瘤,文献上仅见个案报道,死亡率高。男女均可发生,以男性较多见。文献报道,年龄位于35—72岁,中位年龄51岁。大多数SICC的病因尚不明确,部分病例曾有胆道或肝细胞疾病。临床表现取决于肿瘤的解剖部位、生长方式和疾病分期,常见的临床症状为全身不适、盗汗、右上腹疼痛、黄疸和体重减轻,AFP水平常在正常范围,肝脏增大程度不明显,腹水不常见,门脉高压体征无或轻微。发生在肝门周围的肿瘤常有淤胆症状,可出现全身广泛转移,此时影像学检查可以发现肝、肺、淋巴结等的转移灶。患者由于早期浸润,广泛转移,并缺乏有效的治疗方法,因此具有较高死亡率,大多数患者就诊时已是进展期,部分患者适于手术切除。

【病理特征】

1. 肉眼观察　肿物可起源于肝内胆管或肝门部大肝管及其分支肝管,肿瘤可单发或多发,切面灰白色、暗红或黄色,不均一,质硬,部分区域呈鱼肉样,在肝实质内浸润性生长,有些病例可在扩张的肝管内呈息肉样生长,基底处肝管壁不清晰,向周围浸润,可见出血、坏死(图5-12A)。肿瘤周围的肝组织常有淤胆,可出现肝硬化改变。

2. 显微镜检查　肿瘤组织由两种成分以不同比例混合,数量不等的胆管细胞癌和肉瘤样成分构成(图5-12B)。胆管癌细胞由不同分化程度的腺癌细胞组成。肉瘤样成分可呈现多种形态。

(1)梭形细胞肿瘤,瘤细胞呈短梭形平行或杂乱排列(图5-12C),其间杂有不同分化程度的腺管。

(2)纤维肉瘤样,肿瘤细胞异型性不明显,呈梭形或短梭形,束状或编织状弥漫分布,可见淋巴细胞浸润。

(3)恶性纤维组织细胞瘤样,瘤细胞梭形,束状及车辐状排列,可见巨核、多核及怪异核细胞。

(4)巨细胞样,由显著多形性的多核或单核瘤巨细胞构成,细胞黏附性差,其间可见大量炎细胞浸润。除以上形态外,有些肿瘤还可以见到明确的软骨肉瘤成分、肿瘤性骨样组织、平滑肌肉瘤分化、横纹肌肉瘤分化。肿瘤可见灶状、片状及大片状凝固性坏死及出血,瘤细胞浸润周围肝组织,肝细胞浊肿淤胆伴萎缩,汇管区炎症,小胆管增生并可见异性增生。

3. 免疫表型　肿瘤细胞腺样及肉瘤样均CKpan(图5-13A)、EMA、CEA、CK18、CK19阳性,肉瘤样区梭形细胞表达Vimentin(图5-13B),平滑肌分化表达SMA、Desmin,横纹肌分化表达Desmin、myoglobin,软骨岛内软骨细胞表达S100,巨细胞样表达CD68。肿瘤细胞不表达AFP、HepPar-1、CD117、HMB45。周围肝组织表达HepPar-1、pCK、CK18,增生胆管细胞表达CK19。

【鉴别诊断】

肝内胆管肉瘤样癌是罕见的恶性肿瘤,其具有上皮和异源性间叶成分,有时因取材局限几乎全为间叶成分,需要在诊断中注意鉴别的肿瘤包括肝细胞性肉瘤样癌,肝细胞-胆管混合性肉瘤样癌,肝母细胞瘤,血管肉瘤,胚胎性肉瘤,横纹肌肉瘤,血管平滑肌脂肪瘤,转移性肿瘤等(表5-10)。

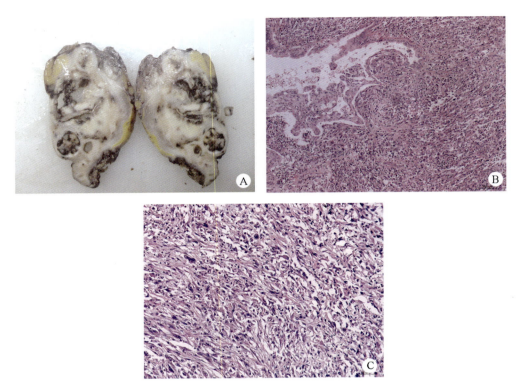

图 5-12 肝内胆管肉瘤样癌

A. 肝脏内见多发结节,多位于扩张的肝管,灰白灰黄,可见出血,部分质地细腻;B. 肿瘤组织由两种成分以不同比例混合,数量不等的胆管细胞癌和肉瘤样成分构成(HE,×200);C. 肉瘤样癌细胞呈短梭形平行或杂乱排列(HE,×200)

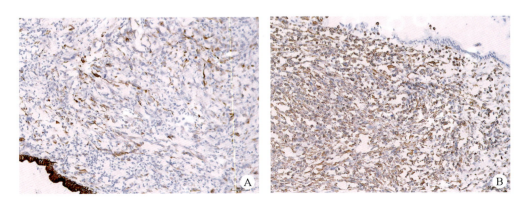

图 5-13 肝内胆管肉瘤样癌免疫表型

A. 肿瘤细胞腺样及肉瘤样均表达 CKpan(No Biotin Multimer-HRP 法,×200);B. 肉瘤样区梭形细胞表达 Vimentin(No Biotin Multimer-HRP 法,×200)

表 5-10　肝内胆管肉瘤样癌的鉴别诊断

主要肿瘤	临床特点	病理特点
肝细胞性肉瘤样癌	男性多见,可发生在任何年龄,高危因素包括肝硬化、乙型和丙型肝炎病毒感染等,表现为右上腹痛、腹水、黄疸及肝脏肿块,血清 AFP 常升高	部分肿瘤细胞呈梭形,与上皮成分混杂,上皮成分为典型的肝细胞肝癌特点,表达 AFP、HepPar-1 等肝细胞标志物
肝细胞-胆管混合性肉瘤样癌	罕见,年龄和性别特异的发病率、地区分布的差异及临床特点与肝细胞肝癌相似	包含明确的、密切混合的肝细胞肝癌和胆管细胞癌两种成分,在此基础上可见到不同类型的肉瘤样成分
肝母细胞瘤	儿童最常见的原发性肝脏肿瘤,几乎均发生在婴儿,多表现为快速增大的腹部肿块,体重减轻,常出现性早熟症状,血清 AFP 显著升高,可出现血、尿 hCG 水平升高	肿瘤由未成熟的肝细胞成分组成,伴或不伴间叶成分,上皮成分为胎儿性或胚胎性肿瘤细胞,间叶成分为不同分化阶段的纤维组织及骨样组织,偶可出现软骨、横纹肌及神经组织
血管肉瘤	多见于老年人,男性多见,表现为门脉高压、肝大、黄疸,影像学为多灶性,边界不清,累及整个肝脏	瘤细胞呈梭形或多角形,异型性大,沿肝窦生长,广泛不规则的血管吻合通道,内见乳头状突起,可形成实性区,肝细胞萎缩或消失,表达血管内皮标记 CD31、CD34
胚胎性肉瘤	多见于 5～10 岁儿童,常见症状为腹痛,腹部增大,体重下降和发热,影像学显示常发生在肝右叶,单发,体积大,境界清楚,实性或囊性	由恶性的梭形细胞、星形细胞、多形性细胞、巨细胞和疏松黏液样基质构成。细胞成片或成束,细胞中或细胞外可见 PAS 阳性的嗜酸性小体,瘤组织中见增生的胆管样结构,免疫组化同时具有上皮和间叶表型
横纹肌肉瘤	常见于 5 岁以下儿童,男性明显多于女性,偶见于成人,可引起梗阻性黄疸、发热和非特异性腹痛。超声检查可见导管内狭长肿瘤造成胆管扩张,CT 呈低密度和不均匀衰减表现	梭形或星形肿瘤细胞散在分布于疏松黏液样基质中,细胞质少,核小深染,无显著的异常核分裂象,瘤细胞 Desmin、myogenin 和 MyoD1 阳性
血管平滑肌脂肪瘤	主要见于成人,各个年龄段均可发生,大多无明显症状,肿瘤体积大者可引起腹痛	由脂肪组织、平滑肌、厚壁血管以不同比例混合构成,血管壁可透明变性,平滑肌细胞表达 HMB-45、MelanA
转移性恶性肿瘤	多数无症状,部分患者可出现腹水、肝大或腹部膨隆、腹痛、黄疸和体重下降,有肝外肿瘤病史,AFP 可轻度至中度升高	多数为转移癌,其次为恶性黑色素瘤,淋巴瘤和肉瘤不常见,多种相关免疫组化标记及结合临床可做出诊断

【诊断思路】

肝内胆管肉瘤样癌是十分罕见的高度恶性肿瘤,WHO(2010)肝肿瘤分类中将其定义为"胆管癌有梭形细胞成分,类似梭形细胞肉瘤、纤维肉瘤或恶性纤维组织细胞瘤,肿瘤内可见散在癌灶,包括鳞状细胞癌"。关于该类肿瘤的起源有许多观点,研究表明,肿瘤具有上皮和异源性间叶成分并存在移行过渡,间叶成分具有上皮组织的基因和蛋白表达,提示上皮细胞通过化生转变为间叶细胞特点。

1. 临床诊断思路　肝内胆管肉瘤样癌的临床及影像学特征与其他肝原发肿瘤无特异性,临床最常见症状为腹痛,彩超提示低或混合性回声,CT 显示为低密度肿块。穿刺活检具有一定的诊断价值。

2. 病理诊断思路　组织学结构复杂,表现为多种成分并存,上皮及间叶成分都可以有不同的主要肿瘤。上皮成分为不同分化程度的胆管细胞癌,间叶性成分为纤维肉瘤、恶性纤维组织细胞瘤、软骨肉瘤、骨肉瘤、平滑肌肉瘤和横纹肌肉瘤,也可以为多种间叶成分的组合。病理诊断常常要依赖组织学及免疫组化标记,HepPar-1 阴性、CK19 阳性高度提示肝内原发性肿瘤为胆管来源,在诊断肉瘤样癌时一定要首先排除转移性或原发性间叶性肿瘤,最有效的方法是仔细寻找上皮性成分及上皮性成分与肉瘤样成分的移行过渡。

第七节　肝未分化肉瘤

【临床特征】

肝未分化肉瘤(undifferentiated sarcoma of the liver),又称为肝胚胎性肉瘤,是肝发生的间叶源性肿瘤。好发于 6~15 岁的儿童和青少年,成年患者少见,偶尔发生于老年人,老年患者多为女性。临床主要表现为右上腹胀痛,发现腹部肿块,也可伴有发热、恶心、呕吐、呕血、便血、腹泻、厌食、黄疸等症状。肝未分化肉瘤的发生与肝炎、肝硬化无明显关系,肝功能及血清肿瘤标志物 AFP、CA19-9、CEA 一般无异常,影像学检查可以发现肝脏肿瘤,多位于肝右叶,少数在左叶,也可左右叶均受累。CT 见肝脏占位,肿块实性或囊实性,周边可有致密的假包膜。囊内有分隔,质地较均匀。超声检查见肿瘤常有出血坏死,呈混杂低回声改变。边界多不清楚。肿瘤一般较大,直径多在 10cm 以上。手术切除是首选肿瘤方法。肿瘤预后差,常在发现肿瘤后 1 年内死亡。如果能完整切除肿瘤,患者存活率较高。肿瘤复发后仍然可以用手术切除转移灶,仍可能获得缓解,延长生存期。

【病理特征】

1. 肉眼观察　肝未分化肉瘤结节状,界限较清楚,无包膜。肿瘤直径 10~30cm,切面灰白色及灰黄色、胶冻状,常见出血而成多彩样,坏死、囊性变多见,部分区域由于囊性变而呈脉管肿瘤样形态。肿瘤质地较软、脆。

2. 显微镜检查　肿瘤边界不清,浸润肝组织(图 5-14A),主要为疏松的黏液样基质中见星形、梭形、奇异性未分化间叶细胞(图 5-14B),核质比例高,核分裂易见(图 5-14C)。肿瘤细胞可以呈巨细胞样,单核、多核,核大、畸形,染色质浓聚。个别瘤巨细胞胞质见黏液空泡,似黏液性纤维肉瘤/黏液性恶性纤维组织细胞瘤中的假脂肪母细胞样。间质或细胞质内可见大小不一的球状嗜酸性玻璃样小体,单个或簇状分布,抗淀粉酶 PAS 染色阳性(图 5-14D)。肿瘤组织可见大片出血坏死(图 5-14E),周边可见小胆管结构和肝细胞索。

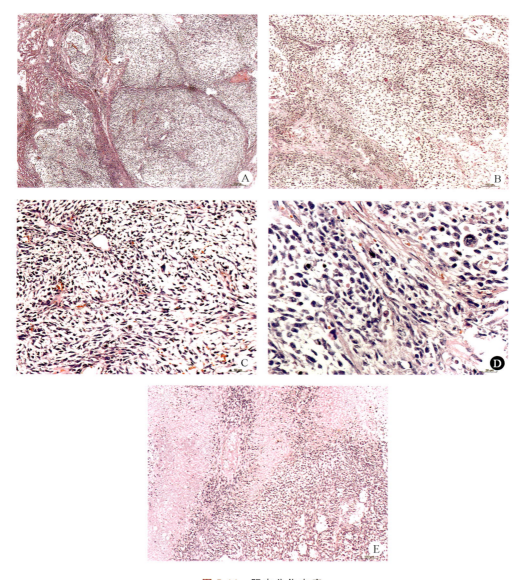

图 5-14　肝未分化肉瘤

A. 肿瘤略分叶,边缘浸润肝组织(HE,×40);B. 黏液性基质中见梭形、星形肿瘤细胞(HE,×100);C. 肿瘤细胞梭形或星形,部分奇异性,核分裂多见(HE,×200));D. 肿瘤细胞异型性明显,间质及胞质内见红染小体(HE,×400);E. 肿组织见较多坏死(HE,×100)

3. 免疫表型　肿瘤细胞 Desmin、Vimentin 阳性(图 5-13、图 5-14),CD99、CD68 可阳性,SMA、HMB-45、S100 蛋白、myglobin、CD34、LCA 一般阴性,个别病例也可有不同程度的阳性表达。残存肝组织、小胆管 CK 阳性(图 5-15)。

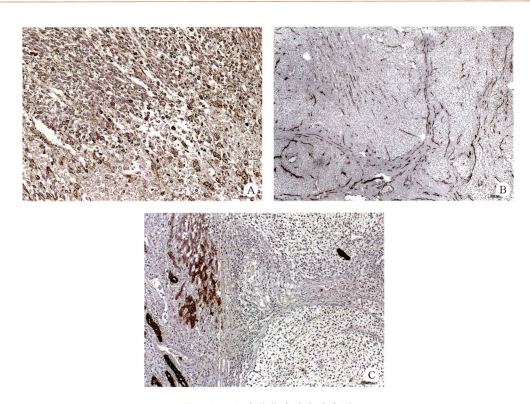

图 5-15 肝未分化肉瘤免疫表型

A. 肿瘤细胞 Vimentin 阳性（EliVision 法，×400）；B. CD34 标记血管内皮细胞阳性，勾勒出肿瘤在肝组织浸润生长的形态（EliVision 法，×40）；C. 肿瘤细胞 CK 阴性，残存肝细胞及胆管上皮 CK 阳性（EliVision 法，×40）

【鉴别诊断】

肝未分化肉瘤组织具有结构异质性，不同病例间差别较大，鉴别诊断要特别注意。诊断时需要进行鉴别的病变包括肝母细胞瘤、胚胎性横纹肌肉瘤、间叶性错构瘤、肉瘤样癌、血管平滑肌脂肪瘤等（表 5-11）。

表 5-11 肝未分化肉瘤的鉴别诊断

主要肿瘤	临床特点	病理特点	免疫表型
肝未分化肉瘤	好发于 6~15 岁的儿童和青少年，成年患者少见，临床表现为腹痛、腹块。肿瘤可迅速增大，血清 AFP 不升高	肿瘤一般较大，单发且境界清楚，可伴有大量出血、坏死及囊性变；显微镜下见疏松的黏液样基质中有见星形、梭形、奇异性未分化间叶细胞，核异型性明显，可见单核、多核瘤巨细胞，间质或胞质内可见 PAS 阳性嗜酸性小球	肿瘤组织表达间叶组织标记 Vimentin，部分表达 actin、Desmin、CK 等

(续　表)

主要肿瘤	临床特点	病理特点	免疫表型
肝母细胞瘤	多发生于<5岁儿童,临床症状以上腹部肿块为主,可伴有腹痛、纳差等症状,AFP一般升高	多为单发肿块,或多发,肝右叶多见,可有假包膜；组织学形态多样,由上皮细胞和间叶细胞以不同比例混合,上皮细胞体积较小,形成的小梁状,可见到"明暗结构",多形性少见,很少见到瘤巨细胞,可见到髓外造血	胎儿及胚胎型上皮细胞AFP几乎100%强阳性,HepPar-1、GPC-3、CK8/18、CK19可(+),β-catenin表达于胞膜或细胞核与胞膜/胞质混合表达
肝胆管胚胎性横纹肌肉瘤	主要累及婴幼儿,多数<6岁,男性多见。临床表现为肝内阻塞性黄疸,影像学检查见胆管内肿瘤、管腔狭窄,近端胆管扩张	肝胆管内透明息肉样肿瘤。镜下为黏液背景中温和的梭形、星形间叶细胞,核分裂不多。胆管黏膜下见密集幼稚细胞的"生发层"	Desmin、myglobin可阳性
肝间叶性错构瘤	为良性肿瘤,极少见,多发生于新生儿及2~3岁儿童,因可有囊性变肿瘤可迅速增,AFP不高	单发的球状红色结节,具有实性和囊性两种结构；显微镜下主要为含有血管的成熟结缔组织混以拉长的分支状胆管	间叶组织表达Vimetin；残存胆管角蛋白CK阳性
肝肉瘤样癌	与一般型肝细胞癌临床表现类似,AFP可升高	梭形细胞为主,有异型性,类似纤维肉瘤、恶性纤维组织细胞瘤结构,可见分化好的肝细胞癌、腺癌样、鳞癌样结构	梭形细胞上皮标志物阳性,也可有Vimentin等表达
肝血管平滑肌脂肪瘤	多见于中老年,女性稍多。临床表现为腹部包块,可伴乙型肝炎,血清AFP无增高	结节状肿物,全面灰红及淡黄色,质软,常有出血。镜下见不同比例的厚壁血管、脂肪、平滑肌成分混合构成,肌样细胞可有一定异型性,可见大圆形蜘蛛网状细胞,肿瘤细胞有时呈上皮样	HMB-45、SMA、Desmin阳性

【诊断思路】

肝未分化肉瘤是一种少见的肝脏发生的高度恶性间叶肿瘤,由未分化间叶细胞构成,曾称为恶性间叶瘤、间叶肉瘤、纤维黏液肉瘤、胚胎性肉瘤,超过半数发生在儿童,发病居儿童肝脏原发性恶性肿瘤的第三位,仅次于肝母细胞瘤、肝细胞癌,占这一年龄段的肝脏恶性肿瘤中占13%。中老年极少发生,男女发病基本相等,发病原因不清楚。超微结构和免疫组化研究显示肿瘤细胞具有成纤维细胞、肌纤维母细胞、组织细胞、肌母细胞、横纹肌母细胞、平滑肌母细胞等的多种特点,是一种真正的"未分化"的肿瘤。极少数肝未分化肉瘤可侵入下腔静脉并延伸到右心房,类似于子宫静脉内平滑肌瘤的生长方式。预后差,中位生存期不到1年。近年在采取手术、放疗、化疗综合治疗后,生存期有增加,有生存5年以上的病例报道。

1. 临床诊断思路　儿童和青少年发生的肝脏肿瘤,首先应该考虑到原发性恶性或良性肿瘤的可能,这些肿瘤包括肝母细胞瘤、间叶性错构瘤、血管瘤、生殖细胞肿瘤及淋巴造血系统肿瘤,未分化肉瘤也应该在考虑范围中。由于肝未分化肉瘤多见于儿童和青少年,与肝母细胞瘤的发病年龄近似,而且肿瘤发展迅速,通常首先被考虑为临床较熟悉的肝母细胞瘤。但肝母细胞瘤更多见于3岁以下婴幼儿,未分化肉瘤的发病年龄略高于肝母细胞瘤。肝未分化肉瘤常有囊性变,外周纤维组织增生形成致密的假包膜,影像学检查见囊性区域有分隔,很可能被误为肝包囊虫病,但肝包囊虫病更多发生在成人,多有长期疫区生活史。肝细胞癌和生殖细胞肿瘤中的卵黄囊瘤都可有血清AFP升高,有提示诊断作用,未分化肉瘤不见这种情况。儿童发生的快速生长的肝脏肿瘤,影像学显示明显出血坏死囊性变,AFP水平无异常,应该考虑为未分化肉瘤,尽管这种肿瘤属于少见类型。

2. 病理诊断思路　对于儿童及青少年患者发生的具有丰富黏液基质的肿瘤,应该考虑未分化肉瘤。肝未分化肉瘤的典型组织学特点为黏液样基质中见星形、梭形、奇异性肿瘤细胞,肝母细胞瘤同样可以存在类似结构,但未分化肉瘤不具有未分化的上皮成分,也不具有髓外造血的图像,与肝母细胞瘤不同。肝未分化肉瘤中有时可见具有多少不一、大小不等的"圆、光"胞质空泡的肿瘤细胞,颇似脂肪母细胞,可能误导考虑脂肪肉瘤,但黏液型脂肪肉瘤具有特征的小血管网,未分化肉瘤黏液基质中血管较少,血管多分布在瘤巢外围。肝未分化肉瘤常见间质内及胞质内的嗜酸性红染小体,这也应该看作有用的诊断依据,诊断时要充分依据组织学所见,而不是仅根据患者的年龄,只要组织学具有充分的诊断特点,在成人也可以诊断肝未分化肉瘤。由于肿瘤细胞属于未分化细胞,许多免疫组化标志物的表达不确定,诊断时的参考价值也相对较低,但对于排除分化差的癌还是有所帮助。

第八节　肝脏转移性肿瘤

【临床特征】

肝脏转移性肿瘤的发生率在不同国家和地区有很大差别。在欧美国家,肝脏转移性肿瘤明显多于原发肝肿瘤,两者的比例达40:1,而在日本两者比例约为2.6:1,在我国约为1.2:1。美国和日本的尸检结果显示,40%的肝外原发肿瘤发生肝转移。肝脏转移性肿瘤中大多数是转移癌,其次为恶性黑色素瘤,以及胃肠间质肿瘤和其他类型肉瘤、淋巴瘤。除原发肿瘤的症状外,部分肝转移性肿瘤患者可出现肝脏肿大、腹部膨隆、腹痛、腹胀、黄疸等症状,或腹部不适、厌食、乏力、发热、体重下降等非特异性症状,部分患者右上腹部可触及肿块;少数患者可突发急性肝衰竭。也有许多病例没有肝转移引起的明显症状。实验室检查:大多数患者出现碱性磷酸酶及血清转氨酶升高,AFP可轻至中度升高(若显著升高提示为肝细胞肝癌)。90%的结直肠癌肝脏转移患者CEA升高。转移性恶性黑色素瘤患者乳酸脱氢酶(LDH)可升高,LDH可被用于评估恶性黑色素瘤的治疗反应、预后及复发,但无早期诊断意义。

肝脏转移性肿瘤可通过超声、CT、MRI等临床影像学检查发现不同大小和类型的肝脏病灶。超声可识别直径 1～2cm 的肿瘤，可区分囊性或实性病变，并可通过超声引导下经皮细针穿刺获得标本进行病理学检查，确定转移性肿瘤的来源及类型。增强 CT 可检测到 0.5cm 的肿瘤，转移癌多表现为低密度影；非增强 CT 能更好地显示黑色素瘤、神经内分泌肿瘤及其他血管丰富的肿瘤，能显示部分有钙化的肿瘤，如乳腺癌、结直肠癌等。MRI 比 CT 更敏感，能检测到 0.5cm 以下的更小肿瘤，弥补超声、CT 检查的不足。

近年来，随着分子病理诊断的不断发展、化疗方案的优化、靶向药物的联合应用、肝脏转移灶切除外科技术的提高，使各类型肝脏转移性肿瘤的治疗目的从过去单一延长生存期、提高生活质量，转变为以治愈为目标的积极治疗。目前肝脏转移性病灶无论是同时性、还是异时性发生，外科手术切除仍然是公认的治疗手段。文献报道结直肠癌肝转移灶切除的疗效已接近接受根治性手术的Ⅲ期结直肠癌治疗疗效，肝转移病灶根治性切除患者可获得＞40%的 5 年生存率。

【病理特征】

1. 肉眼观察　肝脏转移性肿瘤多为弥漫浸润的多发结节，也可为孤立性结节、巨大孤立性肿块，或巨大肿块伴多发结节。单发转移结节多见于结直肠癌、神经内分泌肿瘤、肾透明细胞癌；巨大孤立性转移结节多来源于结直肠癌和肾透明细胞癌。由坏死或瘢痕导致的癌脐（转移灶表面的中心性凹陷）是转移性胃癌、胰腺癌及结直肠腺癌的典型表现。不同类型肝脏转移性肿瘤的切面质地及颜色具有不同特点，黏液腺癌切面呈透明胶冻样，角化型鳞状细胞癌呈颗粒状，各种肉瘤、淋巴瘤、小细胞癌切面质地细腻，质软、鱼肉状；肾癌、绒毛膜癌、甲状腺癌等常继发出血。

2. 显微镜检查　肝脏转移性肿瘤的组织学表现通常与其原发部位肿瘤和（或）其他器官转移灶相同，可为不同分化程度的腺癌（来源于肺、胃、结直肠、胆囊、胰腺、乳腺、前列腺等）、鳞状细胞癌（来源于肺、宫颈等）、神经内分泌肿瘤（来源于胰腺、胃肠道、肺等）、各种类型及不同分化程度的肉瘤（最常见来源于胃肠道间质肿瘤、子宫平滑肌肉瘤等）及恶性黑色素瘤（来源于皮肤、肛管、阴道等）、淋巴瘤、白血病等（图 5-16）。来源于结直肠腺癌的转移性肝肿瘤常表现为大小不等、形状不一的腺体结构，内衬高柱状上皮，腔内含坏死碎片，可与肝内胆管癌鉴别；印戒细胞癌常提示来源于胃；神经内分泌肿瘤具有器官样结构、形态及大小较一致的肿瘤细胞由丰富血管分隔呈巢状。

组织活检标本中看到胆管增生、白细胞浸润、灶状肝窦扩张时提示肝转移性肿瘤，称为组织学三联征。

3. 免疫表型　不同类型转移癌或肉瘤具有不同的免疫组化表达（图 5-17）：胃肠道腺癌表达 CDX2、Villin，部分表达 CK20；乳腺癌 ER、PR、GCDFP-15 阳性；转移性肺腺癌 TTF-1、Napsin A、CK7 阳性；肺小细胞癌常发生肝脏转移，免疫组化表达 CD56、Syn、TTF-1 等；前列腺转移癌 PSA、P504S 阳性；肾细胞癌 PAX8、CD10 阳性；恶性黑色瘤表达 HMB-45、Melan-A、S100 蛋白；胃肠间质肿瘤表达 CD117、DOG-1；平滑肌肉瘤 SMA、Desmin 阳性；淋巴瘤、白血病表达 CD20、CD79a、CD3、CD5、MPO、CD10 等淋巴造血细胞标记等。

【鉴别诊断】

各种类型肝脏转移性肿瘤首先需与肝脏原发性肿瘤鉴别，转移的肾细胞癌、肾上腺皮质腺癌、恶性黑色素瘤需与肝细胞肝癌鉴别；胃肠道腺癌、胰腺及胆囊腺癌转移灶需与原发肝内胆管腺癌鉴别；肝内转移的胃肠道间质肿瘤及平滑肌肉瘤等需与肝内原发间叶肉瘤鉴别（表 5-12）。

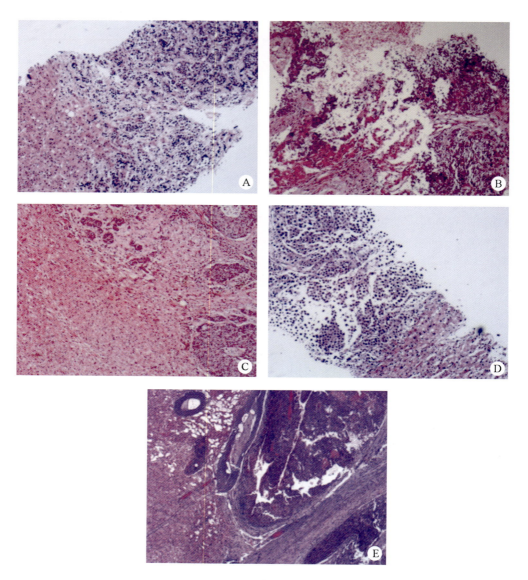

图 5-16 肝脏转移性肿瘤

A. 肝脏转移的乳腺浸润性导管癌（HE,×40）；B. 肺鳞状细胞癌肝脏转移（HE,×40）；C. 胃低分化腺癌肝转移,图左侧肝组织,图右侧转移的低分化腺癌（HE,×100）；D. 肝脏转移的恶性黑色素瘤（HE,×40）；E. 肝脏转移的卵巢高级别浆液性癌（HE,×20）

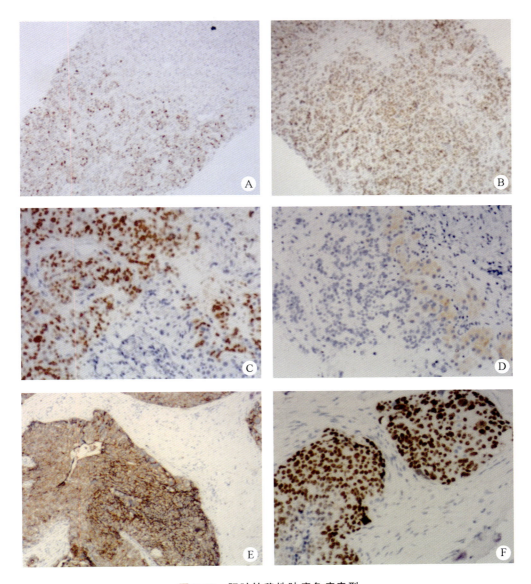

图 5-17　肝脏转移性肿瘤免疫表型

A. 肝脏转移的乳腺浸润性导管癌,肿瘤细胞 GCDFP-15 阳性(SP,×40);B. 肿瘤细胞免疫组化 ER 阳性(SP,×100);C. 肺鳞状细胞癌肝脏转移,肿瘤细胞 p53 阳性(SP,×200);D. 肿瘤细胞 HepPar-1 阴性,残存肝细胞阳性(SP,×200);E. 肿瘤细胞 CA125 阳性(SP,×100);F. 肿瘤细胞 WT-1 阳性(SP,×100)

表 5-12　肝脏转移性肿瘤的鉴别诊断

主要肿瘤	临床特点	病理特点	免疫表型
肝脏转移性腺癌	有胃或结直肠腺癌、肺腺癌、前列腺癌、乳腺癌等病史，肝转移同时伴有骨、肺、广泛淋巴结等其他器官、组织转移，为胃肠道腺癌的晚期表现，预后极差，生存期<1年	肉眼检查：常表现为单个巨大转移肿块，在肝表面形成癌脐；肺腺癌、前列腺肝转移多数为大小不等、多发转移结节；显微镜下与原发部位组织结构相同，多为中、低分化腺癌	胃及结直肠转移腺癌表达 CDX2、Villin、CD20等；肺腺癌 TTF-1、NapsinA、CK7 阳性；前列腺癌表达 PSA、P504S；乳腺癌表达 ER、PR、GCDFP-15 等
肝脏转移性肾细胞癌	有肾癌病史，常伴有肺、骨、淋巴结转移	肉眼检查：常表现为肝内巨大孤立性转移肿块，伴有出血、坏死；显微镜下可为典型肾透明细胞癌或肉瘤样癌	CD10、PAX8 阳性，Hep-Par-1 阴性
肝脏转移性恶性黑色素瘤	常以肝转移性肿瘤为首发症状，临床表现为腹部不适、腹胀、肝区疼痛、黄疸等；超声或CT发现肝脏多发转移肿瘤，在超声或CT引导下穿刺活检、病理学检查确定诊断	肉眼检查：肝内多发、大小不等转移结节；显微镜下表现为多种不同结构及形态，肿瘤细胞梭形、上皮样、不规则形、多形性，排列呈编织状、巢状、片状；肿瘤细胞异型明显，可见芽瓣样核，具有清楚核仁	表达 HMB-45、MelanA、S100 蛋白，部分表达 VIM、EMA；PepPar-1 阴性
肝脏转移神经内分泌肿瘤	有胃肠道、肺、胰腺等部位神经内分泌肿瘤病史，临床可有类癌综合征表现	肉眼检查：单个孤立性转移灶或多发转移结节；肺小细胞癌常弥漫浸润肝脏，造成肝大。具有神经内分泌癌的典型组织学形态	表达 Syn、CgA、CD56 等，原发于胃肠者同时表达 CDX2，原发于肺者表达 TTF-1
肝脏转移乳腺癌	有乳腺癌病史，常在乳腺癌手术后数年发生，临床表现为腹部不适、疼痛、腹胀、黄疸、肿块等；常伴有肺、骨、淋巴结转移	肉眼检查：肝内多发、大小不等转移结节；显微镜下多为浸润性导管癌，也可为其他类型乳腺癌	表达 ER、PR、GCDFP-15 等
肝内转移性胃肠道间质肿瘤	有胃肠道间质瘤病史，或肝脏转移结节为首发症状，或查体时偶然发现肝内转移结节	肉眼检查：肝内多发、大小不等转移结节，实性、灰白色；显微镜下肿瘤细胞梭形、上皮样、多形性，束状、编织状排列	表达 CD117、DOG-1、CD34

(续　表)

主要肿瘤	临床特点	病理特点	免疫表型
肝内转移性平滑肌肉瘤	最常来源于子宫平滑肌肉瘤,也可来源于腹膜后等部位	肉眼所见:肝脏内多发大小不等转移肿块,常伴有局灶出血、坏死;显微镜下肿瘤细胞梭形、上皮样或多形性、编织状、束状、栅栏状排列,细胞异型明显,核分裂多见	肌源性标记SMA、Densmin阳性
肝细胞肝癌	多见于40～60岁,男性多见,多伴有慢性肝病史,可有腹痛、腹部包块,肝功能异常,AFP显著升高	肉眼检查:结节可单个或多个,无包膜,常有坏死,常见淤胆,相邻肝组织有硬化或纤维化;显微镜下:不同程度肝细胞样异型肿瘤细胞巢状、梁索状排列,血窦丰富,核仁明显,核分裂多见	表达肝细胞标记Hep-Par-1,表达CK、CK18,不表达CK7;部分表达AFP,CD31显示窦状隙血管化
肝内原发胆管腺癌	多发生在老年人,男性略多于女性,可有全身不适、腹痛等症状,肝脏增大不明显,发生在肝门周围的病变可引起黄疸,AFP正常	肉眼检查:有肿块型、弥漫型、浸润型,很少伴有肝硬化;镜下主要表现为不同分化程度的腺癌,伴有不同程度的纤维间质	表达CK7、CK19、Villin等

【诊断思路】

肝脏有丰富的体循环和门脉系统血液供应,给血液中流动的肿瘤细胞提供了潜在的机会;腹腔器官肿瘤经门静脉转移到肝脏,其他部位肿瘤经体循环动脉转移,淋巴道转移较少见,种植性转移更少;大多数情况下,肝脏转移癌是恶性肿瘤全身多器官、多部位转移的一部分,如肺癌、乳腺癌、前列腺癌、肾癌等多同时伴有骨组织、肺、脑、广泛淋巴结等多脏器、组织转移,并在肝脏内形成多发转移结节;但结直肠癌、神经内分泌肿瘤、肾透明细胞癌等则有时在肝脏内形成单发孤立性转移结节,需与肝脏原发肿瘤鉴别。

1. 临床诊断思路　很多肝脏转移性肿瘤患者无明显原发肿瘤症状,肝脏转移肿瘤为其首发症状。文献报道有10%～20%的恶性黑色素瘤原发灶隐蔽难于发现,甚至在出现淋巴结及内脏转移灶并确诊后,仍不能找到原发病变;国内曹瑞珍报道5例恶性黑色素瘤肝转移,均为亚急性起病,临床表现为腹胀、乏力、食欲缺乏、肝区疼痛、肝脏肿大等,实验室检查部分病例出现谷丙转氨酶、γ-谷氨酰转肽酶、碱性磷酸酶升高,3例患者LDH升高;5例患者均以肝脏转移为首发症状,后经CT引导下肝脏穿刺活检,病理学诊断确诊;经查找原发部位阴道1例,眼部1例,因便血检查确诊为直肠1例,原发灶不明2例。刘敏等报道15例神经内分泌癌肝脏转移病例,发现多数来源于胃肠道,患者多年无临床症状,在肝脏转移后出现相应临床症状,并具有以下诊断特点:肝脏转移性神经内分泌肿瘤多为单发肿块样瘤灶和巨块样瘤灶伴多发结节状瘤灶（11/15）；具有特征性影像学改变，CT表现特点为：实性瘤灶居多，当肿瘤直径＜2cm时，呈明显均质性（平扫CT及增强CT均呈明显均匀一致性密度）；瘤灶直径2～3cm时，瘤灶平扫多呈均匀结节，其内血供不均匀，对比增强表现为不均匀性强化，中心区强化程度减低；而＞3cm瘤灶可见坏死囊变区，以小斑点状或裂隙状坏死囊变为主；肝内瘤灶较多时，常表现为多发小结节样瘤灶中伴有巨块状瘤灶。

肝脏是胃及结直肠癌最常见的转移器官之一，通常情况下肝脏转移只代表了胃肠道癌转移的一部分，发生在胃肠道癌的晚期，包括腹膜种植、肺转移、广泛淋巴结转移，因此胃癌及结直肠癌肝转移的预后极差。文献报道胃癌肝转移5年生存率不超过10%，在没有接受积极治疗的情况下中位生存期只有3～5个月。国内张雯等报道133例胃癌肝转移患者，预后极差，总生存期为9.9个月，未接受治疗者只有2.9个月，接受姑息化疗的患者生存期可延长至12.1个月。国外文献报道结直肠癌肝脏转移患者的5年生存率仅为8%，肝脏转移是影响结直肠癌术后生存的主要因素，约30%的结直肠晚期肿瘤患者死于肝脏转移。

2. 病理诊断思路　肝脏转移性肿瘤多表现为肝内多发、大小不等转移结节，肾细胞癌、神经内分泌肿瘤、胃肠道腺癌肝转移可为孤立性肿块，结直肠癌肝脏转移常表现为体积较大孤立性结节；绒毛膜癌、甲状腺癌、肾细胞癌常伴有灶状出血、坏死。不同类型转移肿瘤切面具有不同结构，如黏液腺癌呈胶冻样、角化型鳞状细胞癌质地粗糙呈颗粒状，各类型肉瘤及小细胞癌质地软，呈鱼肉状等。显微镜下可为不同分化程度腺癌、鳞状细胞癌、神经内分泌肿瘤及恶性黑色素瘤、胃肠道间质肿瘤、平滑肌肉瘤、淋巴瘤等，需借助免疫组化标记进行鉴别诊断。除与原发性肝细胞癌、肝内胆管腺癌、原发间叶来源肉瘤等鉴别外，通过免疫组化标记还有助于判断各种类型转移癌肿瘤的原发部位、类型等。如胃肠道来源腺癌、神经内分泌癌均表达CDX2；肺腺癌表达TTF-1、NapsinA；肾细胞癌表达PAX8；前列腺癌表达PSA、P504S；乳腺癌表达ER、PR、GCDFP-15；恶性黑色素瘤表达HMB45、MelanA等；神经内分泌肿瘤表达CgA、Syn、CD56等；胃肠道间质肿瘤表达CD117、DOG-1；卵巢浆液性癌表达CA125、WT-1等。也有部分病例可能最终无法发现原发病灶。在与原发肝脏肿瘤鉴别时，如果存在胆管增生、白细胞浸润、灶状肝窦扩张组织学三联征，提示为肝转移性肿瘤。

第九节　胆囊鳞状细胞癌

【临床特征】

胆囊原发性鳞状细胞癌（squamous cell carcinoma，SCC）是指肿瘤完全由恶性鳞状细胞组成，不伴有任何腺样或黏液样分化成分的胆囊癌，在胆囊恶性肿瘤中极为少见。有国内学者对636例原发性胆囊癌进行分析，病理诊断为SCC者仅为18例，占2.8%。胆囊SCC患者多为40～60岁中老年人，女性多于男性，临床症状常无特异性，有时与胆囊炎、胆囊结石症状难以区别，部分患者可表现为右上腹持续性或间歇性疼痛，疼痛可放射至右肩、背部，部分可伴有黄疸及呕吐等症状，有观点认为，黄疸和疼痛是预后不好的指标。超声检查是目前诊断胆囊癌的首选方法，但由于原发性胆囊癌早期症状缺乏特异性，而且存在形态学多样性及与良性病变的高度重叠性等特点，临床上常与胆囊结石、胆囊息肉、胆囊炎等多种良性胆囊疾病混淆，早期诊断存在较大困难,单纯依靠B超难以区分。CT和MRI检查则有助于明确诊断,而且对评估肿瘤进展的程度、有无转移及在术前确定手术方案等也都有很大的帮助。

手术治疗是目前唯一能够根治胆囊癌和最大限度地延长胆囊癌患者生命的治疗方法。手术方式主要包括肝外胆管、肝部分切除、胰十二指肠切除、右半肝或肝右三叶切除,甚至行肝胰十二指肠切除。但手术效果在很大程度上取决于胆囊鳞癌的分期和手术方式。胆囊SCC预后不佳,早期诊断、病变范围大小及浸润情况对预后极为重要,诊断后平均存活时间为6个月,5年生存率为5%。

【病理特征】

1. **肉眼观察** 胆囊内肿物可呈菜花样、息肉样突向胆囊腔内,或在胆囊壁内弥漫浸润至胆囊壁明显增厚,层次不清;肿物切面灰白或灰黄色,质地粗糙,可伴有坏死;常伴有胆囊内结石,胆汁淤积,胆管扩张。

2. **显微镜检查** 肿瘤完全由恶性的鳞状上皮细胞组成,无腺管及其他肿瘤成分,不同分化程度的肿瘤细胞排列成巢团状,在胆囊黏膜、胆囊壁中呈浸润性生长(图5-18A、B、C);病理组织学诊断根据肿瘤性鳞状上皮分化程度分为高、中、低分化三级;根据肿瘤组织有无角化分为角化型和非角化型。高分化鳞状细胞癌可见角化珠,肿瘤细胞间见细胞间桥;低分化鳞状细胞癌多无角化,肿瘤细胞体积较小、核深染、大小较一致、核分裂多见。低分化鳞状细胞癌以梭形细胞为主时,需与肉瘤等鉴别。癌组织周围胆囊黏膜常见腺体增生及腺体鳞状上皮化生、鳞状上皮不典型增生至鳞状细胞癌的过渡(图5-18D、E);部分胆囊黏膜上皮可坏死、脱落。

3. **免疫表型** 鳞状细胞癌表达34βE12、CK5/6等高分子量细胞角蛋白(图5-19A、B),p63阳性或部分阳性;低分子量细胞角蛋白CK8/18、CK19、CK20、CK7多为阴性(图5-19C)。

【鉴别诊断】

胆囊鳞状细胞癌的临床症状、影像学缺乏特异性表现,常与胆囊结石、胆囊腺瘤等良性病变难以鉴别,最后确诊需依靠组织病理学检查。虽然胆囊SCC的组织病理学诊断并不困难,但诊断时必须对送检手术标本进行全面取材,排除腺鳞癌等其他类型肿瘤,特别是低分化鳞状细胞癌需要借助免疫组织化学标记与其他类型低分化癌、癌肉瘤等鉴别(表5-13)。

【诊断思路】

大量流行病学及临床资料已证实,胆囊癌的发生与以下因素有关:①＞50岁的女性胆囊炎患者;②胆囊结石病程＞5年;③结石直径＞3cm、胆固醇型结石;④逐渐增大的胆囊腺瘤患者;⑤瓷样胆囊(钙化性胆囊)及胆囊造瘘。胆囊癌中,SCC是非常少见的组织学类型,其组织发生可能为胆囊黏膜中的多潜能干细胞向鳞状上皮分化、癌变,或者是胆囊黏膜上皮在炎症、结石等因素长期刺激下,发生鳞状上皮化生、增生、非典型增生及癌变。据报道,胆囊SCC的发生与胆囊结石的多少无关,而与结石的大小相关,结石直径在3cm以上的患者发展成胆囊鳞癌的危险性是结石＜1cm患者的10倍。诊断主要依靠超声、CT、MRI等影像学检查发现胆囊肿瘤,肿瘤标志物SCCA有一定参考价值。胆囊SCC的预后差,文献报道平均存活时间为6～8个月,其治疗主要通过手术切除。提高胆囊SCC生存率的关键是早期诊断、早期治疗。

1. **临床诊断思路** 胆囊SCC患者多为50岁以上老年人,女性多于男性,临床症状常无特异性,部分患者可表现为右上腹持续性或间歇性疼痛,疼痛可放射至右肩、背部,也可伴有黄疸及恶心、呕吐等症状;超声、CT、MRI影像学检查无特异性,术前诊断正确率较低,易误诊为其他类型的胆囊癌或胆囊结石等病变。由于胆囊癌与炎症、结石关系密切,对于长期慢性胆囊炎、胆囊结石的患者,要注意仔细检查,以排除胆囊癌。影像学诊断胆囊癌,不能区分肿瘤的组织学类型,肿瘤的最后确诊有赖于病理检查。

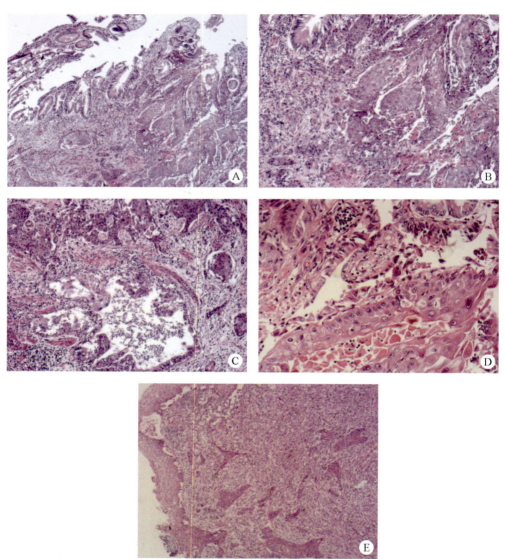

图 5-18　胆囊鳞状细胞癌

A. 胆囊鳞状细胞癌,图右上方可见残存胆囊黏膜组织,图左上方及图下方为中低分化鳞癌(HE,×40);B. 胆囊中分化鳞状细胞癌,单个或灶状细胞角化(HE,×200);C. 胆囊鳞状细胞癌,图中下方可见 R-A 窦腺体增生(HE,×100);D. 胆囊鳞状细胞癌旁组织,可见腺体的鳞状上皮化生、增生(HE,×200);E. 胆囊鳞状细胞癌,胆囊表面上皮被化生及增生的鳞状上皮所代替(HE,×40)

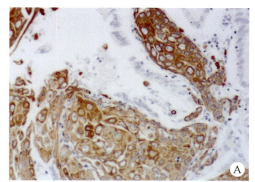
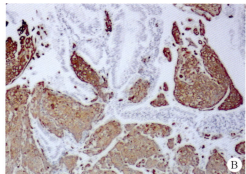
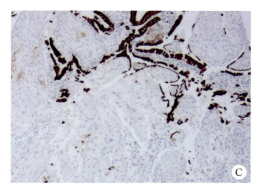

图 5-19　胆囊鳞状细胞癌免疫表型

A. 胆囊鳞状细胞癌，免疫组化 34βE12 鳞状细胞癌阳性，残存腺体阴性，可见腺体鳞状上皮化生(SP,×100)；B. 胆囊鳞状细胞癌，免疫组化 CK5/6 鳞状细胞癌阳性，腺体阴性(SP,×100)；C. 胆囊鳞状细胞癌，免疫组化 CK7 鳞状细胞癌阴性，残存腺体阳性(SP,×100)

表 5-13　胆囊鳞状细胞癌的鉴别诊断

主要肿瘤	临床特点	病理特点
胆囊 SCC	多发生在 40—60 岁中老年人，女性多于男性，临床症状无特异性，部分患者可表现为右上腹持续性或间歇性疼痛，疼痛可放射至右肩、背部，可伴有黄疸及呕吐等症状	(1) 肉眼检查：胆囊壁局灶明显增厚或形成明显肿块，大部分为灰白灰黄色，可有坏死；显微镜下表现为高、中、低不同分化程度的鳞状细胞癌； (2) 免疫组化：肿瘤细胞表达高分子量细胞角蛋白 34βE12、CK5/6 等，p63 阳性或部分阳性
胆囊腺瘤	多见于成人，且女性比男性更多见，腺瘤通常体积小，单发或多发；无症状或有腹部不适等症状	(1) 肉眼检查：胆囊黏膜单发或多发、境界清楚的息肉样病变； (2) 显微镜下表现为与大肠腺瘤相似的管状腺瘤、绒毛状腺瘤或管状绒毛混合性腺瘤

（续　表）

主要肿瘤	临床特点	病理特点
胆囊腺鳞癌	十分罕见,好发于60～70岁,可有腹痛、黄疸、腹部不适等表现	(1)肉眼所见:与普通胆囊腺癌不易鉴别,胆囊壁明显增厚或形成明显肿瘤; (2)显微镜下不同分化程度的腺癌与鳞状细胞癌同时存在。免疫组化:腺癌成分表达CK7、CK8/18等标记,鳞状细胞癌表达CK5/6、p63等
胆囊腺癌	最常见的胆囊癌组织学类型。临床无特异性症状,多见于60～70岁,可有腹痛、黄疸等临床表现,部分患者在胆囊结石切除标本中偶然发现	(1)肉眼检查:胆囊内灰白色肿块,可呈息肉状、菜花样,或在胆囊壁内弥漫浸润至胆囊壁增厚、僵硬; (2)显微镜下以胆管型最常见,表现为不同分化程度或不同组织学类型腺癌;免疫组化:表达CEA、CK8/18、CK7等
胆囊癌肉瘤	罕见,患者多为女性,发病年龄45～90岁,部分病例伴有胆囊结石,可有放射性腹痛等表现	(1)肉眼检查与各类型胆囊癌相似,在胆囊内形成肿块; (2)显微镜下由癌性成分和肉瘤样成分混合组成,上皮成分主要为腺样,偶见局灶的鳞状细胞癌成分,癌成分表达细胞角蛋白、EMA、CEA等,肉瘤成分表达Vimentin等间叶性标记

2. 病理诊断思路　胆囊癌多表现为胆囊壁明显增厚,胆囊增大,或胆囊内息肉状、菜花状肿物,常伴有胆囊炎、胆囊结石,或伴有胆汁淤积,胆管扩张。显微镜下表现为巢团状、条索状等不同分化程度的鳞状细胞,癌组织旁胆囊上皮可见鳞状上皮化生、非典型增生及与鳞状细胞癌的过渡。因为胆囊SCC少见,胆囊黏膜出现分化好的鳞状细胞成分,首先应考虑为鳞状化生,即便在固有膜出现呈巢的鳞状细胞,也需要判明是否为R-A窦的鳞化。胆囊鳞状化生没有浸润性生长方式,发生真正的浸润是SCC的特征。化生的鳞状细胞可形成上皮内肿瘤,细胞出现不同程度的异型性,但只要没有浸润,就不应诊断为SCC。胆囊鳞癌是完全由鳞状细胞构成的癌,如果肿瘤中发现腺癌成分,哪怕所占比例较少,也应诊断为腺鳞癌。低分化的梭形细胞SCC需要与梭形细胞肉瘤鉴别,免疫组化是鉴别的重要参考。SCC免疫组化高分子量34βE12、CK5/6等阳性,p63部分阳性。

（李　明　路光中　王东关　战　扬　李新功）

参 考 文 献

[1] 卢再鸣,刘洋.影像学技术用于肝癌诊治临床价值.中国实用外科杂志,2014,34(8):696-698.

[2] 任卫平,俞明华,徐萍.超声造影判断小肝癌的

分化程度和病理类型的价值.世界华人消化杂志,2015,23(6):907-913.

[3] 政红卫,王能进,孙燕.17例HCC术后生存30年以上患者的临床病理特点分析.诊断病理学杂志,2013,20(10):619-621.

[4] 中国抗癌协会肝癌专业委员会,中华医学会肝病学分会肝癌学组,中国抗癌协会病理专业委员会,等.原发性肝癌规范化病理诊断指南(2015年版).中华肝胆外科杂志,2015,21(3):145-151.

[5] 张玉萍,王鲁平.免疫组化标记物在肝细胞肝癌病理诊断中的作用及进展.诊断病理学杂志,2012,19(2):148-151.

[6] 蒋天鹏,王黎洲,李兴,等.肝动脉灌注化疗栓塞术对混合型肝癌的疗效分析50例.世界华人消化杂志,2013,21(23):2349-2354.

[7] 文亮,韩丹.混合型肝癌3例CT表现并文献复习.临床放射学杂志,2012,31(10):1512-1515.

[8] 李桂梅,梅佳,杨志慧.混合型原发性肝癌12例临床病理分析.诊断病理学杂志,2013,20(8):458-461.

[9] 马靖,张忠德,沈萍 等.小儿肝母细胞瘤58例临床病理分析.临床与实验病理杂志,2015,31(2):169-173.

[10] 汤梦婕,袁晓军.儿童肝母细胞瘤的诊疗进展.第二军医大学学报,2015,36(3):315-319.

[11] 苏英姿,白凤森,袁新宇,等.小儿肝母细胞瘤的超声表现与手术病理对照分析.中国医学影像技术,2011,27(6):1209-1212.

[12] 薛潋滟,朱铭,钟玉敏.儿童肝母细胞瘤的CT、MRI诊断.中国医学计算机成像杂志,2011,17(5):425-428.

[13] 金晟,施诚仁.儿童肝母细胞瘤研究现状.临床儿科杂志,2014,32(10):988-992.

[14] 安云霞,韦立新.肝母细胞瘤16例临床病理分析.诊断病理学杂志,2014,21(7):423-426.

[15] 朱珍,丛文铭.肝内胆管细胞癌的临床病理学观察.临床肝胆病杂志,2013,29(1):42-44.

[16] 陈亚进,商昌珍.肝内胆管细胞癌诊治策略.中国实用外科杂志,2015,35(1):43-45.

[17] 毛枫,黄备建,袁海霞,等.周围型肝内胆管细胞癌超声造影与增强MRI的对比研究.肿瘤,2014,34(11):1023-1027.

[18] 黄元哲,杨新伟,杨家和.肝内胆管细胞癌的治疗进展.肝胆外科杂志,2014,22(1):73-76.

[19] 罗贤武,袁磊,王义.肝内胆管癌病理研究进展.肝胆外科杂志,2013,21(2):147-149.

[20] 杨军,冯德云.CD133、CD44和PSCA在肝癌组织中的表达及其意义.诊断病理学杂志,2014,21(10):640-646.

[21] 徐缓,王欢,张秀辉,等.肝脏上皮样血管平滑肌脂肪瘤25例临床病理分析.中华病理学杂志,2014,4(10):685-689.

[22] 张树辉,陈颖,王洋,等.肝内胆管肉瘤样癌16例临床病理分析.诊断病理学杂志,2012,19(3):161-164.

[23] 张众,李连宏,王华新,等.癌肉瘤的上皮-间叶转变.临床与实验病理学杂志,2011,27(1):79-82.

[24] 贡其星,范钦和,潘敏鸿,等.肝未分化肉瘤1例.诊断病理学杂志,2013,2(2):121-122.

[25] 蹇顺海,文彬,黄一凡,等.老年人肝未分化胚胎性肉瘤临床病理观察.诊断病理学杂志,2014,21(12):734-737.

[26] 王强修,王新美,王启志,等.肝脏继发性肿瘤.消化道肿瘤诊断病理学.上海:第二军医大学出版社,2013.

[27] 吴孟超,张柏和.继发性肝癌.腹部外科.上海:上海科学技术文献出版社,1992:304-305.

[28] 高瑛瑛,陆华虎,骆丹,等.不明原发灶的肝转移性恶性黑色素瘤一例.中华医学杂志,2010,90(22):1584-1587.

[29] 曹瑞珍,王春平.肝脏转移性黑色素瘤5例临床及影像学分析.实用癌症杂志,2014,29(1):75-77.

[30] 刘敏,刘海龙,刘艳.肝脏转移性神经内分泌癌的CT表现.实用肿瘤杂志,2013,28(1):56-60.

[31] 张雯,余一炜,王妍,等.133例胃癌肝转移患者的预后分析.复旦学报(医学版),2015,42(3):355-361.

[32] 孙学军,石景森,王林,等.原发性胆囊癌诊治分析(附1222例报告).中国实用外科杂志,2014,34(2):179-182.

[33] 郭京,祖国,王忠裕.胆囊鳞状细胞癌1例.大连医科大学学报,2011,33(6):617-618.

[34] 齐雪岭.胆囊鳞状细胞癌临床病理分析.中华肝胆外科杂志,2010,16(11):838,841.

[35] 徐文浠,李霞,胡奇婵,等.胆囊原发性角化型鳞状细胞癌一例.中华病理学杂志,2012,41(12):853-854.

[36] Deepali Jain.Tissue Diagnosis of Hepatocellular Carcinoma.Journal of Clinical and Experimental Hepatology,2014,4(S3):S67-S73.

[37] Theise ND,Nakashima O,Park YN,et al.In:Bosman FT,Carneiro F,Hruban RH,Theise ND,editors.World health organization classification of tumors,WHO classification of tumors of the digestive system.Lyon:IARC Press,2010.

[38] Lee SD,Park SJ,Han SS,et al.Clinicopathological features and prognosis of combined hepatocellular carcinoma and cholangiocarcinoma aftersurgery.Hepatobiliary Pancreat Dis Int,2014,13(6):594-601.

[39] Maroni L,Pierantonelli I,Banales JM,et al.The significance of genetics for cholangiocarcinoma development.Chin J Gen Surg,2015,24(2):151-162.

[40] Yamaguchi M,Ueda Y,Suzuki T.Hepatic angiomyolipoma growing to cause epigastric discomfort:a case report.Clin J Gastroenterol,2014,7(4):365-369.

[41] Gupta A,Ramakrishna B.Hepatic angiomyolipoma:a case report with diagnostic challenge.Indian J Pathol Microbiol,2013,56(3):279-281.

[42] Wang WT,Li ZQ,Zhang GH,et al.Liver transplantation for recurrent posthepatectomy malignant hepatic angiomyolipoma:a case report.World J Gastroenterol,2015,21(12):3755-3758.

[43] Sevinc AI,Unek T,Astarcio H.Inflammatory myofibroblastic tumour (IMT) of the liver:a report of two cases.Acta Chir Belg,2010,110:87-89.

[44] DosmanFT,Carneiro F,Hruban RH.WHO classification of tumours of the digestivesystem.4thed.Lyon:IARCPress,2010.

[45] Cao Q,Ye Z,Chen S,et al.Undifferentiated embryonal sarcoma of liver:a multi-institional experience with 9 cases.Int J Clin Exp Pathol,2014,(12):8647-8656.

[46] Putra J,Ornvold K.Undifferentiated embryonal sarcoma of the liver:a concise review.Arch Pathol Lab Med,2015,139(2):269-273.

[47] Halefoglu AM,Oz A.Primary undifferentiated embryonal sarcoma of the liver misdiagnosed as hydatid cyst in a child:a case report and review of the literature.JBR-BTR,2014,97(4):248-250.

[48] Hong WJ,Kang YN,Kang KJ.Undifferentiated embryonal sarcoma in adult liver.Korean J Pathol,2014,48(4):311-314.

[49] Ye LC,Liu TS,Ren L,et al.Randomized trial of cetuximab plus chemotherapy for patients with KRAS wild-type unresectable colorectal liver-omited metastases.J Clin Oncol,2013,31(16):1931-1938.

[50] Jerraya H,Saidani A,Khalfallah M,et al.Management of liver metastases from gastric carcinoma:where is the evidence?.Tunis Med,2013,91(1):1-5.

[51] Schmoll H,Van Cutsem E,Stein A,et al.ESMO Consensus Cuidelines for management of patients with colon and rectal cancer.A personalized approach to clinical decision making.Ann Oncol,2012,23(10):2479-2516.

[52] Kais H,Hershkovitz Y,Sandbank J,et al.Port site metastases in squamous cell carcinoma of the gallbladder.Isr Med Assoc J,2014,3(16):177-179.

[53] Chakrabarti I,Giri A,Ghosh N.Cytohistopathological correlation of a case of squamous cell carcinoma of gallbladder with lymph node metastasis.Turk Patoloji Derg,2014,30(1):81-84.

第6章

胰腺肿瘤

第一节 胰腺浆液性微囊性腺瘤

【临床特征】

胰腺浆液性微囊性腺瘤(serous microcysitic adenoma of pancreas,SMAP)是一种少见、好发于中老年女性、生长缓慢的胰腺外分泌良性肿瘤。2010年第四版WHO消化系统肿瘤分类第一次将胰腺浆液性囊腺瘤分为五种类型:微囊性浆液性囊腺瘤、寡囊性浆液性囊腺瘤、实性浆液性囊腺瘤、von Hippel Lindau(VHL)综合征相关的浆液性囊腺瘤和混合性浆液性-神经内分泌肿瘤,并把胰腺浆液性囊腺瘤定义为:"一种由一致的富于糖原的立方上皮细胞组成的良性肿瘤,通常呈囊性,内含浆液性液体;'浆液性囊腺瘤'一词如没有特别说明,特指微囊性囊腺瘤"。

文献报道胰腺浆液性囊腺瘤中81.8%~90%为SMAP,临床最常发生于胰体或胰尾部(50%~70%),其余见于胰头;国内报道一组11例SMAP,5例位于胰头部;也有文献报道多见于胰头部。大约1/3的SMAP无明显临床症状,在常规体检时偶然发现;另一些患者临床表现为局部肿块的相关症状,包括腹痛、恶心、呕吐、消瘦等,少数发生于胰头的肿瘤可出现黄疸。临床症状与肿瘤大小成正比,肿瘤越大症状越明显。实验室各项检查及血清肿瘤标志物检查多在正常范围。

SMAP的影像学检查包括B超、CT、MRI等。超声检查可显示肿瘤的位置、大小、轮廓、分隔、钙化等,但因胰腺位置深在,甚至受肠道气体影响,具有一定局限性。内镜超声和(或)CT是诊断SMAP的重要手段,不仅能发现病灶,还能显示肿瘤的界限,可呈现边界清楚的多房性囊肿,有时伴有明显的中央星状瘢痕及日照型钙化,在判断肿瘤的性质及鉴别诊断方面也有一定帮助。MRI可以更好地显示囊内分隔的存在、特征及分布,显示肿瘤呈蜂窝状,在T_1WI呈现低信号,在T_2WI呈现高信号,在T_2WI分隔表现为暗的细线;还可看到肿瘤与胆管、胰管的位置关系,从而与导管内肿瘤鉴别。

SMAP生长缓慢、预后良好,国内文献报道22例胰腺浆液性囊腺瘤患者随访10个月至6年,均未发现复发和转移;另一组57例胰腺浆液性囊腺瘤报道中,50例经病理确诊,除1例为浆液性微囊性腺瘤,于术后13个月死亡外,随访12个月至15年,均获得长期生存。但也有研究报道3%的患者为恶性或有恶变倾向。手术为SMAP最有效的治疗方法,具体手术方式应根据肿瘤大小、部位、与主胰管的关系、患者整体情况等综合考虑。

【病理特征】

1. 肉眼观察　SMAP通常为单发、类圆形、边界清楚的肿瘤,直径1～25cm,平均6cm。切面由大小不等的小囊组成,囊直径0.2～1cm,可呈海绵状或蜂窝状,囊内含无色或淡黄色清亮液体。部分病例肿瘤中央可见放射状瘢痕,并可发生钙化,为SMAP的大体形态特征。

2. 显微镜检查　SMAP由大小不一的囊腔组成,囊壁薄,内衬分化良好、无异型的单层立方或扁平上皮细胞(图6-1),胞质透明;组织化学染色PAS阳性;细胞核体积小、居中,圆形或卵圆形,无核仁,无核分裂;少数病例偶见肿瘤细胞形成囊内乳头状突起,但无纤维血管轴心;中心放射状瘢痕由透明变性的纤维组织构成,其中可见簇状小囊。

3. 免疫表型　囊壁肿瘤细胞表达CK、CK7、CK8/18及EMA等(图6-2),神经内分泌标记CgA、Syn阴性。

【鉴别诊断】

胰腺浆液性微囊性腺瘤需要与胰腺发生的具有囊腔结构的一些肿瘤或非肿瘤性病变鉴别(表6-1)。

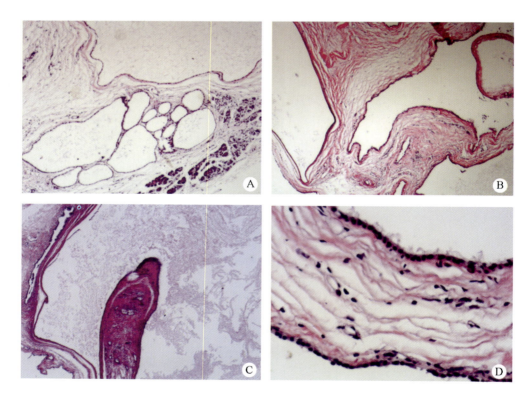

图6-1　胰腺浆液性微囊性腺瘤

A. 胰腺浆液性微囊性腺瘤,大小不等微囊性结构,图右下见残存胰腺组织(HE,×40);B. 胰腺浆液性微囊性腺瘤,大小不等囊腔内衬单层立方上皮(HE,×100);C. 胰腺浆液性微囊性腺瘤,囊壁内衬单层扁平或立方上皮,大囊腔内见纤维性乳头状结构(HE,×200);D. 胰腺浆液性微囊性腺瘤(图A高倍),囊壁内衬单层立方上皮(HE,×400)

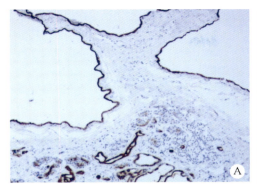
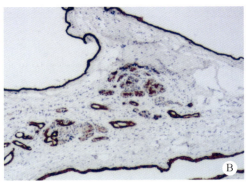
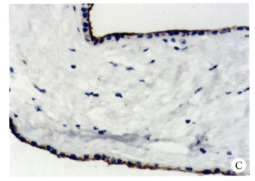

图 6-2 胰腺浆液性微囊性腺瘤免疫表型

A. 胰腺浆液性微囊性腺瘤,囊内衬上皮 CK7 阳性,图下方残存胰腺组织,腺泡阴性、导管阳性(SP 法,×40);B. 胰腺浆液性微囊性腺瘤,囊内衬上皮 CKpan 阳性,图中囊腔间残存胰腺组织,腺泡阴性、导管阳性(SP 法,×100);C. 胰腺浆液性微囊性腺瘤,囊壁内衬单层立方上皮 EMA 阳性(SP 法,×400)

表 6-1 胰腺浆液性微囊性腺瘤

主要肿瘤	临床特点	病理特点	免疫表型
胰腺浆液性微囊性腺瘤	好发于中老年女性、生长缓慢,临床无明显特异性表现,查体时偶然发现,部分患者有腹痛、包块、恶心、呕吐等表现;多见于胰体、尾部	单发类圆形、边界清楚。切面见大小不等囊腔,呈海绵状,含清亮液体,部分病例肿瘤中央可见放射状瘢痕,并可发生钙化。显微镜下见囊壁薄,内衬单层立方或扁平上皮细胞,胞质透明	肿瘤细胞表达低分子量细胞角蛋白 CK7、CK8/18 等
胰腺黏液性囊性肿瘤	好发年龄 40—50 岁,绝大多为女性,95% 以上发生于胰腺体尾部,胰头少见。临床症状与肿瘤大小相关,较小肿物无症状,多偶然发现,较大肿瘤因压迫周围器官出现继发症状,触及腹部包块。血清 CEA、CA19-9 可升高	圆形囊性肿瘤,表面光滑,单房或多房性,囊壁常可见乳头状突出物,囊内含乳白色或浑浊黏稠液体或黏液和出血坏死物的混合物;显微镜下有两种成分,衬附高柱状黏液上皮和卵巢样间质,上皮可为小肠、大肠或假幽门腺型,可有增生至轻-重度异型增生	上皮细胞表达 CK7、CK8/18、CK19 等,卵巢样间质表达 SMA、PR、ER 等

(续 表)

主要肿瘤	临床特点	病理特点	免疫表型
胰腺实性假乳头状肿瘤	多见于青年女性,罕见于男性;临床多无症状,查体或其他疾病检查时偶然发现或有腹部不适、恶心、呕吐、腹痛等非特异性表现;血清肿瘤标志物正常	肿瘤可巨大、圆形、实性,多有包膜,与周围胰腺组织分界清。切面分叶状,囊实性。显微镜下见实性、假乳头出血坏死及假囊状结构呈不同比例存在,实性区由形态一致的黏附性差的肿瘤细胞构成假乳头状结构,间质常有不同程度的透明变、黏液变;无真正腺管结构	表达神经内分泌标记CD56、Syn,但不表达CgA;表达Vimentin、CD10、AAT等,CD99核旁点状阳性
胰腺浆液性囊腺癌	罕见,患者52-81岁,女性多见;临床表现为腹痛、上消化道出血、体重减轻、上腹部肿块等;多发生于胰尾部;血清CEA、CA19-9正常或轻度增高	单个类圆形肿物,体积常较大(平均直径10cm),可有局部及周围组织浸润。显微镜下与SMAP组织学形态几乎完全一致,不易鉴别;临床生物学行为是唯一鉴别点,如可见血管、神经侵犯,周围组织浸润,远处转移等	低分子量细胞角蛋白CK7、CK8/18、CK19阳性
胰腺腺泡细胞囊腺瘤	罕见,可发生于胰腺任何部位,胰头更多见;无特异临床表现,多无症状,偶然发现,或有腹痛	边界清楚,囊性肿瘤,大小1.5~10cm,单房或多房;囊内含清亮液体,囊壁光滑。显微镜下见大小不等囊腔,被覆分化好的单层腺泡细胞或形成小的细胞簇环绕囊腔	表达胰蛋白酶、糜蛋白酶、脂肪酶,病变细胞及腔内分泌物弥漫阳性;局灶导管样细胞表达CK8/18;但不表达CK7、CK19、CK20
转移性囊性肾透明细胞癌	罕见,除胰腺肿瘤外,影像学检查可发现肾脏有原发肿瘤	肿瘤单发或多发,显微镜下可见囊性、小管状结构,肿瘤细胞胞质透明	肿瘤细胞表达Vimentin、CD10、CK7、CK8/18
胰腺淋巴管瘤	多见于儿童、年轻患者	肿瘤多囊性,内含清亮液体,腔较大,内衬单层扁平上皮	免疫组化表达D2-40、Ⅷ因子等
胰腺假性囊肿	有胰腺炎或胰腺及胰腺周围手术病史	单个囊肿,囊壁厚薄不一,囊液因组织坏死、感染等因素呈血性或浑浊。囊壁无内衬上皮细胞,囊壁内可有较多急慢性炎细胞浸润	

【诊断思路】

1978年,Compagno等首次根据病理组织学特征,提出胰腺浆液性囊腺瘤的概念,将其从胰腺黏液性囊腺瘤中划分出来。胰腺浆液性囊腺瘤根据囊肿的数量及大小分为微囊型、寡囊型。微囊型囊腔数目超过6个,每个小囊的直径不超过2cm;囊腔数目较少的肿瘤称为寡囊型。除最常见的微囊型、寡囊型外，2010年第四版WHO消化系统肿瘤分类中又增加了实性浆液性肿瘤、VHL综合征相关的浆液性囊腺瘤及混合性浆液性-神经内分泌肿瘤三个亚型。在35%~90%的胰腺浆液性微囊性腺瘤和寡囊型腺瘤患者中伴有VHL综合征，8%的VHL综合征患者以胰腺浆液性囊性瘤为首发表现。

胰腺浆液性囊腺瘤是一种生长缓慢、预后好的良性肿瘤，当体积较小的肿瘤（<3cm）被确诊后，可暂时不予手术，严密随访；对于有明显临床症状或局部压迫症状，随访期内肿瘤明显增大者，应及时手术治疗，手术切除后常可治愈。

目前，对胰腺浆液性囊腺瘤的分子病理研究较少，Vortmeyer等对12例SMAP进行分析，其中2例伴有VHL病，7例出现3q25位置上VHL基因位点的杂合性缺失；国内报道11例SMAP患者均不伴VHL病。

1. 临床诊断思路　SMAP多发生于老年女性，临床无特异性症状，近一半患者无明显症状，查体时偶然发现，部分患者表现为腹部肿块、腹痛、恶心、呕吐等非特异症状，仅靠临床症状和体征难以确定。影像学显示胰腺单个、类圆形、边界清楚、囊实性肿瘤，特别是CT及MRI在诊断中有较高的价值，主要表现如下。

（1）肿瘤由多个直径<2cm的囊腔构成，囊液呈低密度。

（2）肿瘤中央为低密度无强化瘢痕组织和呈放射状向外延伸排列的纤维间隔。

（3）肿瘤中央组织可见钙化。

根据这些影像学特点，可与其他类型胰腺囊性肿瘤鉴别。

2. 病理诊断思路　SMAP的大体形态和组织学结构具有特征性，表现为胰腺单发、边界清楚、类圆形肿瘤，切面海绵状、蜂窝状，囊腔数目>6个，直径<2cm（0.01~0.5cm），内含清亮液体；囊肿中央形成瘢痕状，伴钙化；显微镜下见大小不等多个囊腔、囊壁薄，内衬单层立方或扁平上皮，胞质透明，PAS染色阳性，核较小，位于细胞中央，无异型性，无核分裂象；免疫组化EMA、CK、CK7、CK8/18及CK19阳性。根据以上特点，可以确诊。其他浆液性囊腺瘤同样具有SMAP的细胞学形态，囊腔数目较少的归为寡囊型，不形成明显囊腔的实性肿瘤归为实性型。寡囊型与微囊型的区别不仅是囊腔数目的多少，临床也有不同，其更多见于老年人，男性多发。实性型瘤细胞呈腺泡样排列，可形成腺管结构，结构上更类似神经内分泌肿瘤，但细胞学特点和免疫组化特点与SMAP一致。VHL相关性的浆液性囊腺瘤弥漫累及胰腺，不形成肿块，腺泡中心扩张性成囊。混合性浆液性-神经内分泌肿瘤中增生的神经内分泌细胞可以结节状，也可与囊肿混杂。需要注意，胰腺浆液性囊腺癌的组织结构、细胞学特点、免疫组化表达，均与良性的浆液性囊腺瘤无法鉴别，核分裂也未必增多，根据WHO分类的定义，其诊断依据是必须有远处转移。

第二节　胰腺导管内乳头状黏液性肿瘤

【临床特征】

胰腺导管内乳头状黏液性肿瘤（intraductal papillary mucinous neoplasm，IPMN）是一类具有独特临床、病理特征的胰腺导管内上皮性肿瘤，可发生于任何年龄，发病高峰为60-65岁，男性略多于女性；占胰腺外分泌肿瘤的1%~3%，胰腺囊性肿瘤的20%。病变广泛累及胰腺主胰管和（或）分支胰管，造成胰管的囊性扩张，出现相应临床症状，包括上腹痛、慢性胰腺炎、体重减轻、糖尿病和黄疸，部分患者有多年慢性胰腺炎的病史。

临床血清学检查，淀粉酶、脂肪酶常升

高；血清肿瘤标记物如CEA、CA19-9通常没有价值，但当伴发浸润性癌时可升高，文献报道CA19-9在鉴别浸润性（恶性）和非浸润性IPMN中具有重要价值。

IPMN的导管扩张和囊肿形成使影像学上出现特征性改变，通过超声、CT、MRI检查均可发现。但IPMN在病变的发生部位（主胰管、分支胰管等）、累及导管范围、病变大小、有无浸润等方面具有高度异质性，产生多样化的影像学改变。Sergio等研究发现，PET-CT对鉴别IPMN的良恶性准确率很高，采用18-FDG作为造影剂，当SUV值设定在≥2.5时，PET-CT鉴别IPMN的敏感性、特异性、阳性和阴性预测值、准确率分别达到了83.3%、100%、100%、84.6%和91.3%。Tomimaru等通过对29例经病理证实的恶性IPMN研究发现，PET-CT诊断的准确率为96%。

临床不同类型的IPMN发生部位不同、预后不同，采取的治疗方案也不同。①主胰管型及混合型IPMN：主胰管型IPMN伴发高级别异型增生和浸润性癌的危险性高，一旦诊断，建议行手术切除治疗；②分支胰管型IPMN：此型的恶变率为6%~46%，平均25%，在治疗方式上存在争议，由国际胰腺协会出版的国际公认指导方针中规定了分支型IPMN的手术适应证，即对于有症状的IPMN患者，主胰管扩张，分支胰管直径＞30mm，伴有附壁结节者，需要手术治疗。小的分支型IPMN，分支胰管直径＜30mm并不伴有导管腔内结节生长时，一般不会发生恶变，需CT和MRI影像学随诊。

手术切除IPMN患者的预后取决于是否有浸润性癌，无浸润性癌的IPMN常可治愈，5年生存率90%~95%；伴有浸润性癌的IPMN预后明显差于无浸润者，5年生存率27%~60%，取决于浸润癌的范围和组织学类型。

【病理特征】

1. **肉眼观察** IPMN的胰腺导管明显扩张，导管内见伴有大量黏液的灰粉色、质地柔软组织，易脱落。根据病变发生部位分为三种类型：主胰管型、分支胰管型和混合型。

（1）主胰管型IPMN：常发生在胰头部，沿主胰管蔓延，部分病例整个胰腺均可累及，甚至侵及大、小乳头，大量黏液可通过十二指肠乳头向外分泌，部分病例病变区与正常导管相间，形成"跳跃式"病变。

（2）分支胰管型IPMN：多见于钩突，形成多囊、葡萄样结构。

（3）混合型IPMN，肿瘤既存在于主胰管，又存在于分支胰管。近年来提出的嗜酸细胞型IPMN是一种特殊类型的IPMN，又称为导管内嗜酸性乳头状肿瘤（intraductal oncocytic papillary neoplasm，IOPN）。大体形态有别于其他类型，肿瘤在大胰管内呈乳头状生长，形成比IPMN更复杂的乳头状结构；肿瘤体积较大，大多数直径5~6cm，呈灰褐色、易碎的结节状。

当IPMN进展为浸润性癌时，管腔内菜花状或乳头状肿物，囊壁增厚，形状不规则；黏液型腺癌呈胶冻状/半透明外观。

2. **显微镜检查** 扩张的胰腺导管内柱状黏液上皮增生，形成有纤维血管轴心、大小不等乳头状结构，也可见筛状结构，导管分支系统均可受累。根据主要结构和细胞分化方向，IPMN分为肠型（图6-3A）、胃小凹型（图6-3B、C）、胰胆管型（图6-3D、E、F）和嗜酸细胞型。

（1）胃型IPMN：胃型主要是分支胰管型IPMN，被覆高柱状上皮细胞，细胞核方向一致，位于基底，胞质丰富浅染，富于黏液，类似胃陷窝上皮病变，导管周常见幽门样腺体，部分病例幽门样腺体增生明显。通常胃型IPMN仅有上皮轻度或重度异性增生。可见散在杯状细胞。

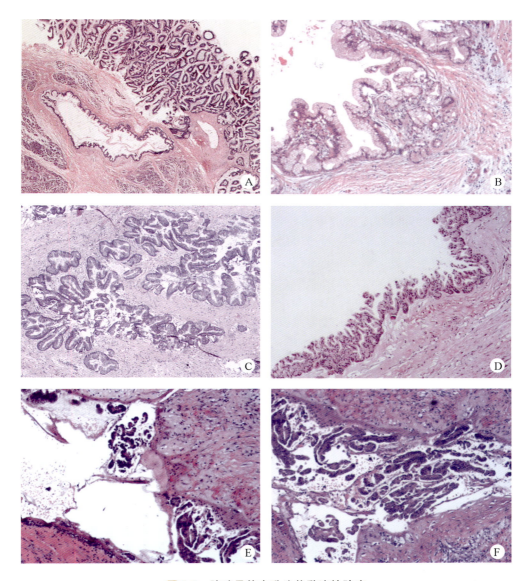

图 6-3 胰腺导管内乳头状黏液性肿瘤

A. 胰腺导管内乳头状黏液性肿瘤（IPMN），柱状黏液细胞乳头状增生，有分支（HE，×200）；B. 胃型 IPMN，黏液上皮低度异型增生（HE，×200）；C. 胃型 IPMN，中度异型增生（HE，×200）；D. IPMN，上皮中度异型增生（HE，×20）；E. 胰胆管型 IPMN，局灶重度异型增生（HE，×40）；F. 胰胆管型 IPMN，部分呈嗜酸细胞型 IPMN，重度异型增生（HE，×200）

（2）肠型 IPMN：主要累及主胰管，形成长乳头，乳头被覆假复层高柱状上皮，细胞核雪茄样，胞质嗜碱性，尖部有多少不等的黏液，类似结肠绒毛状腺瘤。部分病例上皮主要是杯状细胞，有微乳头。肠型 IPMN 上皮中度或重度异性增生。

（3）胰胆管型 IPMN：最少见，特点不典型。通常累及主胰管，形成纤细有分支的乳头，上皮重度不典型增生。被覆上皮立方形，核圆形，染色质粗，核仁明显，胞质中度双嗜性,黏液较少。部分病例可重叠嗜酸细胞型,部分重叠导管内管状乳头状肿瘤。

(4)嗜酸细胞型IPMN:是一种特殊类型的IPMN,通常形成比IPMN更为复杂增生的树枝状纤细乳头结构,肿瘤性上皮为特征性的嗜酸性细胞,胞质丰富,颗粒状,核大而圆,形态一致,有一个明显的偏心核仁。杯状细胞散在分布,可见胞质内黏液,与印戒细胞类似。肿瘤细胞形成上皮内管腔。部分病例上皮内管腔呈筛状。

非浸润性IPMN根据细胞的异型程度及结构分为三级:①IPMN伴轻度异型增生:被覆单层、轻度增生上皮,细胞核小,极向一致;②IPMN伴中度异型增生:被覆复层、拥挤上皮,极向消失,核大,中度异型性;③IPMN伴重度异型增生:被覆上皮细胞,极向消失,核复层,深染,染色质粗,核分裂多见,细胞异性明显,呈多形性,并出现明显的结构异常,可见筛状结构。

25%~35% IPMN伴有浸润性癌,称为"IPMN相关浸润性癌";大部分的浸润性癌发生在主胰管型IPMN,并伴有上皮的中至重度异型增生。浸润性癌包括黏液腺癌(胶样癌)和管状腺癌两种组织学类型,通常胶样癌发生在肠型IPMN,管状腺癌常见于胰胆管型和肠型IPMN。

3. **免疫表型** 大部分IPMN CK7、CK19(图6-4A)、CEA强阳性,MUC染色有助于形态学分类(表6-2)。胃型MUC5A阳性,MUC1和MUC2阴性,散在的杯状细胞MUC2阳性;肠型MUC2和CDX2、MUC5AC弥漫强阳性,MUC1阴性;嗜酸细胞型IPMN MUC5A、CD117、Vimentim及Nestin阳性,同时表达MUC6和MUC5A,大部分不表达MUC2和CDX2;胰胆管型表达MUC5AC和MUC1,MUC2(图6-4A、B)和CDX2阴性。MUC6是幽门黏液,所有IPMN中的轻度异型增生和囊性成分均为幽门型腺体,均表达MUC6。另外,MUC6主要是胰胆管型IPMN表达,在肠型、胃型中不表达。

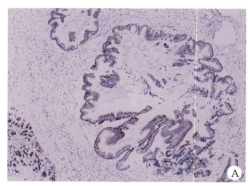

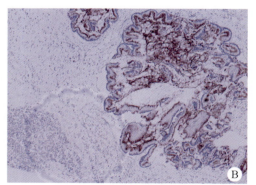

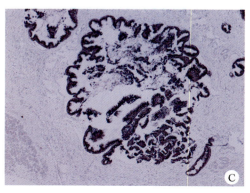

图6-4 胰腺导管内乳头状黏液性肿瘤免疫表型

A. IPMN,免疫组化CK19阳性(SP,×100);B. IPMN免疫组化MUC1阳性(SP,×100);C. IPMN免疫组化MUC2阳性(SP,×100)

表 6-2　IPMN 组织学分型的免疫组化标记

组织学类型	MUC1	MUC2	MUC5AC	MUC6	CDX2
肠型	－－	＋＋	＋＋	－－	＋＋
胃型	－－	－－	＋＋	－－	－－
胰胆管型	＋＋	－－	＋＋	＋	－－
嗜酸细胞型	＋	－－	＋	＋＋	－－

注：－－阴性；＋可能阳性；＋＋通常阳性

【鉴别诊断】

IPMN 主要的鉴别诊断疾病为 ITPN，两者均发生在导管内，呈囊实性肿物；ITPN 患者倾向于更年轻（平均年龄＜10 岁），IPMN 黏液更丰富，囊性变更明显（表 6-3）。体积较大的 IPMN 主要与其他大囊病变鉴别，特别是黏液性囊性肿瘤和单囊浆液性囊腺瘤；小的 IPMN 主要与上皮内瘤变（PanIN）及潴留囊肿鉴别：大部分 PanIN 最大直径＜0.5cm，规定 IPMN 是大体可见的囊性病变，直径一般≥1cm。直径 0.5～1cm 的黏液上皮囊肿是中间病变。PanINs 乳头较短，IPMN 的乳头通常细长，呈指状突起。丰富的管腔内黏液及 MUC2 染色阳性提示 IPMN。

潴留囊肿通常为单囊，被覆单层扁平导管上皮，细胞无异型性，胞质内无黏液。部分潴留囊肿局灶可见 PanIN。

腺泡细胞癌具有明显的导管内生长方式，具有乳头，类似 IPMN；这些癌细胞上皮腔缘侧有丰富的嗜碱性酶原颗粒，免疫组化可标记胰腺外分泌酶。假浸润性 IPMN 相关浸润性癌与假浸润鉴别很重要，受累导管扩张，黏液挤入间质中，类似浸润性胶样癌。这些溢出的黏液插入间质内，黏液池内无细胞，可伴明显的急性炎。浸润性癌的黏液内有肿瘤细胞，一般无炎症。IPMN 沿分支导管蔓延，给人以浸润的假象；分叶结构清楚，导管外形光滑，导管内肿瘤细胞形态类似大导管内肿瘤等特点有助于鉴别。

表 6-3　IPMN 的鉴别诊断

主要肿瘤	临床特点	病理特点	免疫组化
IPMN	发病年龄 30～94 岁，更常见于老年人，中位年龄 66 岁，男性略多见；可无任何临床症状，查体时偶然发现，或出现上腹部疼痛、不适，体重减轻、黄疸等症状；超声、CT、MRI 可发现肿块，并能区分主胰管型、分支胰管型；CA19-9 在伴有浸润癌时升高	（1）肉眼检查：多位于胰头部，与导管系统相通；分为主胰管型、分支型和混合型；主胰管型多见于胰头部，沿主胰管蔓延；分支胰管型多见于钩突，形成多囊、葡萄样结构；两型均见病变胰管扩张，导管内充满黏液。 （2）显微镜下导管内柱状黏液细胞增生，可累及主导管及导管分支系统，无上皮下卵巢样间质；分为四种组织学类型：肠型、胃型、胰胆管型及嗜酸细胞型；分为浸润性及非浸润性，非浸润性再分为低度、中度、高度不典型增生	表达 CEA 及细胞角蛋白 CK7、CK19；不同组织学类型表达不同 MUC，如肠型表达 MUC2、MUC5AC 及 CDX2；胃型只表达 MUC5AC；胰胆管型表达 MUC1 及 MUC5AC；嗜酸细胞型表达 MUC6

(续　表)

主要肿瘤	临床特点	病理特点	免疫组化
ITPN	平均年龄56岁；约半数位于胰头，1/3弥漫累及整个胰腺，15%位于胰尾。临床症状不具特异性，可有腹痛、恶心、体重减轻、脂肪泻、糖尿病等。梗阻性黄疸少见。部分患者无症状，偶然发现。CT、内镜超声、经内镜逆行胰胆管造影（ERCP）等有助于发现导管内病变。术前无法鉴别ITPN和IPMN	ITPN结节内小管状腺体背靠背排列，在扩张的大胰管内呈筛状。黏液很少或没有。大部分ITPN以小管状结构为主，甚至仅有小管状结构，典型的ITPN病变形态相对一致，各个区域之间变化不明显。约40%的ITPN可见浸润性癌，且浸润性成分通常较局限	免疫组化表达MUC1、MUC6及导管上皮标记CK7、CK19、Pan-CK等
MCN	是较常见的胰腺囊性肿瘤，多见于女性，平均年龄50岁；良性MCN多为较年轻患者，浸润性MCN患者年龄比良性者发病年龄平均大11岁；血清CA19-9检测是鉴别良恶性MCN的重要指标。大多数为良性病变，预后良好；伴有异型增生患者，需手术切除	肿瘤多位于胰体尾部，与导管系统不相通；体积较大，平均直径5～6cm，多数囊肿内有分隔，并有不规则厚囊壁。显微镜下有衬附上皮和卵巢样间质两种结构。上皮细胞高柱状、产黏液，PAS、阿尔辛兰染色阳性；非浸润性MCN可呈低、中、高级别异形增生，1/3病例伴有浸润性癌	肿瘤上皮表达胃型黏液MUC5AC及细胞角蛋白CK7、8/18、19及CEA、EMA等；上皮下卵巢样间质表达a-inhibin、SMA、ER、PR
寡囊性浆液性囊肿	常发生于老年男性，平均年龄65岁；大多数位于胰头部，可造成胆总管壶腹部梗阻；肿瘤良性	(1)肉眼检查：胰腺内体积大、边界不清的囊肿，直径2～14cm，几个或1个大囊，内含水样透明或淡黄色清亮液体； (2)显微镜检查：囊壁内衬单层立方形上皮，胞质透明，无细胞内黏液，细胞无明显异型性	肿瘤上皮细胞表达EMA、细胞角蛋白CK7、8/18等及NSE，但Syn等神经内分泌标记阴性
实性假乳头瘤	发病年龄20～30岁，多见于女性；临床症状表现为上腹部不适、膨胀感、隐痛，部分患者无明显症状；大多数病例预后良好	肉眼检查：肿瘤界限清楚，体积较大，5～15cm，肿瘤可呈实性、囊性或囊实性；常伴出血、坏死。显微镜下由形态单一的多边形肿瘤细胞实性片状排列或围绕显微血管轴心形成不规则假乳头样结构	肿瘤细胞表达神经内分泌标记Syn、CgA、NSE等，不表达MUC

【诊断思路】

1982年，IPMN由Ohhashi首先报道，是一类具有独特临床病理特征、具有高度异质性的胰腺导管囊性肿瘤；占胰腺外分泌肿瘤的1%～3%，占胰腺囊性肿瘤的20%，随着影像学的发展和广泛应用，没有症状的患者和体积较小的肿瘤更多地被发现，IPMN的发病率也在不断增高。

IPMN的命名在统一之前较为混乱，包括黏液导管扩张、导管扩张性黏液性囊腺瘤、囊腺癌、绒毛性腺瘤、乳头状腺瘤/腺癌等，均不再使用。非浸润性IPMN根据结构和细胞异型增生程度分为轻度、中度、重度不典型增生，其命名也有新的改变（表6-4）。

表6-4 非浸润性IPMN命名变化

序号	以前名称	更新名称
1	导管内乳头状黏液腺瘤	导管内乳头状黏液性肿瘤伴轻度异型增生
2	导管内乳头状黏液性肿瘤伴中度不典型增生	导管内乳头状黏液性肿瘤伴中度异型增生，或导管内乳头状黏液性肿瘤伴重度异型增生
3	导管内乳头状黏液腺癌-非浸润性导管内乳头状黏液腺癌-浸润性	导管内乳头状黏液性肿瘤相关浸润性癌

注："交界性"不再使用

1. 临床诊断思路　IPMN发病年龄30—94岁，更常见于男性老年患者；临床出现上腹疼痛、体重减轻、黄疸等症状，部分患者有多年慢性胰腺炎病史，提示IPMN可能潜伏多年；部分患者临床无明显症状，查体或其他疾病检查时偶然发现。不伴发癌的IPMN平均年龄比伴发癌的患者小3—5岁，提示从可治愈的非浸润性肿瘤到浸润性癌需要几年的时间。

主胰管型IPMN易发生恶变，分支胰管型IPMN生长缓慢，通过术前影像学检查和术后病理对照研究发现，血清肿瘤标记物CA19-9等升高、肿瘤直径＞3cm、胆管及胰管扩张、周边钙化、囊壁附有实性结节时，高度提示恶性可能。

2. 病理诊断思路　IPMN的正确大体检查和取材非常重要，最好的检查方式是在主胰管内插入探针，沿探针平行于长轴切开胰腺，观察导管累及情况；根据导管累及部位不同，IPMN分为主胰管型、分支胰管型、主胰管和分支胰管混合型；混合型IPMN的临床生物学行为与主胰管型类似，也可归入主胰管型；IOPN为特殊类型IPMN，具有肿瘤较大、乳头更复杂的特点。主胰管型IPMN多数发生在胰头部，部分病例可累及整个胰腺，且伴发重度不典型增生和浸润癌的危险性较高；病变周围胰腺组织灰白色，质硬，呈广泛慢性梗阻性胰腺炎改变。分支胰管型IPMN多见于钩突，形成多囊，囊性扩张的导管直径1～10cm，囊之间可见正常胰腺实性间隔，切面类似多个囊肿；乳头数量、大小在不同病例、不同区域不同；病变周围为正常胰腺组织。

第三节　胰腺伴有破骨样巨细胞的未分化癌

【临床特征】

胰腺伴有破骨样巨细胞的未分化癌（undifferentiated carcinoma with osteoclast-like giant cells of pancreas）是胰腺导管腺癌的一

种罕见特殊亚型,占胰腺非内分泌肿瘤的 1‰~2‰。患者发病年龄 32~82 岁,平均年龄 60 岁,男性多于女性。临床主要表现为腹痛,可有消瘦、黄疸和皮肤瘙痒。晚期患者的症状与发生肝转移或累及胰腺周围组织器官有关,可有腹水。少数患者可表现急性胰腺炎症状。与一般胰腺导管癌不同,伴有破骨样巨细胞的未分化癌大部分累及胰腺体尾部,肿瘤体积多数较大,直径 4~23cm,平均 12cm,也多见出血坏死。影像学检查是发现肿瘤的重要手段。腹部超声检查和超声内镜检查可发现不均匀低回声肿块,个别病例可能显示强回声。较大的肿瘤回声更加不均匀,可有囊性改变。CT 检查治疗显示为低密度肿块,可有胰尾部胰管扩张,增强扫描示肿块呈明显的不均匀强化。血清肿瘤标志物检测常显示 CA19-9、CEA、Span-1 增高。经皮细针穿刺活检有助于确诊。胰腺伴有破骨样巨细胞的未分化癌较一般的胰腺癌更具有侵袭性,恶性度高,病程短,预后差。手术治疗是提高患者生存时间和生活质量的主要手段,但约 2/3 的患者术后 1 年内死亡,90% 的患者平均存活 12~15 个月。也有患者手术后肿瘤复发,再次手术,生存达 66 个月的个别报道。

【病理特征】

1. 肉眼观察　肿瘤多位于胰腺体尾部,体积较大,界限不清,部分区域也可有纤维性假包膜(图 6-5A)。肿瘤质地较硬或中等硬度,切面灰白色及灰黄色,也可为黄白色及暗红色相间呈大理石样花纹,肿瘤质地可见出血坏死,部分病例见囊性改变。胰尾部肿瘤可阻塞主胰管,但一般不累及胆总管。

2. 显微镜检查　肿瘤主要由多形或梭形的肿瘤细胞和多核的破骨样巨细胞构成。多形或梭形的肿瘤细胞核圆形或卵圆形,染色质细颗粒状,核仁明显,胞质嗜酸或空泡状,核分裂易见(图 6-5B、C)。具有明显异型性的瘤巨细胞也可为多核,但细胞核数目较少(图 6-5D、E)。破骨样巨细胞,在单核梭形肿瘤细胞或多形性肿瘤细胞的背景中散在分布,细胞多核,内含数个至数十个卵圆形核,大小一致,无异型,染色质细,含 1~2 个核仁,有丰富的嗜酸性胞质,部分空泡状,无核分裂,形态类似于正常的破骨细胞(图 6-5F)。肿瘤内常见出血区,其周围有吞噬含铁血黄素的吞噬细胞或泡沫细胞。肿瘤部分可见坏死,纤维组织增生明显。肿瘤组织可侵及神经周围,脉管内可见癌栓,肿瘤周边可见残余的胰腺组织。因为癌组织常造成胰腺导管阻塞,肿瘤周围的胰腺组织多伴有不同程度的慢性炎症改变,并可有纤维组织增生。如果胰腺导管阻塞,可见末端的导管扩张。伴破骨样巨细胞的未分化癌多数可见,还伴有不同分化的导管癌成分。

3. 免疫表型　肿瘤细胞可表达 CK、Vimentin 和 p53(图 6-6A、B),破骨样巨细胞表达 Vimentin、CD68(图 6-6C)、CD56,而 CK、p53 阴性。

【鉴别诊断】

胰腺伴破骨样巨细胞的未分化癌以伴有破骨样巨细胞为显著特点,并具有不同分化程度的胰腺导管癌成分,肿瘤主体为梭形细胞型或多形细胞型的未分化癌。因为肿瘤分化较低,常造成诊断的困难。需要鉴别的肿瘤包括胰腺原发的恶性纤维组织细胞瘤(软组织恶性巨细胞瘤)、转移性骨巨细胞瘤等(表 6-5)。

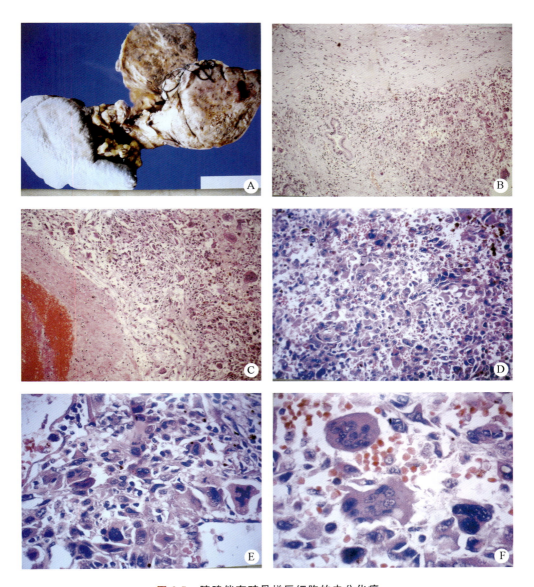

图 6-5　胰腺伴有破骨样巨细胞的未分化癌

A. 胰尾部巨大肿物,实性,切面紫红色间灰白灰黄色;B. 胰腺组织破坏,肿瘤组织中见较多破骨样巨细胞(HE,×100);C. 肿瘤出血区周围见较多破骨样巨细胞(HE,×100);D. 多形性肿瘤组织中见散在破骨样巨细胞(HE,×200);E. 肿瘤细胞异型性明显,可见多核肿瘤细胞和破骨样巨细胞(HE,×400);F. 破骨样巨细胞核形态较一致,胞质嗜伊红染色(HE,×400)

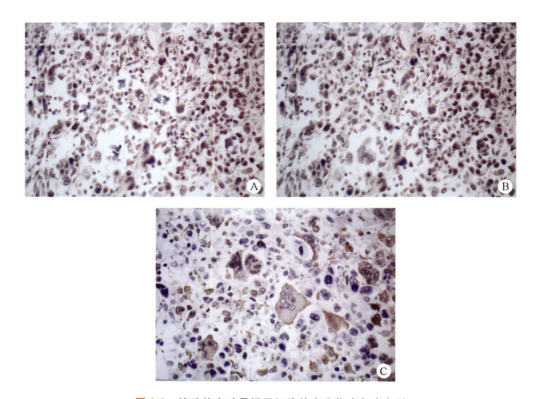

图 6-6　胰腺伴有破骨样巨细胞的未分化癌免疫表型

A. 瘤细胞 CK 阳性,破骨巨细胞 CK 阴性(EliVision 法,×200); B. 肿瘤细胞及破骨样巨细胞 Vimentin 阳性(EliVision 法,×200); C. 破骨样巨细胞 CD68 阳性(EliVision 法,×400)

表 6-5　胰腺伴破骨样巨细胞未分化癌的鉴别诊断

主要肿瘤	临床特点	病理特点
胰腺伴破骨样巨细胞未分化癌	罕见,发病年龄广,平均年龄60岁,男性多于女性。有腹痛、黄疸、腹水等症状,少数患者可表现急性胰腺炎症状。影像学检查发现胰腺肿物,实性,可有出血囊性改变。预后差	梭形或多形性肿瘤细胞间见多少不一的破骨样巨细胞,可见其他类型胰腺导管癌成分。肿瘤细胞 CK、Vimentin 和 p53 阳性,破骨样巨细胞 Vimentin、CD68、CD56 阳性,而 CK、p53 阴性
胰腺原发恶性纤维组织细胞瘤	主要见于成年人,四肢多见,胰腺发生者罕见。肿瘤浸润性生长,可发生淋巴结转移或远隔器官转移	肿瘤组织由血管分隔为结节,包括梭形成纤维细胞和具有多形性的组织细胞,其间可见破骨样巨细胞。梭形细胞具有席纹样排列。瘤细胞、多核巨瘤细胞和破骨样巨细胞均 CD68 阳性,无 CK 阳性成分
转移性骨巨细胞瘤	多见于中青年,原发肿瘤多见于四肢骨,也可见于扁骨。肿瘤呈多囊性,影像学检查可发现侵犯长骨骨骺的原发骨肿瘤。恶性者可复发、转移	镜下肿瘤组织中无胰腺导管癌结构,巨细胞在不产生胶原纤维的单核细胞基质中均匀分布

(续　表)

主要肿瘤	临床特点	病理特点
多形性横纹肌肉瘤	45岁以上多发,男性多见。多发生于四肢、躯干、头颈,也可发生于内脏器官。肿瘤常界限清楚,膨胀生长,也可浸润性生长。可因肿瘤压迫造成疼痛	瘤细胞多形性,梭形细胞多呈束状或杂乱排列,带状细胞混杂在梭形细胞之间,可形成串珠状细胞,此外,还能见到胞质深嗜伊红色的圆形、网球拍状、蜘蛛样和原虫样的细胞,瘤细胞胞质内易见到纵纹,瘤细胞之间胶原纤维少,少见破骨样巨细胞。免疫组化可标记HHF-35,Myoglobin等
恶性黑色素瘤	可发生于全身各处,以皮肤多见,内脏较少见,病变发展快,常较早发生远处器官转移,预后较差	可有肿瘤细胞多形性,可有多核巨细胞,多数可见黑色素,表达HMB45、Malanoma A、S100蛋白
节细胞性副节瘤	主要见于十二指肠,也可在胰腺发生,多见于40岁以上,男性多见。手术治疗效果良好,无复发转移	兼有副节瘤、节细胞神经瘤、类癌三种肿瘤的组织学形态。梭形细胞中见体积较大的神经节细胞,而非破骨样巨细胞。表达NSE、NF、S100蛋白、Syn
恶性外周神经鞘膜瘤	主要见于20~50岁,可发生于身体任何部位。表现为孤立性肿块,增长迅速,可出现疼痛症状。高度恶性,复发与转移比例高	瘤细胞异型十分显著,梭形细胞呈S形弯曲,排列呈栅栏状或旋涡状,出现地图样坏死,坏死边缘瘤细胞呈栅栏状排列。表达S100蛋白

【诊断思路】

胰腺伴破骨样巨细胞的未分化癌是胰腺导管癌的亚型,以组织内含有梭形单核肿瘤细胞,多形性瘤巨细胞和破骨样巨细胞为特征,多形性瘤巨细胞在细胞学上显示恶性为多形性癌,若显示良性则称为胰腺的破骨巨细胞样肿瘤,单核样瘤细胞和破骨样巨细胞CD68、Vimentin阳性,免疫表型和超微结构观察表明破骨样巨细胞、组织细胞样单核细胞与破骨细胞极为相似,破骨样巨细胞表达CD68、酸性磷酸酶、非特异性酯酶和溶菌酶,而S100蛋白、Actin、CK和EMA阴性。有研究认为,破骨样巨细胞的形成可能与出血或肿瘤坏死有关,常常与单核组织细胞伴随出现。破骨细胞样巨细胞是单核细胞融合的结果,是对肿瘤细胞的反应,来源于单核巨噬系统,属于反应性改变。肿瘤产生的趋化因子和生长因子诱导组织细胞样单核细胞聚集,并使单核组织细胞最终转化为多核的破骨样巨细胞。组织细胞样单核细胞和破骨样巨细胞免疫表型一致,支持这一认识。文献讨论较多的是胰腺伴有破骨细胞样巨细胞肿瘤中瘤细胞的来源。肿瘤细胞曾认为来源于血管内皮细胞,也有学者认为细胞缺乏上皮细胞特征,可能来源于间叶组织。现在通过超微结构研究和免疫组化标记,已证明该肿瘤起源于胰腺导管上皮,属于胰腺未分化癌,伴有破骨细胞样巨细胞的未分化癌是胰腺导管癌的一个亚型,基因分析显示K-ras第12号密码子突变及p16基因的纯合缺失和突变。

1. 临床诊断思路　胰腺的多数肿瘤发生于胰头部,胰腺导管癌60%~70%位于胰头部。当发现胰体尾部肿瘤,而且体积较大,高度提示有罕见的伴破骨样巨细胞未分化癌的可能。影像学检查显示肿瘤实性为主,质地不均匀,常有出血坏死囊性改变。血清肿瘤标志物检测常显示 CA19-9、CEA、Span-1 增高。经皮细针穿刺有助于确诊，但因为获取标本量少，有一定局限性。当病理诊断提示病变具有较多破骨样巨细胞时，应请骨科会诊，以排除骨巨细胞瘤转移的可能。

2. 病理诊断思路　胰腺多形性肿瘤或梭形细胞肿瘤，具有恶性特征，且伴有破骨样巨细胞，这种情况多数为胰腺伴破骨样巨细胞的未分化癌，因为尽管这是一种罕见肿瘤，但其他具有多核巨细胞的肿瘤发生在胰腺则更为罕见。多取材、仔细寻找其他胰腺导管癌的成分是病理诊断的重要线索；免疫组化染色上皮性标记抗体阳性，对诊断很有帮助。其次，对破骨样巨细胞的识别也是非常重要的，多数情况下，破骨样巨细胞一般具有20个以上的核，核的大小、形态较一致，可互相重叠，胞质丰富，嗜伊红染色。而肿瘤性多核巨细胞，核的数量较少，核形态不规则，异型明显，染色质粗，核膜厚，核仁较大而鲜明，胞质较少，嗜双染。破骨样巨细胞 CD68 阳性表达，但 CD68 阳性表达的多核巨细胞不一定就是破骨样巨细胞，一定要结合常规切片的组织学细胞学形态进行鉴别。对穿刺活检标本的诊断应该慎重，要记住伴破骨样巨细胞的未分化癌是一种罕见的胰腺导管癌亚型。在穿刺标本中仅发现多核巨细胞并不足以确诊为伴破骨样巨细胞的未分化癌。

【临床意义】

关于破骨细胞样巨细胞出现的生物学意义还不确定。多数学者认为，单纯的胰腺未分化癌恶性程度较高，易发生淋巴结和远处转移，预后差，而伴有破骨样巨细胞的胰腺未分化癌恶性程度较不伴有破骨样巨细胞者低，不易发生淋巴结和远处转移，其预后相对较好，但需积累更多病例进一步证实。有的病例肿瘤中可见到类骨质化生和钙化改变，可能与肿瘤生长时间较长有关，是恶性程度相对较低的表现。伴有破骨样巨细胞的胰腺未分化癌恶性程度及预后情况，可能与破骨细胞样巨细胞的数量并无关。

第四节　胰腺实性-假乳头瘤

【临床特征】

胰腺实性-假乳头瘤（solid-pseudopapillary tumor of the pancreas，SPTP）是一种少见的具有低度恶性潜能的肿瘤，主要发生在青春期及青年女性，发病高峰年龄在20多岁，男性罕见，无明显种族倾向，临床可无症状或仅表现为上腹部不适，没有相关的功能性综合征，可发生于胰腺的任何部位，少数病例报道发生在胰腺外，如腹膜后、结肠系膜、卵巢及肝脏等，其发生机制可能与胰腺异位有关。

绝大多数 SPTP 为单发性的囊实性肿块，罕见为多发病灶，可局部复发，少数情况下，肿瘤可以累及胃、十二指肠或脾，极少数可发生转移，主要是肝脏和腹膜转移，极罕见转移到淋巴结。转移灶完全切除后依然可以长期生存。

影像学检查对于诊断 SPTP 有较好的提示作用，CT 主要表现为圆形或类圆形囊实相间性肿物，有时可以完全实性或囊性，增强后实性部分可有不同程度强化，但一般低于正常胰腺组织，部分囊壁周边或内部可见不规则钙化，B超检查通常表现为境界清楚的囊实性包块，可有或无分隔，肿瘤边界可有钙化，内部罕有血管，主胰管无扩张，与胰腺的内分泌肿瘤非常相似，有文献报道，超声造影较普通超声对于 SPTP 的诊断准确率要高，SPTP 造影模式表现为"快进快出"，具体为动脉期肿块边缘高增强，内部实性成分高增强，液性成分无增强，实质期表现为内部实性成分呈现低增强或无增强，边缘稍高增强。近年来，超声内镜的引入对于胰腺肿瘤的诊断提供了一定的帮助,在胃十二指肠肠腔中扫描,避免了皮下脂肪、肠腔气体和骨骼肌对超声波的干扰,但对鉴别SPN和其他肿瘤特异性不强,因此结合细针穿刺可为肿瘤的术前诊断提供较好的病理学依据。

SPTP的治疗一般采用外科手术,术中需行快速冷冻切片病理检查,根据肿瘤部位、大小、包膜完整性及侵袭性决定手术方式,可采取局部切除、胰体尾切除、节段性胰腺切除和胰十二指肠切除等,原则是肿瘤组织无残留,并尽量保留器官功能。无需常规行淋巴结清扫,一般完整切除者术后效果良好。有学者研究指出,行局部切除术后的胰体尾部肿瘤预后要好于行Whipple术的胰头部肿瘤。SPTP的预后良好,85%~95%的患者完整切除肿瘤后可治愈。即使术后局部复发或发生远处转移者再次行手术治疗也可获得良好的疗效和预后,2010年WHO分类将其归为恶性肿瘤,需进一步探讨。

SPTP患者当腹部外伤或肿瘤破裂可能导致局部扩散或扩散至腹膜腔。即使有局部扩散、复发或转移的患者,在初次诊断并手术切除后仍可以较长时间的无瘤生存。仅有少数患者死于转移性肿瘤,大多数此类患者的肿瘤可以见到未分化的成分。尚无证实的生物学或组织学预测因素,既往的研究认为:与年轻患者相比,老年患者的预后较差,肿瘤细胞具有DNA非整倍体,核分裂象增多及其他肿瘤细胞核特征如肿瘤细胞核的大小与转移相关。

【病理特征】

1. **肉眼观察** 肿瘤大小不一(1.5~15cm),囊实性,大体为圆形或卵圆形,外有完整或不完整的包膜,边界清楚,切面囊性区与实性区以不同比例相混合,可有出血与坏死,实性区质软,可呈灰白色、灰红色或褐色,囊性区内含暗褐色浑浊液体,内壁附着松软棉絮样物,局灶可有钙化。多发肿物较少见。肿物切面呈分叶状,实性区呈淡棕色或黄色,可见出血、坏死和充满坏死的囊性区域。各种区域所占的比例在不同肿瘤中差异较大。与体积较大的肿瘤相比,体积较小的肿瘤实性区域往往较多。肿瘤通常质地非常软,仅较少病例质地中等或硬。有时整个病变几乎全为出血-囊性变,以致肿瘤被误认为假囊。肿瘤壁可有钙化。

2. **显微镜检查** 肿瘤生长方式多样,实质均由成片的实性区、假乳头区及两者的过渡区以不同比例混合组成(图6-7A、B),肿瘤细胞中等大小,较一致,圆形或类圆形,胞质轻度嗜酸或透明,细胞异型性不明显,核圆形或卵圆形,部分有纵向核沟,染色质细腻,核分裂少见,有时也可见到奇异核。假乳头区可见肿瘤细胞围绕小血管周围生长,形成分支状,表面细胞可呈复层排列(图6-7C),囊性区见出血坏死及黏液变性,假囊形成(图6-7D、E),并见泡沫细胞及异物巨细胞环绕的胆固醇结晶。多数肿瘤与胰腺交界面不见假包膜,肿瘤细胞广泛伸入到周围正常的胰腺组织中,与胰腺组织交错分布,肿瘤细胞周围无间质反应,不破坏胰腺组织;肿瘤内可见残存的胰腺腺泡、叶间导管和胰岛(图6-7F)。

3. **免疫表型** α_1-AT、α_1-ACT、CD56、CD10、PR、β-catenin、NSE(图6-8A)和Vimentin均阳性表达,其中Vimentin假乳头区表达程度较实性区强。β-catenin细胞核及细胞质均为阳性,被认为具有鉴别诊断价值。另外,E-cadherin表达缺失及CyclinD1的高表达也是SPN的重要病理学特征,CK8/18可局灶弱阳性。CgA阴性,Syn少数瘤细胞可阳性。CD99核旁点状阳性(图6-8C)。

【鉴别诊断】

SPTP大体形态有时会与胰腺假囊肿、胰腺囊腺瘤相混淆。胰腺囊腺瘤好发于老年女性,影像学检查可见主胰管扩张,镜下囊壁内衬高柱状黏液上皮;胰腺假囊肿患者常常有胰腺炎及腹痛的临床表现或病史。SPTP还需与腺泡细胞癌、胰母细胞瘤、胰腺高分化无功能性神经内分泌肿瘤鉴别,需结合临床特征、组织学特点、免疫组化等明确诊断(表6-6)。

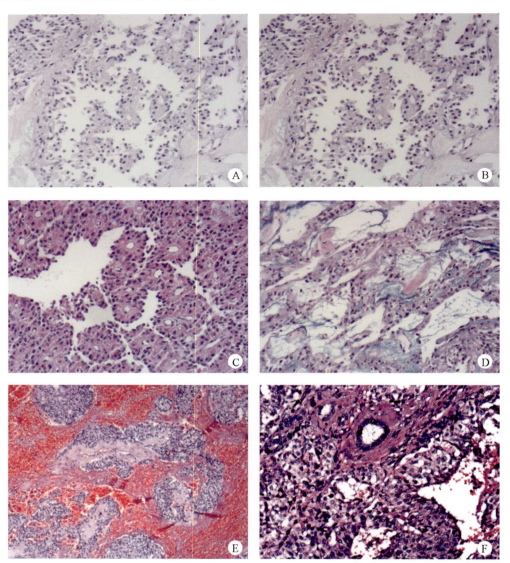

图 6-7　胰腺实性-假乳头瘤

A. 肿瘤细胞呈假乳头状排列(HE,×40);B. 肿瘤细胞大小较一致,胞质淡红色或透明;实性片状排列(HE,×100);C. 肿瘤细胞围绕小血管周围形成假乳头结构,表面细胞呈复层排列(HE,×200);D. 肿瘤细胞间黏液变性、形成微囊样结构(HE,×100);E. 肿瘤细胞间多量出血(HE,×100);F. 肿瘤细胞之间可见残存的导管(HE,×200)

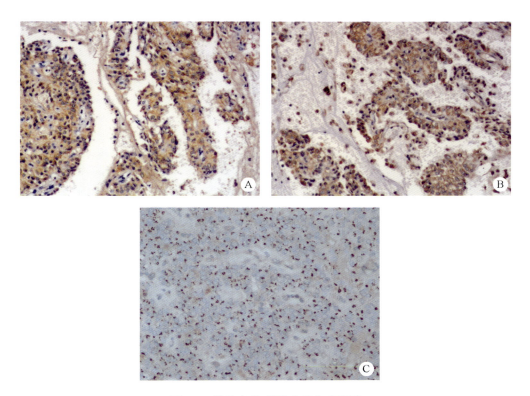

图 6-8 胰腺实性-假乳头瘤免疫表型
A. 肿瘤细胞 NSE 阳性(SP 法,×400);B. 肿瘤细胞 Vimentin 阳性(SP 法,×200);C. 肿瘤细胞 CD99 核旁点状阳性(SP 法,×400)

表 6-6 胰腺实性-假乳头瘤的鉴别诊断

主要肿瘤	临床特点	病理特点	免疫组化
SPTP	多见于年轻女性,腹痛不明显,绝大多数为单发的囊实性包块	(1)肉眼所见:肿瘤边界清晰,可有完整或不完整的包膜; (2)显微镜所见:肿瘤细胞大小较一致,异型性不明显,核分裂象少,胞质淡红或透明;排列成实性、假乳头状,出血,黏液变性形成囊性区	β-catenin 细胞核及细胞质均为阳性、Vimentin、NSE、CD10 阳性、E-cadherin、CgA 阴性。P504S 阳性表达在胞质,呈颗粒状,CD99 核旁点状阳性
胰腺腺泡细胞癌	多见于成年男性,可有腹痛、恶心、腹泻等;肿瘤体积较大,平均 11cm	肿瘤边界不清,切面可呈结节状或多房性,坏死多见,细胞呈三角形,核呈圆形或卵圆形,可见单个明显核仁,细胞质丰富嗜酸,排列呈腺泡或小梁状,无假乳头结构,可见较多核分裂	胰酶和 CK 阳性,部分 CEA 阳性;Vimentin、CD10、PR 阴性

(续　表)

主要肿瘤	临床特点	病理特点	免疫组化
胰母细胞瘤	常发生于10岁以下儿童，多数为单发实性包块，偶尔为囊性；部分有淋巴结和肝脏转移	肿瘤细胞丰富，呈片状、巢状或腺泡样排列，可见鳞状上皮岛，无假乳头结构	胰酶阳性；CEA和部分内分泌标记阳性；Vimentin阴性
胰腺高分化无功能神经内分泌肿瘤	好发于成年人；为单发实性肿块，偶尔为囊性；临床症状不明显	肿瘤边界清楚；肿瘤细胞大小一致，排列成实性片状、巢状、菊形团样；无假乳头结构	β-catenin表达在细胞膜及胞质，细胞核为阴性；Syn、CgA、E-cadherin阳性；Vimentin、CD10均为阴性，P504S阴性

【诊断思路】

SPTP是一种组织起源未定的少见肿瘤，占胰腺肿瘤的1%～3%，显示实性和假乳头生长方式，过去常误诊为胰腺神经内分泌肿瘤、囊腺瘤、腺泡细胞癌等。1959年首先由Frantz报道，曾有多种诊断名称，1996年WHO正式将其命名为胰腺实性-假乳头状瘤，并将其归于胰腺上皮性肿瘤。手术切除很少复发，偶然可发生转移。在WHO(2002)消化系统肿瘤分类中特别指出，虽然没有明确建立恶性SPT的诊断标准，但是明确的神经周围浸润、血管浸润或对周围组织浸润较深时都表示恶性生物学行为，这类病变应归为实性-假乳头状癌。但2010年版WHO分类指出，周围神经和血管浸润，或者浸润周围的腺泡组织并不提示肿瘤具有更高的恶性程度，因为没有上述恶性组织学特征的肿瘤也可能有转移。因此，其生物学行为被认为属于具有恶性潜能的惰性肿瘤或低度恶性的肿瘤。SPTP与胰腺交界处瘤组织温和伸入胰腺组织，但不破坏胰腺组织，不伴有间质反应，这种生长方式不能认为是肿瘤的恶性浸润。Ki-67阳性指数在发生转移的SPT中较高，可作为提示肿瘤恶性潜能的指标。

1. 临床诊断思路　SPN好发于青少年和年轻女性，临床症状不明显，可发生于胰腺的任何部位。任何发生于年轻女性胰腺的囊性或囊实性肿块，都应该考虑该肿瘤的可能。影像学检查多为单发的囊实性肿块，但术前明确诊断有一定困难，可选择细针穿刺做细胞学涂片或组织块行免疫组化来帮助正确诊断，外科手术切除可治愈，绝大部分预后良好，术中一般需行冷冻检查确定病变性质以及是否有侵袭性，并结合病变部位及肿瘤大小来决定手术方案。

2. 病理诊断思路　遇到胰腺的囊实性肿瘤应首先考虑SPTP，并注意参考临床性别、年龄和影像学资料。肿瘤大体为囊实性，可有完整或不完整包膜，可见灶状出血、坏死，边缘可见钙化，镜下多为细胞丰富的实性区、出血坏死的囊性区和特征性的假乳头三种组织结构混合，细胞异型性不大，核分裂少见，结合免疫组化Vimentin、β-catenin阳性，而CgA、E-cadherin阴性，可与腺泡细胞癌、胰母细胞瘤等疾病鉴别。最需要鉴别的是胰腺无功能的神经内分泌肿瘤，但神经内分泌肿瘤缺乏假乳头结构，免疫组化表达Syn、CgA等标志物。最近有人观察到p504S在SPTP中呈胞质颗粒状阳性表达，而在神经内分泌肿瘤中不表达。

【临床意义】

SPTP术前的正确诊断对手术医师选择

治疗方案有着非常重要的作用,细针穿刺是一项重要手段,可利用针头在肿块内的切割及空针负压,吸取少量肿瘤组织,制成细胞学涂片,甚至细胞块进行免疫组化检测。在细胞学涂片,血性背景中可见大量丰富一致的肿瘤细胞,部分区域可见细胞黏附于纤维血管轴心上,形成假乳头结构,细胞核圆形,可有核沟,胞质内可有嗜酸性小体形成或呈空泡状。假乳头片段,是细胞学区分SPN与胰腺其他一些内分泌肿瘤的特征,在内分泌肿瘤中,往往看到的是菊形团结构。然而,肿瘤如果纤维化较重,会降低细针穿刺的准确性,可能会误诊为炎性假瘤或胰腺纤维性肿瘤。

第五节　胰腺神经内分泌肿瘤

【临床特征】

胰腺神经内分泌肿瘤(neuroendocrine neoplasms of the pancreas,pNENs)是指以神经内分泌分化为主的胰腺肿瘤,包括低级别(G_1)和中级别(G_2)的神经内分泌瘤(NET)和高级别(G_3)的神经内分泌癌(NEC),以及混合性腺神经内分泌癌(MANEC);另外,直径<0.5 cm的无功能性胰腺NET称为胰腺神经内分泌微腺瘤。目前认为,除了胰腺神经内分泌微腺瘤是良性肿瘤外,所有pNENs均具有恶性潜能。

大部分pNENs是散发和无功能性的,多因肿瘤局部压迫症状或体检时发现,部分因肝脏及其他部位的转移,进一步检查发现原发pNENs病灶。临床上将胰腺NET根据有无激素症状及激素水平的变化将其分为功能性和非功能性两类,功能性肿瘤伴激素分泌异常引起的临床综合征,常见的有胰岛素瘤和胃泌素瘤,比较罕见的包括胰高糖素瘤、生长抑素瘤、血管活性肠肽(vasoactive intestinal peptide,VIP)瘤、分泌促肾上腺皮质激素和导致库欣综合征的NETs(ACTHomas)、导致类癌综合征的NETs、导致血钙过多的NETs及异常分泌黄体类激素、凝乳酶或促红细胞生成素的非常罕见的NETs;无功能性pNENs(non-function pNENs,NFpNENs)在血液和尿液中可能存在激素水平的升高,并不表现出特定的症状或综合征。当肿瘤体积增大到一定程度时,可能出现肿瘤压迫的相关症状,如消化道梗阻和黄疸;也可能出现转移相关的症状。胰腺NEC的临床症状类似胰腺外分泌肿瘤,有时可出现广泛转移,个别病例可有Cushing综合征、类癌综合征和高钙血症。

胰腺NET可发生在任何年龄,儿童罕见;高级别胰腺NEC少见,不超过所有胰腺NET的2%～3%,多发生在年龄较大的患者,以40岁者居多。

影像学检查在pNENs的定位诊断和鉴别诊断中起着重要的作用,功能性的胰腺神经内分泌肿瘤早期可被发现,而无症状的pNENs通常在晚期由CT、MRI或生长抑素受体显像技术(SRS)来确定。胰腺神经内分泌肿瘤实体具有很好的声波透过性,在超声扫描时表现为均匀的回声。腹部超声对直径>3 cm的肿瘤检出率较高,术中超声(IUS)不仅可帮助外科医师能证实非常小的胰腺内分泌肿瘤的位置,也可以辨别多中心的肿瘤和隐匿的微小肿瘤。内镜超声(EUS)对于位于胰头部的小肿瘤的鉴别及十二指肠微小胃泌素瘤的定位具有一定价值。大部分胰腺神经内分泌肿瘤均表达SSR2和SSR5型生长抑素受体,因此,利用生长抑素受体显像(SRS)对胰腺神经内分泌肿瘤的检测备受关注,其可检出50%～70%的胰腺原发神经内分泌肿瘤。

手术是pNENs的主要治疗手段,也是目前唯一可能治愈pNENs的方法,根据肿瘤体积大小、肿瘤位置、手术创伤程度、患者年龄、身体状况及患者从手术中的获益情况等，采用肿瘤摘除术、局部切除术等不同治疗方式。对于晚期 pNENs 患者及广泛肝脏转移、浸润或迅速生长而不能完全手术切除者，可使用介入治疗、生长抑素类似物、靶向治疗等全身综合性治疗。

【病理特征】

1. 肉眼观察　大部分胰腺 NET 是边界清楚的单个结节，呈黄白色或红棕色（图 6-9A），质软，囊性变较少见，大的肿瘤可有出血和坏死，功能性肿瘤通常较小，而非功能性肿瘤因发现较晚通常直径＞2cm，高级别胰腺 NEC 大部分质硬、灰白色，边界不清，常伴有出血和坏死。

2. 显微镜检查

（1）胰腺 NET：分化较好，有"器官样"特点，可呈巢状、小梁状、腺样、腺泡状、脑回状或假菊形团排列（图 6-9B、C、D），细胞大小一致，核呈圆形或卵圆形，核仁一般不明显，胞质细颗粒状，染色质呈略粗的颗粒状。在瘤细胞巢外可有丰富的小血管和多少不等的纤维间质围绕，偶尔可见透明细胞、空泡状富含脂质的细胞、嗜酸性细胞，也可有核明显增大、形状不规则的多形性细胞，核分裂＜20 个/10HPF，大部分病例核分裂＜10 个/10HPF；一般肿瘤的组织学表现不能显示功能状态和分泌的激素类型，但胰岛素瘤中较多见到淀粉样物沉积。

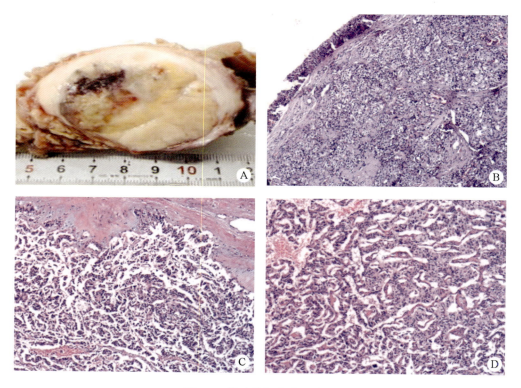

图 6-9　胰腺神经内分泌肿瘤

A. 胰腺神经内分泌肿瘤，肿瘤边界清楚，黄白或棕红色；B. 胰腺神经内分泌肿瘤，肿瘤细胞圆形，大小较一致，巢片状排列，左上方为残存胰腺组织（HE，×20）；C. 胰腺神经内分泌肿瘤，肿瘤细胞梁状、巢状排列，并见菊形团（HE，×40）；D. 胰腺神经内分泌肿瘤，肿瘤细胞脑回状排列（HE，×100）

(2)胰腺 NEC：多由致密排列的细胞巢或弥漫不规则排列的片状细胞构成，核分裂>20个/10HPF；根据肿瘤细胞的大小、核仁是否明显、胞质数量可分为大细胞 NEC 和小细胞 NEC 两种类型。小细胞癌 NEC 的肿瘤细胞小，圆形或卵圆形，有些细胞拉长呈纺锤状，胞质少，核深染，核仁不明显，核分裂象易见，呈弥漫分布或巢团状排列，常伴有坏死，肿瘤细胞体积一般<3个淋巴细胞；大细胞神经内分泌癌的瘤细胞>3个淋巴细胞，核染色质粗，颗粒状，核仁明显，胞质丰富，核分裂象易见，常伴片状或地图状坏死。

(3)分级：同胃肠道神经内分泌肿瘤一样，pNENs 根据肿瘤细胞的增殖活性分级，增殖活性的级别采用核分裂象和 Ki-67 阳性指数两项指标（表6-7），分为分化好的（G_1 或 G_2）NET，及分化差的（G_3）NEC。

表6-7 胰腺神经内分泌肿瘤的分级标准

分级	核分裂象（个/10HPF）	Ki-67 阳性指数（%）
G_1	<2	≤2
G_2	2~20	3~20
G_3	>20	>20

3. 免疫表型 免疫组化染色在胰腺神经内分泌肿瘤的诊断、鉴别诊断及肿瘤分级中起着重要作用，其中 CgA、Syn 与 Ki-67 三项是必须检测项目，神经内分泌标记 CgA、Syn 用于确定肿瘤细胞的神经内分泌分化（图 6-10A、B、C），Ki-67 用于明确肿瘤分级。不同部位的神经内分泌肿瘤 CgA、Syn 的表达不一，通常 Syn 的表达更弥漫，CgA 有时局灶或小片表达（图6-10D）；其他神经内分

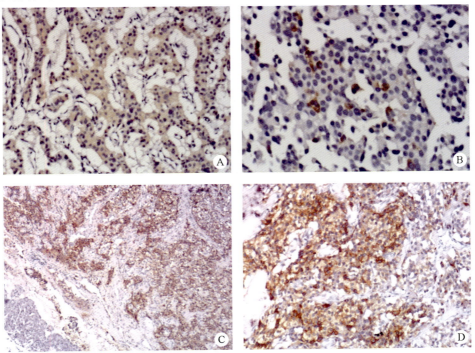

图 6-10 胰腺神经内分泌肿瘤免疫表型

A. 胰腺神经内分泌瘤 G_1，肿瘤细胞 Syn 阳性（SP，×100）；B. 胰腺神经内分泌肿瘤 G_1，CgA 散在肿瘤细胞阳性（SP，×200）；C. 胰腺神经内分泌肿瘤 G_2，肿瘤细胞 CgA 阳性，左下方胰腺组织阴性（SP，×200）；D. 胰腺神经内分泌肿瘤 G_2，肿瘤细胞 CgA 阳性（SP，×200）

泌标记CD56、NSE等因特异性不高可作为可选辅助检测。胰腺NET还可表达CK8、18、19，尤其是进展期病例，部分病例CDX2、CEA、CA19-9也可阳性，功能性的胰腺NET中可检测到肽类激素（胰岛素、胰高血糖素等），无功能性的胰腺NET中有时也可检测到，但临床无症状，同一个NET肿瘤中不同细胞可表达不同的激素。CgA和Syn在大细胞NEC中表达阳性，而在小细胞NEC中可呈阴性，肽类激素也可不表达。

【鉴别诊断】

大部分胰腺神经内分泌肿瘤根据肿瘤细胞形态、结构及免疫组化标记可明确诊断，需要鉴别的胰腺原发肿瘤包括胰腺实性-假乳头瘤、腺泡细胞癌、胰母细胞瘤、导管腺癌等疾病（表6-8）。

表6-8 胰腺神经内分泌肿瘤的鉴别诊断

主要肿瘤	临床特点	病理特点	免疫表型
pNENs	可发生在任何年龄，儿童罕见，临床分为功能性和非功能性两类，功能性肿瘤伴激素分泌异常引起的临床综合征，无功能性肿瘤在血液和尿液中可能存在激素水平的升高，并不表现出特定的症状或综合征	(1)肉眼所见：肿瘤大部分为边界清楚的单个结节，肿瘤较大者可有出血和坏死，分化差的肿瘤质硬，灰白色，边界不清；(2)显微镜下高分化的NET肿瘤细胞大小一致，呈"器官样"排列；分化差的肿瘤坏死及核分裂象常见；采用核分裂象和Ki-67阳性指数两项指标分级	表达神经内分泌标记CgA、Syn及上皮性标记CK；部分肿瘤中肽类激素阳性
胰腺实性-假乳头瘤	多见于年轻女性，腹痛不明显，绝大多数为单发的囊实性包块	肿瘤囊实性，边界清楚，可有完整或不完整的包膜；镜下肿瘤细胞大小较一致，异型性不明显，核分裂象少，胞质淡红或透明；排列成实性、假乳头状，伴有出血、黏液变性形成囊性区	β-catenin细胞核及细胞质均为阳性、Vimentin、Syn、NSE、CD10可阳性，CgA阴性
胰母细胞瘤	常发生于10岁以下儿童，多数为单发实性包块，偶尔为囊性；部分有淋巴结和肝脏转移	肿瘤细胞丰富，呈片状、巢状或腺泡样排列，可见鳞状上皮岛，无假乳头结构	胰酶、CEA阳性；Vimentin阴性；神经内分泌标记NSE等散在阳性
胰腺腺泡细胞癌	多见于成年男性，临床症状可有腹痛、恶心、腹泻等	肿瘤体积较大，平均11cm，边界不清，切面可呈结节状或多房性，坏死多见；显微镜下肿瘤细胞呈三角形，核呈圆形或卵圆形，可见单个明显核仁，细胞质丰富，嗜酸，排列呈腺泡或小梁状，无假乳头结构，可见较多核分裂	胰酶、细胞角蛋白CK及Bcl-10阳性；部分CEA阳性；Vimentin、CD10、PR阴性

(续　表)

主要肿瘤	临床特点	病理特点	免疫表型
胰腺导管腺癌	几乎都发生于成人，临床特点有腹痛、消瘦、黄疸和瘙痒等	肿块质硬，边界不清，切面多为黄白色；显微镜下大部分为中到高分化的腺体结构，分化差的呈实性生长，类似NET，但更多形性，分裂象更多，局灶有黏液分泌	上皮性标记：低分子量细胞角蛋白CK7、8、18、19等表达阳性，神经内分泌标记Syn、CgA阴性

【诊断思路】

胰腺和胃肠道是神经内分泌肿瘤最常见的发生部位，近年来发病率在不断上升。一直以来，对神经内分泌肿瘤的命名、分级不统一，诊断和治疗也缺乏规范；2010年出版的第4版《WHO消化系统肿瘤分类》综合了欧洲和北美神经内分泌肿瘤分类的优点，统一了胃肠胰神经内分泌肿瘤的命名、分类、分级和临床分期，并首次明确提出所有胃肠胰神经内分泌肿瘤均具有恶性潜能，提高了人们对该肿瘤的重视程度。为提高中国胃肠胰神经内分泌肿瘤的诊断率、准确率，并顺应WHO新分类的变化，2011年由国内多名病理学家组成的中国胃肠胰神经内分泌肿瘤病理学诊断共识专家组制定了《中国胃肠胰神经内分泌肿瘤病理学诊断共识》，并于2013年10月对其进行了更新，发表了《中国胃肠胰神经内分泌肿瘤病理学共识(2013)》，为规范中国的胃肠胰神经内分泌肿瘤病理诊断提供了指导，并为进一步完善分类、分级提出了新的建议和意见。对于命名，强调指出：在诊断胃肠胰神经内分泌肿瘤时不建议使用"类癌"等名称，以规范肿瘤命名；对于混合性腺神经内分泌癌(MANEC)的诊断应遵循标准，即同一肿瘤内同时具有腺管形成的经典型腺癌和神经内分泌癌，每种成分至少占肿瘤的30%，应当分别进行组织学分级。少数情况下，可以是鳞状细胞癌和神经内分泌癌混合。对于命名"高增殖活性的NET"的建议：肿瘤细胞核分裂象和Ki-67指数达到G_3分级(一般不超过60%)，但组织形态良好，不能按照2010年WHO消化系统肿瘤分类标准归类的一部分特殊病例，《胃肠胰神经内分泌肿瘤中国共识(2013)》提议将这部分形态学不符合低分化NEC、而Ki-67指数>20%、但<60%的胃肠胰神经内分泌肿瘤命名为"高增殖活性的NET"。

对于Ki-67指数的计数：核分裂象和Ki-67指数是神经内分泌肿瘤分级的依据，其准确性是保证分级的前提。2013年中国共识强调了核分裂象和Ki-67指数的计数方法；不建议使用目测估计百分比的粗略方法。此外，Ki-67在肿瘤细胞中表达有异质性，在计数时应当挑选表达最强的区域并至少计数500个肿瘤细胞。切片厚度、免疫组化、染色质量等因素都会影响Ki-67指数的准确性。

1. **临床诊断思路**　临床上将胰腺pNENs分为功能性和非功能性两类，神经内分泌肿瘤分泌的多种激素或肽类可以导致多种病症，如顽固性低血糖、难治性胃溃疡、坏死松解性游走红斑、水样腹泻等。无功能型肿瘤不伴独特的激素综合征，但在血中或组织切片的免疫反应仍然显示激素水平升高，临床表现为腹部肿块、腹痛、胰腺炎等，发现较晚。超声、CT、MRI等影像学检查对肿瘤的诊断和鉴别诊断起着重要的作用。

2. **病理诊断思路**　大部分胰腺神经内分泌肿瘤依据肿瘤生长方式及显微镜下肿瘤细胞形态、结构特点、免疫组化标记均能明确诊断。表现为：肉眼观察胰腺内边界清楚的单个结节,黄白或棕红色,质软;高级别肿瘤质硬,灰白色,边界不清,伴有出血、坏死;非功能性肿瘤体积可较大;显微镜下分化好的肿瘤细胞大小一致,具有"器官样"排列的特点,可呈巢状、小梁状、腺样、腺泡状、脑回状或假菊形团排列,核分裂象少见;分化差的肿瘤细胞排列致密或弥漫不规则,坏死及核分裂象常见,并根据肿瘤细胞大小再分为大细胞 NEC 和小细胞 NEC 两种类型;免疫组化 CgA 和 Syn 阳性,部分可表达肽类激素。

(战 扬　张廷国　董格红　李 明　李新功)

参 考 文 献

[1] 田瑞,郭兴军,王敏,等.胰腺浆液性囊腺瘤的诊断与治疗:附22例报告.中国普通外科杂志,2013,22(3):324-328.

[2] 于文娟,杨玲,邓敏,等.胰腺浆液性微囊性腺瘤11例临床病理分型.临床与实验病理学杂志,2015,31(1):66-69.

[3] 吴健,张昶,朱亚宁.胰腺浆液性微囊性囊腺瘤四例.中华内分泌外科杂志,2014,8(3):254-255.

[4] 信文,任贺,高春涛,等.胰腺浆液性囊腺瘤57例临床分析及治疗探讨.中华肝胆外科杂志,2013,19(8):568-571.

[5] 匡天涛,靳大勇,楼文晖,等.76例胰腺导管内乳头状黏液肿瘤的外科治疗及预后.中华普通外科杂志,2011,26(4):292-295.

[6] 孙希印,高虹,王东关,等.伴有破骨细胞样巨细胞的胰腺未分化癌1例报道及文献复习.解剖与临床,2010,15(5):341-343.

[7] 徐嘉雯,王强修.胰腺实性假乳头状肿瘤分子标记物研究进展.中华临床医师杂志(电子版),2013,7(3):147-148.

[8] 易敏,王嵘,王建国,等.胰腺实性-假乳头状瘤临床病理观察14例.世界华人消化杂志,2009,17(30):3155-3159.

[9] 尤启汉,王晓凌,丁伟,等.超声内镜引导下细针穿刺诊断胰腺实性假乳头状肿瘤四例并文献复习.中华病理学杂志,2013,42(2):121-122.

[10] 李桂臣,陈旭春,吴刚,等.胰腺实性假乳头状瘤的诊治分析.中国普通外科杂志,2012,21(9):1102-1106.

[11] 蔡迪明,李永忠,马步云,等.超声检查对于胰腺实性假乳头状诊断的价值.世界华人消化杂志,2013,21(19):1803-1810.

[12] 袁勇,陆建荣,王晓敏,等.胰腺实性-假乳头状肿瘤7例临床病理特征.诊断病理学杂志,2011,18(4):249-252.

[13] 杨博,谭云山,纪元,等.胰腺实性假乳头状肿瘤临床病理学与恶性转移潜能相关性研究.中华病理学杂志,2012,39(1):25-30.

[14] 陈真伟,施红旗,应李雄,等.P504S在胰腺实性假乳头瘤和胰腺神经内分泌肿瘤鉴别诊断中的价值.中华病理学杂志,2015,44(5):320-322.

[15] CSCO神经内分泌肿瘤专家委员会.中国胃肠胰神经内分泌肿瘤专家共识.临床肿瘤学杂志,2013,18(9):815-831.

[16] 何航,傅德良.胰腺内分泌肿瘤鉴别诊断.中国实用外科杂志,2010,(9):739-742.

[17] 王春友.胰腺内分泌肿瘤分类及其诊治中若干问题.中国实用外科杂志,2010,30(9):736-739.

[18] 中国胃肠胰神经内分泌肿瘤病理专家组.中国胃肠胰神经内分泌肿瘤病理学诊断共识.中华病理学杂志,2011,40(4):257-262.

[19] 中国胃肠胰神经内分泌肿瘤病理学共识(2013年).中国胃肠胰神经内分泌肿瘤病理学诊断共识意见.中华病理学杂志,2013,42(10):691-694.

[20] Terris B, Fukushima N, Hruban RH. Serous neoplasms of the pancreas. In Bosman FT, Carneiro F, Hruban RH, et al. WHO classification of tumors of the digestive system. 4th edition. Lyon: IARC Press, 2010.

[21] Capella C, Solcia E, Kloppel G, et al. Serous cystic neoplasms of the pancreas. In: Hamilton

SR, Aaltonen LA, editons. Tumours of the digestive system. Pathology and genetics. Lyon: IARCC Press, 2000.

[22] Cohen-Scali F, Vilgrain V, Brancatelli G, et al. Discinimation of unilocular macrocustic serous cystadenoma from pancreatic pseudocyst and muncinous with CT: initial observations. Radiology, 2003, 228: 727-733.

[23] Compagno J, Oertel JE. Microcystic adenomas of the pancreas (glycogen-rich cystadenomas): a clinicopathologic study of 34 cases. Am J Clin Pathol, 1978, 69(3): 289-298.

[24] Vortmeyer AO, Lubensky IA, Fogt F, et al. Allelic deletion and mutation of the von Hippel-Lindau (VHL) tumor suppressor gene in pancreatic microcystic adenoma. Am J Pathol, 1997, 151(4): 951-956.

[25] Fritz S, Schirren M, Klauss M, et al. Clinicopathologic characteristics of patients with resected multifocal intraductal papillary mucinous neoplasm of the pancreas. Surgery, 2012, 152(3 suppl 1): 74-80.

[26] Bin Xu, Wen-Yan Zheng, Da-Yong Jin, et al. Predictive value of serum carbohydrate antigen 19-9 in malignant intraductal papillary mucinous neoplasm. World J Surg, 2011, 35(5): 1103-1109.

[27] Sergio P, Cosimo S, Claudio P, et al. Comparison of international consensus guidelines versus 18-FDG PET in detecting malignancy of intraductal papillary mucinous neoplasm of the pancreas. Ann Surg 2011, 254(6): 971-976.

[28] Tominaru Y, Takeda Y, Tatsumi M, et al. Utility of 2-[18F] fluoro-2-deoxy-D-glucose positron emission tomography in differential diagnosis of benign and malignant intraductal papillary mucinous neoplasm of the pancreas. Oncol Rep, 2010, 24(3): 613-620.

[29] Distler M, Kersting S, Niedergemann M, et al. Pathohistological subtype predicts survival in patients with intraductal papillary mucinous neoplasm (IPMN) of the pancreas. Ann Surg, 2013, 25. [Epub ahead of print].

[30] Furukawa T, Kloppel G, Volkan Adsay N, et al. Classification of types of intraductal papillary-mucinous neoplasm of the pancreas: a consensus study. Virchows Arch, 2005, 447(5): 794-799.

[31] Gao HQ, Yang YM, Zhuang Y, et al. Locally advanced undifferentiated carcinoma with osteoclast-like giant cells of the pancreas. World J Gastroenterol, 2015, 21(2): 694-698.

[32] Kobayashi S, Nakano H, Ooike N, et al. Long-term survivor of a resected undifferentiated pancreatic carcinoma with osteoclast-like giant cells who underwent a second curative resection: A case report and review of the literature. Oncol Lett, 2014, 8(4): 1499-1504.

[33] Temesgen WM, Wachtel M, Dissanaike S. Osteoclastic giant cell tumor of the pancreas. Int J Surg Case Rep, 2014, 5(4): 175-179.

[34] Jo S. Huge undifferentiated carcinoma of the pancreas with osteoclast-like giant cells. World J Gastroenterol, 2014, 20(10): 2725-2730.

[35] Vinayata Manuballa, Mitual Amin, Mitchell S. Cappell. Clinical presentation and comparison of surgical outcome for segmental resection vs. Whipple's procedure for solid pseudopapillary tumor: Report of six new cases & literature review of 321 cases. Pancreatology, 2014, 14: 71-80.

[36] Hamilton SR, Bosman FT, Boffetta P, et al. Carcinoma of the colon and rectum // Bosman FT, Carneim F, Hruban RH, et al. WHO Classification of the Digestive System. Lyon: IARC Press, 2010.